医院母婴护理员
技能实训教程

COMPETENCY TRAINING COURSE
FOR HOSPITAL MATERNAL AND NEWBORN CAREGIVERS

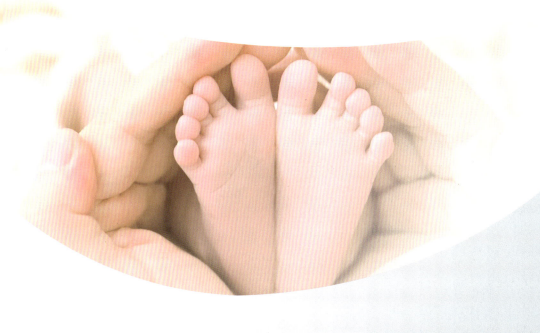

名誉主编　包家明

主　　编　翟轩逸　李雅岑

副主编　周　晖　金　颖　何　莹

ZHEJIANG UNIVERSITY PRESS
浙江大学出版社
·杭州·

图书在版编目（CIP）数据

医院母婴护理员技能实训教程 / 翟轩逸，李雅岑主
编.—杭州：浙江大学出版社，2024.5
　　ISBN 978-7-308-24467-1

　　Ⅰ．①医… Ⅱ．①翟… ②李… Ⅲ．①产褥期－护理
－教材②新生儿－护理－教材 Ⅳ．①R473.71②R174

　　中国国家版本馆CIP数据核字(2023)第238691号

医院母婴护理员技能实训教程

YIYUAN MUYING HULIYUAN JINENG SHIXUN JIAOCHENG

翟轩逸　李雅岑　主　编

策划编辑	阮海潮（1020497465@qq.com）
责任编辑	阮海潮
责任校对	王元新
封面设计	林智广告
出版发行	浙江大学出版社
	（杭州市天目山路148号　　邮政编码　310007）
	（网址：http://www.zjupress.com）
排　　版	杭州林智广告有限公司
印　　刷	杭州宏雅印刷有限公司
开　　本	787mm×1092mm　1/16
印　　张	15
字　　数	311千
版 印 次	2024年5月第1版　2024年5月第1次印刷
书　　号	ISBN 978-7-308-24467-1
定　　价	67.50元

浙江大学出版社市场运营中心联系方式：0571-88925591；http://zjdxcbs.tmall.com

《医院母婴护理员技能实训教程》
编 委 会

名誉主编 包家明

主 编 翟轩逸 李雅岺

副主编 周 晖 金 颖 何 莹

编 委 （按姓氏笔画排序）

包家明 浙大城市学院护理与健康学院

叶彩眉 浙江大学医学院附属妇产科学院

许 瑾 浙江大学医学院附属妇产科医院

许佩兰 杭州喜爱宝职业技能培训学校

许莉莉 浙江大学医学院附属妇产科医院

刘宁宁 浙江大学医学院附属妇产科医院

李雅岺 浙江大学医学院附属妇产科医院

李 红 上海交通大学医学院附属国际和平妇幼保健院

李六兰 南京医科大学附属妇产医院

李欣燃 喜爱宝（浙江）健康管理有限公司

何 莹 上海交通大学医学院附属国际和平妇幼保健院

肖云霞 浙江大学医学院附属妇产科医院

张 蓉 浙江大学医学院附属妇产科医院

周 晖 南京医科大学附属妇产医院

林钉安 喜爱宝（浙江）健康管理有限公司

金 颖 浙江大学医学院附属妇产科医院

单春剑 南京医科大学附属妇产医院

胡小黎 浙江大学医学院附属妇产科医院

饶 琳 上海交通大学医学院附属国际和平妇幼保健院

翟轩逸 喜爱宝（浙江）健康管理有限公司

濮玉群 浙江大学医学院附属妇产科医院

随着经济社会的不断发展，母婴护理员作为一种新型职业应运而生，它作为产科护理工作的重要延伸、专业护理人力资源的必要补充，已成为围生期服务中不可或缺的一部分，对保障母婴健康、提供优质护理发挥着重要作用。

《医院母婴护理员技能实训教程》一书将与读者见面，令人十分高兴，这部 30 多万字的书稿，具有以下特点。

首先，该教材顺应时代发展的需要。当下的人们不仅关心怎样生好，更关心怎样养好，这就需要有科学、规范的母婴照护工作来提供。训练有素的母婴照护从业人员是优生优育的有力保障，需要经过严格的培训，而系统、实用、权威的教材是培训的基础，需要我们去研究、编写。该教材的出版将满足我国母婴护理员培训工作的需要，尤其对推进医院母婴护理工作的健康发展起到积极作用。

其次，该教材内容丰富，实用性强。参加编写的编委均是长期在一线从事母婴护理研究、教学、管理的专家学者，具有丰富的理论知识与实践经验，他们在编写过程中，既注重理论的系统性和完整性，又注重基本技能的规范性和实用性，把护理学、心理学、医学伦理学、人际沟通学、健康促进学等相关学科有机结合，从妊娠期照护、分娩期照护、产褥期照护、哺乳期喂养照护、新生儿照护等方面进行全面、系统的阐述，形成了完整的教材知识体系。该教材集科学性、系统性、实用性、可读性于一体，条理清晰，要点明确，深入浅出，图文并茂，言简意赅，适合作为母婴护理员培训用书。

融雪成泉，新芽破土。该教材的出版发行，是全体编委在我国母婴照护教育领域中的积极探索与重要贡献，在这里，我表示由衷的祝贺。我相信，该教材的问世，无疑会对我国母婴护理员队伍建设起到积极的推动作

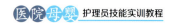

用。母婴照护还在发展，人们对健康养护的意识还在不断增强，希望编委们在今后的母婴照护教育实践中继续积极探索，为我国母婴照护事业的发展作出更大的贡献。

胡斌春

中华护理学会第 27 届副理事长

浙江护理学会理事长

2024 年 4 月

前　言

　　母婴照护，历史悠久。两千多年前，西汉的《礼记内则》就有产妇生后"坐月子"的记载，从那时起，就有了母婴照护的理念和行为，只是那个年代的母婴照护大都由家人或亲友协助承担。到了近代，随着劳动分工细化，母婴照护逐步成为一种职业，在民间称为月嫂，在医院称为"母婴护理员"。在这个漫长的演变过程中，母婴照护的概念不断深化，内容不断拓展，专业性也越来越强。母婴照护，不仅要给予孕产妇和新生儿生活上各种周到细致的照顾和护理，更重要的是要给予孕产妇精神安慰、心理疏导、答疑解惑和康复训练，给予新生儿早期启蒙教育等。

　　当下的医院母婴护理员，作为产科护士的助手，尽管和月嫂有着相同的服务对象、相同的服务内容、相同的服务形式，但其服务场景是在医院，服务时间从产前就开始了，这就要求医院母婴护理员必须具备更科学、更系统、更全面、更规范的服务素质和技能，要具有"医疗级"的服务水平。从目前的实际情况看，整个社会对母婴照护这个职业的重视不够，对他们的规范化培训和指导远远不够，以致大多数医院在岗的母婴护理员都没有经过正规、系统的理论知识学习和实践培训，其服务技能主要来自不稳定的"师徒关系"的零星传授以及个人照护经验的积累，月嫂队伍更是如此。

　　为满足新一代青年人健康生育、自我保健、科学育儿的迫切需要，我们组织浙江大学医学院附属妇产科医院、上海交通大学医学院附属国际和平妇幼保健院、南京医科大学附属妇产科医院及喜爱宝（浙江）健康管理有限公司的专家、教授，根据各自在长期的母婴护理教学与实践中积累的经验，共同编写了《医院母婴护理员技能实训教程》一书，希望能为医院母婴护理员队伍的建设和规范化服务的开展，贡献绵薄之力。

　　在编写过程中，我们参考了人力资源和社会保障部制订的《育婴员国家职业标准》、国务院颁布的《健康中国行动 2019—2030 年》，以及国内

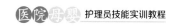

外优秀护理教材的编写方法，力求达到两个目标：一是权威性，系统、全面、准确地介绍母婴照护的基本理念、基本方法和基本技能，从医学角度提供母婴照护的理论性依据；二是实用性，做到要点明确，条理清晰，图文并茂，通俗易懂，可以直接作为教材面向学员进行讲解。同时为了便于教学，我们还在每一章的最后提供案例学习，并以二维码形式嵌入教学PPT和复习题。

这里需要特别说明的是，本书不仅可以作为医院母婴护理员、月嫂的专用培训教材，对于即将成为父母、心中充满期待又忐忑不安的年轻人来说，也是一本值得提前阅读的孕产妇产褥期照护指导类参考书。

最后，要感谢在本书编写过程中积极参与资料收集、图片拍摄、插图绘画、PPT制作、编写组织管理等的同事和合作伙伴们，他们是浙江大学医学院附属妇产科医院的张雪松、张乐，上海交通大学医学院附属国际和平妇幼保健院的宋海燕，喜爱宝（浙江）健康管理有限公司的翟春岩、闫爱华、张玉影、吴云、马飞、郑陈爱晖等，再次向所有为这本书的编写、出版付出努力的人表示最真挚的谢意。

翟轩逸　李雅岑

2024 年 5 月 1 日

CONTENTS

目　录

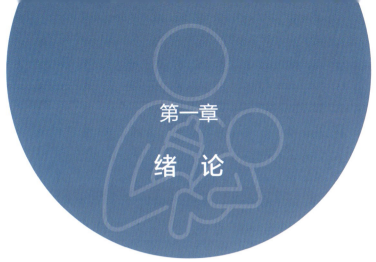

第一章

绪　论

学习目标

完成本章学习后，应能够达到如下目标：

识记 1. 医院母婴护理员的内涵、职能。

2. 医院母婴护理员的发展。

理解 1. 医院母婴护理员的能力、作用。

2. 中国母婴护理员的工作模式、管理模式。

运用 1. 医院母婴护理员的任务。

2. 医院母婴护理员的培训、认证及职业发展规划。

母婴护理是随着人们生活水平的不断提高、健康观念的不断进步、社会需求的不断扩大而出现的一种新型职业。我国医院母婴护理行业处于发展初级阶段，结合我国国情，借鉴了国外母婴护理职业设置和管理，建立起医院母婴护理服务体系，在医院母婴护理管理规范化、制度化、常态化方面取得了一些技术进步。为保障母婴优质护理、控制护理人力资源成本，医院母婴护理已成为院内服务中不可或缺的一部分。

第一节　医院母婴护理职业发展概况

一　医院母婴护理发展历程

（一）医院母婴护理员概述

2020年，世界卫生组织发布的《2020世界护理状况报告》表明，全球护理人力资源对实现"2030全民健康覆盖目标"有着重要价值，同时也预估到2030年，全球注册护士数量短缺将达570万名。新形势下，聘用医疗护理员已成为缓解护士人力不足，并满足人们多样化、差异化健康服务需求的重要举措。依据《中华人民共和国职业分类大典（2015版）》，医疗护理员属于医疗辅助服务人员之一，主要从事护理辅助工作，但不属于医疗机构卫生专业技术人员。医院母婴护理员作为医疗护理员的一种类型，在各级医疗机构内为孕产妇和新生儿提供基础生活照护，在协助孕产妇康复、保障新生儿健康中发挥着不可忽视的作用。

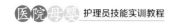

（二）医院母婴护理员的发展

1. 医疗护理员发展

医疗护理员最早出现在克里米亚战争时期（1854—1856 年），当时南丁格尔护理团队在战场上首次应用了训练有素的护理员照顾伤员，主要承担擦洗、喂食、活动等基础照护工作。第一次世界大战时期（1914—1918 年），由于美国专业护士严重短缺，战时护理人员缺乏，最终雇用没有接受过正规培训的人员作为护士助手进入战场。在这一特殊背景下，医疗护理员角色首次进入公众视野。第二次世界大战（1931—1945 年）后，医院仍然面临专业护士缺乏问题，医疗护理员作为医疗辅助服务人员成为人力资源构成的一部分。

2. 医院母婴护理员发展

医院母婴护理员（下称母婴护理员）最早出现于英国。1993 年，英国卫生部出版《改变分娩》，讨论了基础保健和产妇服务问题，强调为每个孕产妇提供灵活、个性化的服务。这些政策对母婴健康照护产生了重大影响。作为医疗辅助人员，产妇支持工作者（Maternity Support Workers，MSWs）在为孕产妇、婴儿及其家人提供定制化的基础护理服务中逐渐得到关注。2009 年 8 月实施的《欧洲工作时间指令》限制了医生的工作时间，使得原本属于医生的部分工作由注册助产士承担，一些传统的产科工作，如母乳喂养支持则由 MSWs 承担，从而进一步巩固和发展了该职业。随着当时英国出生率的提高，助产护士的工作重点集中在复杂护理和分娩工作，MSWs 作为医疗护理服务中的重要延伸及劳务补充，逐渐成为一支不可或缺的力量。随后英国皇家助产学院（Royal College of Midwives，RCM）声明，将 MSWs 加入助产士团队。2018 年 3 月 27 日，英国卫生和社会保健（Health and Social Care）国务大臣宣布将发展 MSWs 并使其专业化。

目前，国际上对母婴护理员没有统一的称呼，其工作方式具有鲜明的地域文化特色。澳大利亚统计局的数据显示，南澳大利亚的土著居民和托雷斯海峡岛民约占澳大利亚总人口的 3.8%，与非土著澳大利亚人相比，其健康状况较差。土著产妇的围生期死亡率是非土著产妇的三倍，土著婴儿的死亡率是非土著婴儿的两倍。分析发现，造成这些差异的原因是土著产妇缺乏与其文化相适应的卫生服务。2004 年，澳大利亚针对该地区土著不良围生期结果制订了阿南古比分娩计划（Anangu Bibi Birthing Program），以建立适应当地文化的护理模式。该模式在医院环境运作中，土著母婴护理（Aboriginal Maternal Infant Care，AMIC）工作者、助产士与其他医疗保健者合作，为土著孕产妇提供产前、分娩和产后护理服务。该方案自实施以来，受到当地妇女的高度评价，AMIC 工作者被认为是该方案取得成功的关键。

我国母婴护理员是本土化与国际化结合的产物。1992 年，我国开展以"促进母乳喂养，创建爱婴医院"为目的的"爱婴行动"，各医院纷纷开设母婴同室，产科护士的工作重点变为以孕产妇及新生儿为中心的家庭化母婴护理指导及健康教育，使得产科护士的护理工作处于高负荷状态。再加上新手爸妈在产后母乳喂养、新生儿照顾等方面能力不足，母婴护理员的引入和发展为保障母婴优质护理、控制护理人力成本等发挥了作用，母婴护理员职业得以发展并逐步成为院内服务中不可或缺的一部分。

（三）医院母婴护理员管理状况

1. 资格条件

英国MSWs由医疗机构经过短期临床培训后上岗，入职前通常需要进行基础数学和英语测试，确保能够胜任测量记录血压、脉搏等生命体征，以及基本药物管理等工作。澳大利亚AMIC工作者的要求是具有与澳大利亚土著人良好的沟通能力，并对母婴护理工作具有热情。2019年，我国国家卫生健康委员会规定母婴护理员年龄在18周岁及以上，身体健康、品行良好、有责任心、尊重关心爱护服务对象，具有一定的文化程度和沟通能力。

2. 工作模式

在英国，MSWs是在注册医护人员（通常是助产士、护士或医生）的指导下为孕妇及其家庭提供产科服务。在澳大利亚，AMIC工作者与注册助产士/医生是平等的工作合作伙伴关系，相互配合，保证母婴健康安全。在中国，医院母婴护理员在产科护理人员的指导下开展院内母婴基础护理服务。

3. 管理方式

在英国，尽管MSWs已加入英国皇家助产学院，但其临床实践不受官方机构监管与约束，而是由雇用的医疗机构进行管理和培训，在注册助产士的指导下开展执业活动。若助产士不恰当地委派了超出MSWs能力的任务并造成伤害，该指导助产士将被追究责任。在澳大利亚，AMIC工作者通过澳大利亚卫生部正式招聘、培训和管理。

我国母婴护理员有三种管理模式。① 医院直接聘用母婴护理员：医院按照劳动保障相关法律法规直接聘用母婴护理员在病区开展"一对多"的产后照护、母乳喂养、更换尿布等基础护理服务。② 医院通过第三方聘用母婴护理员：医院通过公开招标流程，与有合法资质的劳务派遣机构、家政服务机构签订协议，依临床需求聘用一定数量的母婴护理员在病区开展"一对多"的产后照护、母乳喂养、更换尿布等基础护理服务，由派遣机构对其进行管理并发放劳务费。③ 患者及其家属自行聘用母婴护理员：患者及其家属根据自身实际情况，自愿与劳务派遣机构或家政服务机构签订协议，自行聘用培训合格的护理员为其提供"一对一"陪护。其中，医院通过招标统一聘用模式所占比例最高，医院直接聘用模式所占比例最低。

4. 培训及认证

在英国，MSWs参与者可通过三种培训和认证途径。① 完成大学课程：通过大学学习完成考核目标，获取儿童发展及护理二级证书，卫生和社会护理二级或三级证

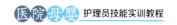

书。② 学徒制：从MSWs二级学徒开始，逐渐做到MSWs三级高级学徒，最后完成考核目标。③ 直接聘用：拥有儿童或医疗保健方面相关的技能和工作经验者可以直接申请工作。澳大利亚的AMIC工作者是通过澳大利亚卫生部正式招聘，接受当地保健委员会的专业培训，并完成土著和/或托雷斯海峡岛民初级保健四级证书（或认可的同等证书）。

2019年，我国国家卫生健康委员会发布了《关于加强医疗护理员培训和规范管理工作的通知》（国卫医发〔2019〕49号），建议充分发挥市场在资源配置中的决定性作用，各地可以依托辖区内具备一定条件的高等医学院校、职业院校（含技工院校）、行业学会、医疗机构、职业培训机构等承担母婴护理员培训工作。同时，规定母婴护理员需要采用理论和实践相结合的培训方式。培训总时间不少于150学时，其中理论培训不少于50学时，实践培训不少于100学时。

二　医院母婴护理员职业前景与职业发展规划

（一）医院母婴护理员的职业前景

随着我国一对夫妻可以生育三个孩子政策的实施以及家庭整体护理观念的确立，全国妇幼健康服务需求明显增加。母婴护理员作为产科护理服务工作的重要延伸及劳务补充，在缓解住院孕产妇及新生儿生活护理方面的护士人力不足、提高工作效率和服务质量等方面具有重要意义。

为保证母婴护理员的服务质量，近几年国家不断出台相关政策进行积极引导、规范管理、实施培训，完善包括母婴护理员在内的医疗护理员队伍建设工作。2015年，国家卫生和计划生育委员会办公厅颁布《关于进一步深化优质护理、改善护理服务的通知》（国卫办医发〔2015〕15号）指出，医疗机构要对护理员实施规范管理与培训，在保证护理质量和医疗安全前提下为患者提供生活照护、辅助活动等。人力资源和社会保障部办公厅、市场监督管理总局办公厅、统计局办公室发布《关于发布人工智能工程技术人员等职业信息的通知》（人社厅发〔2019〕48号），将母婴护理员作为国家急需紧缺职业，并面向社会公开征集第三方劳务派遣机构。《关于加强医疗护理员培训和规范管理工作的通知》（国卫医发〔2019〕49号）首次建立母婴护理员培训的国家标准。一系列政策的出台体现了母婴护理员的职业精神与工作价值，促进了母婴护理员职业发展的规范化和制度化。

（二）医院母婴护理员职业发展规划

1. 完善母婴护理员管理体系

国家卫生健康委员会、财政部、人力资源和社会保障部、国家市场监督管理总局、国家中医药管理局颁布的《关于加强医疗护理员培训和规范管理工作的通知》（国卫医发〔2019〕49号）鼓励有条件的地区先行先试，探索建立医院母婴护理员分级管理机制，拓宽职业发展路径。

2.规范医院母婴护理员培训与认证体系

我国发展母婴护理员时，应以使用需求为导向、以岗位胜任为标准，建立系统、全面的培训体系，包括培训准入、培训内容、培养方式、考核方式等，形成规范化、多层次、持续性的母婴护理员培训课程。只有考核合格的人员方能通过资格认证，只有拿到资格证书才能从事临床母婴照护工作，使母婴护理员具有与岗位匹配的知识、技能、态度、价值观等。

3.改善执业环境，优化医院母婴护理员职业发展路径

通过提高薪酬待遇、完善劳动保障、提供劳动补贴等多种形式，改善母婴护理员的职业环境，提高职业认同感和归属感。同时，优化母婴护理员职业发展路径，对专业能力强、服务质量高的母婴护理员提供长效的用工保障及职业提升平台，保障队伍的稳定性，促进母婴护理服务能力和质量的持续提升。

三　"健康中国"与医院母婴护理员一体化发展

母婴护理员的出现顺应了社会分工精细化的新形势。母婴护理员成为产科整体护理服务链中的重要组成部分，使孕产妇在得到复杂医疗护理的同时也满足基本照护需求，提高了护理人力资源的使用效益，增强了护理队伍的活力。加强母婴护理员管理是加快发展护理服务业、增加母婴护理服务供给的关键环节，有利于精准对接人民群众多样化、多层次的健康需求，对稳增长、促改革、调结构、惠民生，促进就业创业，全面建设社会主义现代化国家具有重要意义。

我国母婴护理员队伍建设处于初步阶段，行业管理逐步进入规模化探索期，母婴护理员的分层管理、培训考核、监督职责、薪酬分配、权益保障等方面制度已经开始研究制定，并取得进展。管理者应结合当代的中国基本国情及母婴护理员职业现状，创新管理模式、规范培训与认证体系、完善监管体制、优化职业发展路径。在《"健康中国"2030规划纲要》和"十四五"全面深化改革背景下，以人民健康为中心，以社会需求为导向，进一步完善母婴护理服务体系，满足母婴健康服务所需，积极推进高素质母婴护理员队伍建设，共同服务于新时期母婴护理高质量、多样化需求，在"健康中国"战略实施中发挥更大的作用。

第二节　医院母婴护理员职能与任务

一　医院母婴护理员职能

医院母婴护理员肩负着母亲与新生命安全、健康的重任，必须具备以下职能：

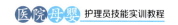

① 熟练掌握母婴照护的基础知识和操作技能，有较强的观察、理解、学习能力；② 具有正确的服务观念，具备高度的责任心、爱心和乐于助人、吃苦耐劳的奉献精神；③ 热爱母婴护理工作，尊重孕产妇及新生儿的人格，提供耐心、细致的服务；④ 具有良好的身体素质和心理素质；⑤ 具有较好的语言表达、人际交流能力和行为规范。因此，母婴护理员需要经过系统专业的技能培训、临床实践和严格的考核评估后方可上岗。

二 医院母婴护理员的作用及价值

（一）医院母婴护理员的作用

1. 提高母婴护理服务质量

母婴护理员的基本职责是科学、规范地照护孕产妇及新生儿，其照护工作质量的优劣、工作水平的高低直接关系到孕产妇及其家属的满意度。因此，母婴护理员作为医疗机构辅助护理服务人员要与医务人员紧密配合，根据孕产妇和新生儿的生理特点及生活需求，熟练地提供生活方面的常规照护和专业服务。掌握孕产妇及新生儿的常见生理现象、疾病症状、营养需求等基础知识，能够满足正常情况下孕产妇和新生儿的基本生活照护要求，对提高母婴护理服务质量起到至关重要的作用。

2. 有效降低医院不良事件的发生率

母婴护理员是医疗机构的辅助护理服务人员，在孕产妇分娩、新生儿出生住院期间协助护士提供生活照护及部分简单的基础护理工作，减轻护士简单重复的基础工作的负担，让其能投入专业性更强的护理工作，更好地为母婴提供优质的护理服务，提高护理的效率和质量，有效降低医院不良事件的发生率。

3. 人力资源得到合理配置

随着护理教育体系的日渐完善，越来越多的临床护理人员接受了系统的高等医学教育，具备较高的护理理论和实践水平。护士从事大量、重复的基础生活照护工作，不仅是人力资源的浪费，也是教育资源的浪费。为了让护士有更多的时间从事临床专科护理，医疗机构在护理体系中设置母婴护理员岗位，让其从事母婴照护和辅助护理服务工作，可以更好地配置护理人力资源，促进护理学科的不断发展。

（二）医院母婴护理员的价值

1. 提高医院服务质量

在医疗卫生保健体系中，服务对象具有多元化、多层次的服务需求，包括基本生活照护需求和复杂医疗护理需求。母婴护理员承担孕产妇及新生儿日常生活护理及简单的基础护理任务，可使专业的护理人员有更多的时间提供较高水平的医疗护理服务，既能全方位满足患者需求，又能提高人力资源使用的成本效益，增强护理团队专业技术水平，提高医院护理服务质量，从而实现科学管理。

2. 提高孕产妇的体验感，缩短住院时间

孕妇走进医院，在接触陌生的医护人员及医院环境时会感到焦虑、不安，甚至产生恐惧等心理。此时，具有照护能力的母婴护理员对其进行陪伴与服务，将在孕产妇住院的全过程中实施的人性化照护精准落实到每个细节中，包括生活、生理、心理、精神及安全等方面，使孕产妇得到具有温馨感、亲近感、安全感的住院体验，减少面临分娩时的焦虑、不安、恐惧，在使其心情愉悦地分娩的同时，既缩短住院时间，降低医疗费用，又提升了医院优质服务的社会形象。

3. 提高护理工作效率、服务质量及满意度的重要方式

在医疗机构中设置母婴护理员岗位可以为产科护理队伍提供辅助和补充。母婴护理员在经过严格培训后，具有了一定的理论知识、职业道德修养，熟知简单的基础护理、生活照护和院内感染知识，可满足不同层次孕产妇的健康服务需求，是提高护理工作效率、服务质量及满意度的重要方式。

4. 提高纯母乳喂养率

在产妇住院期间，母婴护理员协助护士进行产妇的母乳喂养服务，帮助产妇做好早吸吮、勤吸吮、按需喂养，指导母亲掌握正确的喂养方法和哺乳技巧等，并能指导、帮助有乳房问题的母亲进行母乳喂养（如乳头异常、乳头疼痛、乳头皲裂和乳房肿胀等），处理母乳喂养过程中出现的婴儿问题（如拒绝母乳喂养、哭闹、溢奶及吐奶等），从而提高纯母乳喂养率。

5. 促进产妇康复，降低产褥病发生率

母婴护理员在产妇住院的全过程中实施全方位照护，包括：① 指导、帮助母亲掌握正确的喂养方法、哺乳技巧和乳房护理方法，并能帮助解决母乳喂养中出现的常见问题，减少乳房问题的发生，从而减少乳腺炎的发生；② 帮助母亲做好并保持外阴部清洁干燥，预防生殖泌尿道上行性感染，从而降低产褥感染的发生；③ 合理安排产妇的活动与休息，鼓励协助产妇早期下床活动，促进切口愈合及子宫复旧，帮助产妇快速康复及减少深静脉血栓的形成等；④ 给予各方面支持与帮助，以帮助并促进产妇适应母亲角色，减少产褥期心理障碍。

6. 促进新生儿生长发育，减少新生儿患病率

母婴护理员在母婴同室住院的全过程中给予新生儿全面照护，包括：① 提供合理喂养，做好温湿度调节，减少新生儿腹泻、新生儿肺炎等的发生；② 及时更换纸尿裤，保持皮肤洁净，照护常见新生儿问题，如红臀、粟粒疹和红斑护理，从而有效预防新生儿皮肤感染；③ 掌握用品及环境表面的清洁与消毒，正确执行手卫生，减少交叉感染。

7. 降低母婴安全隐患

母婴护理员在母婴同室住院的全过程中实施全面生活照护并掌握母婴安全相关预

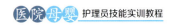

防知识，包括：① 帮助产妇翻身、如厕、下床活动等，有效预防跌倒、坠床、皮肤黏膜压力性损伤等；② 母婴护理员帮助产妇哺乳，特别是在夜间哺乳时防止母亲睡着时肢体或乳房堵住新生儿口鼻而造成窒息。

三 医院母婴护理员的任务及工作内容

（一）医院母婴护理员的任务

母婴护理员是医疗机构产科护理队伍的辅助服务人员，其主要任务是协助医疗机构护士完成病区内孕产妇和新生儿的生活照护。① 孕妇分娩准备指导，母乳喂养指导；② 产妇日常生活照护（饮食照护、清洁照护、睡眠照护、排泄照护等）；③ 产妇心理照护和支持，产后运动与康复等；④ 新生儿日常生活照护；⑤ 防止医院感染，防止意外发生。严禁母婴护理员从事医疗护理专业技术性工作。

（二）医院母婴护理员的工作内容

1. 提供安全舒适的母婴居住环境

安全舒适的医院母婴居住环境，可以有效提高产妇及新生儿的舒适感及安全性。母婴护理员应：① 保持居室床单位干净、整洁，定期对居室进行整理、清洁；② 及时清理卫生间和婴儿的排泄物，避免室内空气污染；③ 定期开窗换气，保持居室内空气清新；④ 调节合适的温度和湿度。

2. 做好母乳喂养

世界卫生组织制定的《促进母乳喂养成功的十项措施（2018版）》积极倡导母乳喂养。母婴护理员应：① 掌握促进母乳喂养成功的十项措施；② 掌握母乳喂养相关知识，指导孕产妇认识母乳喂养的重要性、益处；③ 指导母亲掌握正确的喂养方法和哺乳技巧；④ 指导、帮助母亲做好新生儿早吸吮、勤吸吮、按需哺乳；⑤ 指导、帮助有乳房问题的乳母进行母乳喂养。

3. 做好产妇日常生活照护

提供良好的日常生活照护，可以促进产妇康复、降低并发症。母婴护理员应：① 做好产妇清洁卫生、睡眠照护、膳食照护、排泄照护及安全防护等；② 做好乳房护理，协助产妇洗脸、口腔护理、洗脚、擦浴、用餐、如厕等；③ 做好卫生指导，及时更换会阴垫，保持外阴部清洁干燥，预防生殖泌尿道上行性感染；④ 合理安排产妇活动与休息，帮助产妇下床活动，指导产妇做产后适宜健身操；⑤ 做好母婴同步休息和心理护理等。

4. 做好孕产妇心理调适

孕产妇心理健康直接影响分娩及产后康复。母婴护理员应：① 熟悉影响产褥期妇女心理变化的因素，如产妇对分娩的感受、产妇身体的恢复、家庭环境和家庭成员的支持等；② 鼓励产妇说出内心感受，和家属特别是丈夫一起，关注产妇情绪，给予精神关怀、鼓励、安慰，使其心情愉悦；③ 善于倾听，接受产妇想法及感受，给予适度的心理安抚；④给予相关知识和实际帮助。

5. 做好新生儿日常生活照护

提供新生儿日常生活照护，提高新生儿的舒适度，促进母乳喂养。母婴护理员应：① 做好新生儿哭闹的观察、护理、安抚；② 新生儿温度适宜，做好纸尿裤更换、皮肤照护等日常生活照护；③在护士指导下熟练完成婴儿喂养（母乳、人工、混合喂养）。

6. 做好新生儿常见问题照护

做好新生儿常见问题照护，避免新生儿并发症发生。母婴护理员应：① 熟悉新生儿生命体征与生理特点；② 能观察常见新生儿生理现象，如生理性体重下降、生理性黄疸、假性月经及乳腺肿大等；③ 提供常见新生儿问题的照护，如红臀、粟粒疹和红斑护理等。

7. 做好母婴安全防护

保障母婴安全是母婴护理员的首要任务。母婴护理员应：① 掌握母婴安全相关预防知识，在紧急情况下给予正确处理，防止意外发生，保障母婴安全；② 预防新生儿呛奶和窒息，预防新生儿抱错、碰撞、坠床、烫伤等；③ 预防产妇管路滑脱、跌倒、坠床、皮肤黏膜压力性损伤等；④ 防盗、防火、防误食等。

8. 预防医院感染

采取有效的医院感染防控手段，可以避免医院感染的发生。母婴护理员应：① 掌握医疗废弃物管理规范及医院职业安全防护；② 掌握用品及环境表面的清洁与消毒；③ 正确执行手卫生，尤其是在接触新生儿前后；④ 告知减少亲友探视的意义，特别是避免患有感冒或有传染病传染风险的人直接接触新生儿。

9. 做好与医务人员的紧密配合

医院母婴护理员虽然已具备基础的服务技能，但专业知识仍存在局限性和不足，因此，母婴护理员应在医护人员指导下配合临床护士工作，不参与医疗行为，避免不良事件发生。

✿　本章小结

医院母婴护理员属于医疗辅助服务人员之一，主要从事辅助护理工作。本章介绍了医院母婴护理员发展历程、职业前景，"健康中国"与医院母婴护理员一体化发展，医院母婴护理员的职能、作用、任务及工作内容，并梳理了国内外母婴护理员的工作模式、管理方式、培训及认证等。通过系统的学习，医院母婴护理员应掌握医院母婴护理员的工作内容及要求，了解其职责及在母婴照护中的作用和价值，提供优质母婴照护服务，提高护理效率和质量，避免医院不良事件的发生等。

思考题

1. 目前我国母婴护理员的工作模式有哪些?
2. 医院母婴护理员的任务是什么?
3. 医院母婴护理员的工作内容有哪些?

参考文献

[1] 张玉侠. 医疗护理员规范化培训与管理 [M]. 上海：上海世界图书出版公司，2022.

[2] Stamp G，Champion S，Anderson G，et al. Aboriginal maternal and infant care workers：partners in caring for Aboriginal mothers and babies[J]. Rural and Remote Health, 2008, 8(3):883.

[3] 国家职业分类大典修订工作委员会. 中华人民共和国职业分类大典：2015 年版 [M]. 北京：中国劳动社会保障出版社，中国人事出版社，2015.

[4] 陈雪萍，胡斌春. 医疗护理员培训教程 [M]. 杭州：浙江大学出版社，2022.

[5] 全国现代家政服务岗位培训专用教材编写组. 高级母婴护理师培训教材 [M].2 版(修订本). 北京：中国工人出版社，2015.

［浙江大学医学院附属妇产科医院　李雅岑、许瑾、叶彩眉
喜爱宝（浙江）健康管理有限公司　翟轩逸、林钉安］

第一章 教学资源　　　　第一章 在线测试

第二章

医院母婴护理员
职业道德与法律

学习目标

完成本章学习后，应能够达到如下目标：

识记 1. 母婴保健相关法条。

2. 医院母婴护理员的权利与义务。

理解 1.《中华人民共和国母婴保健法》。

2. 母婴人文照护与关怀。

运用 1. 医院母婴护理员的职业道德要求。

2. 医院母婴护理员的身心素质。

医院母婴护理员职业道德水平直接决定母婴照护服务质量，与孕产妇及新生儿的生命健康息息相关。母婴护理员必须具备崇高的职业道德水平，自觉遵守法律法规，了解母婴护理员的职业道德要求、权利与义务，熟悉母婴保健相关法条，有效运用《中华人民共和国母婴保健法》相关规定，将母婴护理员良好的身心素质与母婴人文照护完美结合，有效提高母婴照护服务质量，确保新生儿健康，促进孕产妇身心愉悦及产后康复。

第一节　职业道德与素养

一　职业道德要求与品质

（一）母婴护理员职业道德要求

职业道德是指从事一定职业的人，在特定的工作或劳动中应遵循的带有职业特点的道德规范、道德准则、道德情操与道德品质的总和。医院母婴护理员职业道德是指根据职业性质、任务及其岗位对孕产妇和新生儿所承担的社会责任和义务，提出的职业道德标准和行为规范，用于指导母婴护理员的言行，调整社会关系、行为准则，是判断母婴护理员在工作过程中是非、善恶、荣辱的标准。职业道德主要体现在以下几个方面。

1. 遵纪守法、爱岗敬业

遵纪守法、爱岗敬业是职业道德的基础。母婴护理员应该做到：① 遵守社会公德，遵守母婴护理员的工作职责，遵守医疗机构的各项规章制度，规范服务；② 热爱母婴护理工作，具有爱岗敬业、忠于职守、认真负责的职业道德品质；③ 待人文明礼貌，着装规范，以和蔼热情的服务态度、娴熟的操作技能展现良好的职业形象。

2. 具有强烈的责任感和慎独精神

强烈的责任感和慎独精神是道德修养的崇高境界。母婴护理员应该做到：① 在没有监督独立工作的情况下，自觉遵守职业道德规范，严格按操作规程照护孕产妇和新生儿；② 杜绝任何影响服务质量、损害母婴身心健康的不良行为，尤其是在照护新生儿时，必须严格遵守"慎独"道德标准；③ 工作认真，严于律己，工作期间不擅自离岗（串岗），不从事与工作无关的私人活动；④ 严禁在工作期间玩手机、聚众聊天等行为。

3. 对工作有耐心，对孕产妇有同理心和爱心

孕产妇不仅需要生活照护，而且需要精神、心理上的抚慰，因此，尊重和爱护是母婴护理员最基本的职业道德。母婴护理员应该做到：①热情、主动、耐心地为孕产妇提供周到的照护服务，满足其生理、心理及安全需要；②工作中应尊重孕产妇的生命价值、人格尊严和个人隐私，有同理心和爱心，杜绝任何冷漠、不耐心、厌烦、冷言冷语等伤害孕产妇自尊的行为，将人文关怀贯穿于照护的全过程。

4. 廉洁自律，严守医疗秘密

工作中应廉洁奉公，洁身自爱。母婴护理员应该做到：①不接受孕产妇及家属馈赠，不利用工作之便向孕产妇及家属暗示或索要红包、小费等；②尊重孕产妇的人格和权利，无论国籍、民族、信仰、年龄、性别、政治或社会地位，都应一视同仁；③对孕产妇及新生儿的生理、心理、社会等隐私信息以及医疗机构的医疗信息应严格保密，在未经允许的情况下，不得随意泄露或私下议论；④禁止擅自拿取、窃用、倒卖医疗机构的公物或客户的重要信息。

5. 科学照护，不断提升专业技能

母婴护理员应具有不断提升专业能力的进取心，通过不断学习专业知识，提升自己的职业技能和素养，为孕产妇及新生儿提供科学且与时俱进的照护服务。杜绝一切没有科学依据的或迷信的可能伤害孕产妇及新生儿的行为。

（二）母婴护理员身心素质

母婴护理员作为孕产妇和新生儿的服务群体，应该具有必备的身体条件和职业素养。国家卫生健康委员会、财政部、人力资源和社会保障部、国家市场监督管理总局、国家中医药管理局于2019年7月印发的《关于加强医疗护理员培训和规范管理工作的通知》（国卫医发〔2019〕49号），明确了医疗护理员的定义、职责、条件、

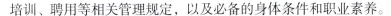

培训、聘用等相关管理规定，以及必备的身体条件和职业素养。

素质是一个外延很广的概念。狭义的素质是指人的感觉器官和神经系统等解剖和生理特点。广义的素质是指人在正常生理、心理基础上，通过后天学习、实践形成的品德、学识、思维方式、劳动态度、审美观念、气质、性格特征等修养。母婴护理员素质是指在一般素质基础上，结合母婴照护专业特性提出的特殊素质要求，包含思想道德素质、科学文化素质（基础文化素质、人文社会素质）和专业技能素质等，是母婴服务的基本条件。

1. 思想道德素质

（1）政治态度：热爱祖国，热爱护理事业，有自尊心和正义感，有为人类健康服务的奉献精神。

（2）思想品德：具有高尚的道德品质和行为，较高的慎独修养，做到自尊、自爱、自强、自律，有正确的人生观和价值观。以追求人类健康幸福为己任，全心全意为人民服务。

（3）人格情操：有自尊、自重、自强的奋斗不息的精神；为追求护理操作水平的提高而勤奋学习，刻苦钻研业务；对保障人类健康有高度的社会责任感和爱护生命的纯朴情怀；自知、自爱，正视自己在能力、品质、行为方面的弱点，力求不断自我完善；爱岗敬业，忠于职守，救死扶伤，廉洁奉公，实行人道主义。

2. 科学文化素质

（1）基础文化素质：为适应医院照护的工作需要，母婴护理员必须具有一定的文化知识水平。心理健康，情绪乐观、稳定，性格开朗，胸怀豁达，身体健康，言行举止规范；工作作风严谨，有实事求是的精神、高度的责任心和良好的职业道德；具有良好的人际关系；具备不断学习、自我提高的能力，丰富和完善自己。

（2）人文社会素质：具有自然科学、社会科学、人文科学等多学科知识；必须学会尊重人、理解人，真诚地关心人、体谅人；懂得爱、懂得美、遵守社会道德规范；有与人交流沟通的能力。

3. 专业技能素质

（1）专业理论素质：具有较系统、完整的基础照护和专科照护理论及应用知识；具有积极向上、刻苦钻研的精神；具有敏锐的观察力和独立思考的能力；有正确、熟练、灵活地完成生活护理操作的能力；具有善于建立良好人际关系的能力。

（2）实践技能素质：具备系统完整的专业理论和较强的实践技能，以及敏锐的观察和综合分析判断能力，应有细致入微的观察力，具有较强的分析、判断能力。

二　母婴人文照护与关怀

爱心、耐心和责任心是母婴护理员的基础品质，只有具备优秀品质，才能照顾好孕产妇和新生儿。除了提供日常生活照护服务外，母婴护理员还需要予以孕产妇更多人文关怀，始终将维护道德尊严等贯穿于工作中。良好的人文关怀，可使服务处于和谐、互相信任的融洽氛围中。在照护过程中要了解孕产妇的文化背景、民族信仰、生活习惯、需求层次等，因人而异地予以个性化陪护。要有同理心，懂得换位思考，做到细致入微地关心孕产妇，敏锐地觉察到她们的需求并尽量予以帮助，在力所能及的范围内，给予更多的人文关怀照护，促进孕产妇身心愉悦，进而加快康复。

（一）孕产妇的关怀与照护

1. 孕期关怀与照护

（1）心理照护：进入晚期妊娠后，孕妇腹部逐渐增大，行动和控制力较差，容易疲倦，同时，焦虑感也会随身体不适的增加而增加。由于接近分娩，对分娩的恐惧、对胎儿及自身健康的忧虑成为一种普遍存在的现象。因此，在孕期，特别是妊娠晚期，母婴护理员应给予孕妇更多的心理支持和安慰，帮助孕妇更好地适应这个阶段。

（2）孕期饮食指导：孕中晚期应增加鱼、禽、蛋、瘦肉、海产品的摄入，以保证蛋白质的摄入量。提供含铁丰富的食物如动物血、肝脏、精肉及木耳、蘑菇等；每天提供足量的新鲜蔬菜和水果，以保证各类维生素的摄入；戒烟酒，避免刺激性食物和餐后喝咖啡、浓茶等。孕晚期视情况适当减少碳水化合物的摄入量，控制能量摄入，以防止胎儿过大而导致难产。

（3）了解围生期常见症状：尿频、尿急、夜尿增多、便秘、痔疮、水肿、下肢肌肉痉挛、下肢及外阴静脉曲张、贫血、腰背痛、仰卧位低血压综合征、白带增多、失眠等，做好相应的预防指导和对症照护。

（4）特殊妊娠：若孕妇为多胎妊娠，或有产科常见疾病，如妊娠高血压、妊娠期糖尿病、羊水量异常、前置胎盘、胎盘早期剥离、胎膜早破等，在护士指导下，配合给予营养指导、休息与活动、病情观察等相应照护。

2. 分娩期关怀与照护

（1）分娩环境：为孕妇营造安静而舒适的分娩环境，帮助孕妇尽快熟悉环境，增加孕妇的安全感。

（2）休息与活动指导：指导并帮助分娩期产妇根据子宫收缩情况进行同步休息，子宫收缩期采用拉玛泽呼吸法进行放松以减轻疼痛，子宫收缩间歇期安静休息以保存体力；在产妇精神状态允许的情况下，协助产妇床上及床边活动，以尽可能地加快产程进展。

（3）饮食：鼓励产妇进流质饮食或清淡半流质饮食，以保证足够热量和水分。

（4）心理支持：加强分娩过程中的心理支持非常重要。母婴护理员应尽量陪伴产妇，做好生活护理，倾听她们的诉求，给予有针对性的心理支持。

（5）指导家属：指导家属给予支持，丈夫的陪伴是产妇最有力的心理支持。鼓励家人特别是丈夫陪伴产妇，并教会他们通过语言、按摩等表达对产妇的理解、关心和爱。

3. 产褥期关怀与照护

（1）产后观察：产后 2 小时内极易发生严重并发症，如产后出血、产后心力衰竭、产后子痫等，故母婴护理员应在产后协助医护人员观察产妇的生命体征、子宫收缩情况及阴道出血量，一旦发现阴道出血量多应及时汇报医护人员。协助产妇多饮水，尽早排尿。在此期间应协助产妇首次哺乳。产后 24 小时内，应严密观察阴道出血情况；产后 24 小时后，仍要注意恶露情况，若恶露有异味，应及时告知医护人员。

（2）生活照护：做好产妇的生活照料，如协助产妇洗脸、洗脚、擦浴、洗头及口腔护理等。重视生活照护的细节，如保护产妇的隐私、细心地洗脸擦身、产妇下床行走时紧随身后适时帮扶、帮助准备温热开水服药等，让产妇及家属感受到人文关爱。

（3）饮食照护：产褥期妇女的膳食以多样化饮食、平衡膳食、满足营养需要为原则，详细了解产妇的个性化特点和需求，尊重其意愿，提供个性化饮食照护服务以满足产妇健康需求。

（4）专业照护：在护士指导下，做好以下工作：① 协助卧床的产妇床上翻身，变换体位，进行局部或肢体按摩，使产妇感觉舒适，预防压力性损伤；② 对可下床活动的产妇，要特别注意剖宫产产妇下床以前必须绑好腹带，避免牵拉伤口，引起意外损伤；③ 帮助产妇下床，指导产妇早期适当运动，促进产妇恶露排出，促进身体恢复；④ 促进早开奶及乳汁分泌，指导产妇掌握母乳喂养方法及人工喂养技术，提供基本的乳房护理，如协助产妇排空乳房、按摩乳房；⑤ 产褥期常见症状的照护，如尿潴留、尿失禁、褥汗、会阴水肿疼痛，以及产褥期常见疾病的观察及预防，如产褥热、急性乳腺炎、产后便秘等。

（5）产妇心理照护：产妇心理从妊娠期及分娩过程中的不适、疼痛、焦虑中恢复，需要接纳家庭新成员及适应新的家庭角色转换。母婴护理员应与产妇建立信任关系，鼓励并给予心理支持，耐心倾听产妇的感受，疏导不良情绪，协助其度过母婴磨合期，预防产后抑郁。

（二）新生儿的关怀与照护

1. 新生儿日常照护

新生儿日常照护主要应做好：① 按照新生儿护理级别的要求全面负责新生儿生活照护、基础护理等方面的工作，如新生儿沐浴、抚触、哄抱，脐部、臀部等照护及处理；② 整理床单位及周围环境，保持整洁，做好新生儿被服、物品管理，做好病室消毒隔离及床单位终末消毒工作；③ 清洁消毒用具，换洗新生儿的尿布及衣服。

2. 新生儿专业照护

新生儿专业照护主要应做好：① 熟悉新生儿基本生命体征和常见症状的识别，如

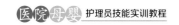

新生儿黄疸、尿布疹、脐炎、湿疹、发热、咳嗽、便秘等，在护士的指导下对症处理，一旦出现异常及时报告医务人员；② 观察新生儿的大小便情况，协助护士做好大小便标本的采集工作；③ 熟练完成婴儿喂养（母乳、人工、混合喂养），做到早开奶、早接触、早吸吮和按需哺乳；④ 预防新生儿意外伤害，如坠床、烫伤、呛奶、窒息等的发生，遇有意外及突发事件，及时向医务人员汇报，不可隐瞒。

（三）营造温馨的病房环境

1. 安静

安静的环境可以给孕产妇及新生儿舒适的感受，有助于产妇的身体恢复和新生儿休息。安静应包括以下几个方面：①病区内避免大声喧哗，听广播、看电视时要用耳机或降低音量，不互相干扰；②日常工作中母婴护理员要做到"四轻"：说话轻、走路轻、操作轻、关门轻；③病室的门、窗、椅脚应有橡皮垫，各种车辆的轮轴应定期上润滑油，操作轻柔。应尽力为母婴营造一个安全、舒适的生活环境。

2. 整洁

整洁的病区环境，可以使孕产妇心情舒畅，促进产后康复。整洁应包括以下几个方面：① 病室物品的摆放要规范；② 在取用方便、安全的前提下，物品摆放尽量整齐、美观；③ 每天清洁病室和床单位，勤换衣被，保证衣被清洁无异味，营造舒适的休养环境；④ 每天一次使用消毒湿巾或含氯消毒液（500mg/L）擦拭消毒卫浴设施，包括洗池、台面及台面上所有物品表面；⑤ 新生儿沐浴后及时重新消毒卫浴设施一遍。

3. 舒适

舒适的病区环境能愉悦孕产妇的心理，预防疾病，促进产后康复。舒适的病区环境应包括以下几个方面：① 保持病室适宜的温度和湿度，温度为22～24℃，早产儿室温要求24～26℃，相对湿度以55%～65%为宜；② 病室定时开窗换气，特别是在餐前餐后、便后及各类治疗后宜通风30分钟左右，保持室内空气新鲜，通风时避免空气对流，冬季注意做好产妇及新生儿的保暖工作；③ 光线充足有利于观察孕产妇及进行诊疗和护理工作，但不宜用强光；午间休息时应用窗帘遮挡光线；夜间睡眠时，应使用光线较暗的夜灯，为其创造良好的睡眠环境。

4. 安全

安全能够保证医疗服务的可靠性和有效性，提升孕产妇及家属满意度和信任度。安全应包括以下几个方面：① 保证设施设备处于完好状态，注意床、床栏、床旁桌椅、窗户限位器、扶手、呼叫器、警示标志等无损坏，发现异常情况或损坏时要及时汇报，及时维修；② 母婴护理员在医护人员指导下，在职责范围内妥善清洁、管理和使用医疗设施、设备，熟练掌握火警疏散和其他应急处理措施，按操作规范照护产妇及新生儿，预防坠床、跌倒、烫伤等其他损伤；③ 劝阻产妇家属及其他探视人员在病区抽烟、随地吐痰、乱扔果皮纸屑，防止因物品摆放不整齐而引起意外发生；④ 对陌生人进出要提高警惕，发现异常及时上报相关人员，共同做好母婴的人身安全管理工作。

第二节　医院母婴照护相关法律法规

法律法规以条文的形式明确告知人们，什么可以做，什么不可以做，哪些行为是合法的，哪些行为是非法的。母婴护理员应了解和掌握医疗服务中相关的法律基本知识，增强法律意识，树立法治观念，提高辨别是非的能力，不仅做到自觉守法，严格依法办事，而且能运用法律维护自身合法权益，成为具有较高法律素质的公民。

一　基本概念

（一）法律

法律是指由立法部门或国家机关制定的，并由国家强制力（即军队、警察、法庭、监狱等）保证实施的，以规定当事人权利和义务为内容的，对全体社会成员具有普遍约束力的一种特殊行为规范。法律的特征主要体现在三个方面：首先，法律是由国家制定或认可并具有普遍约束力的规范；其次，法律是由国家强制力保证其实施的规范；最后，法律是规定人们的权利、义务的规范。

（二）法规

法规指国家机关制定的规范性文件，是法令、条例、规则、章程等法定文件的总称，如我国国务院制定和颁布的行政法规，省、自治区、直辖市人大及其常委会制定和公布的地方性法规。法规具有法律效力。

二　权利与义务

母婴护理员的服务对象是孕产妇和新生儿，住院的孕产妇属于患者的范畴。母婴护理员应知晓患者的权利和义务，才能更科学、合理地为孕产妇和新生儿提供照护，有效保障母婴健康。

（一）患者权利与义务

1.患者权利

患者的权利是指患者在接受医疗服务过程中应享有的权利。目前，我国已经基本形成了比较完整的患者权利体系。患者的权利主要包括：① 患者有权获得医疗服务，不因性别、年龄、国籍、宗教或社会地位而受歧视；② 患者有权得到尊重和关怀；③ 患者有权询问并知道有关自己的医疗情况，如病情、诊断、治疗和预后，但应当避

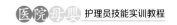

免对患者产生不利后果。基于医学考虑，认为患者不宜知道的，医疗机构及其医务人员应当如实告知患者的授权人或直系亲属；④ 患者有权查阅和复制自己的病历资料，有权核实医疗收费；⑤ 患者有权选择医疗方案或者医疗措施，有权做出是否同意医疗方案的决定，有权投诉；⑥ 患者有权要求医疗损害赔偿或者补偿；⑦ 患者有权在法律允许范围内拒绝治疗；⑧ 患者有权拒绝参加临床试验；⑨ 患者有权获得隐私方面的保护；⑩患者有权参与医疗损害争议的处理。

2. 患者义务

患者义务是指患者在接受医疗服务过程中应当履行的义务。通常，权利与义务是相对应的，有什么样的权利就要履行什么样的义务。由于医疗服务的特殊性，患者的权利与义务并不完全对称。在医疗法规中，患者权利远多于义务，对患者义务的规定往往是为了实现患者的权利。患者的义务主要包括：① 患者应当尊重医务人员；② 患者应当如实陈述病情；③ 患者应当负责任地表达意见；④ 患者应当积极配合治疗；⑤ 患者应当遵守医疗机构的规章制度；⑥ 患者应当及时支付应自行负担的费用；⑦ 患者不应当扰乱医疗秩序或者干扰医疗活动正常进行；⑧ 患者不应要求医师提供不实的资料或诊断证明。

（二）母婴护理员的权利与义务

母婴护理员是医疗护理员中的一种类型，在医疗机构为孕产妇和新生儿提供医疗辅助及基础生活照护，在协助孕产妇完成促进康复和保障新生儿健康中发挥重要作用。

1. 母婴护理员的权利

（1）母婴护理员有权要求工作场所提供安全、卫生和舒适的工作条件。

（2）母婴护理员有权要求雇主保证其工作安全，保护其人身安全和健康。

（3）母婴护理员有权要求雇主遵守国家法律法规和劳动合同中的规定，保障其劳动权益。

（4）母婴护理员有权拒绝从事违法、违规或有危害的工作。

2. 母婴护理员的义务

（1）母婴护理员应遵守国家法律法规和劳动合同中的规定，保障雇主的合法权益。

（2）母婴护理员应认真履行工作职责，对产妇和新生儿负责，保证工作质量和效率。

（3）母婴护理员应保守产妇和新生儿的隐私和个人信息，不得泄露。

（4）母婴护理员应遵守职业道德，不得从事违法、违规或不道德的行为。

三　相关法条

（一）母婴保健相关法条

1.《中华人民共和国母婴保健法》相关法条

为了保障母亲和婴儿健康，提高出生人口素质，根据宪法制定的《中华人民共和国母婴保健法》（下称《母婴保健法》）于 1994 年 10 月颁布，1995 年 6 月起实施，并分别于 2009 年 8 月和 2017 年 11 月修正。该法共 7 章 39 条，分别对婚前保健、孕产期保健、技术鉴定、母婴保健行政管理、违反母婴保健法的法律责任做了规定。其中孕产期保健相关法条包括以下内容：

（1）《母婴保健法》第十四条规定了医疗保健机构应当为育龄妇女和孕产妇提供孕产期保健服务。孕产期保健服务包括孕妇、产妇保健和新生儿保健两部分，孕妇、产妇保健应为孕妇、产妇提供卫生、营养、心理等方面的咨询和指导，以及产前定期检查等医疗保健服务。新生儿保健应为新生儿生长发育、哺乳和护理提供医疗保健服务。

（2）《母婴保健法》第二十四条规定了医疗保健机构为产妇提供科学育儿、合理营养和母乳喂养的指导。

2.《中华人民共和国食品安全法》相关知识

《中华人民共和国食品安全法》（下称《食品安全法》）的立法目的是保证食品安全，保障公众身体健康和生命安全。《食品安全法》规定了食品应该符合食品安全标准和要求，保障食品的安全和营养。其中保障母婴食品安全和营养方面主要包含以下内容：① 对母婴配方食品的生产、销售等环节实施许可制度，确保产品符合国家相关标准和法规；② 对母婴配方食品的营养配方、配料、标签和广告进行严格监管，禁止使用虚假、夸大宣传等手段误导消费者；③ 推广母乳喂养，加强对母乳喂养的宣传和教育，保护母乳喂养的合法权益；④ 对婴幼儿配方食品的添加剂进行严格管控，禁止使用国家明令禁止的添加剂；⑤ 推广科学合理的母乳替代品和辅食，提高母婴食品的安全和营养水平；⑥ 对儿童用品的安全性进行监管，禁止使用有害物质制造儿童用品；⑦ 加强对母婴食品生产、销售等环节的监督和管理，确保产品的质量和安全。

（二）传染病防治相关法条

《中华人民共和国传染病防治法》（下称《传染病防治法》）是为了预防、控制和消除传染病的发生与流行，保障人民健康和公共卫生而制定的。该法共 9 章 80 条。

第二条　国家对传染病防治实行预防为主的方针，防治结合、分类管理、依靠科学、依靠群众。

第三条　本法规定的传染病分为甲类、乙类和丙类。

甲类传染病是指：鼠疫、霍乱。

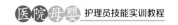

乙类传染病是指：传染性非典型肺炎、艾滋病、病毒性肝炎、脊髓灰质炎、人感染高致病性禽流感、麻疹、流行性出血热、狂犬病、流行性乙型脑炎、登革热、炭疽、细菌性和阿米巴性痢疾、肺结核、伤寒和副伤寒、流行性脑脊髓膜炎、百日咳、白喉、新生儿破伤风、猩红热、布鲁氏菌病、淋病、梅毒、钩端螺旋体病、血吸虫病、疟疾。

丙类传染病是指：流行性感冒、流行性腮腺炎、风疹、急性出血性结膜炎、麻风病、流行性和地方性斑疹伤寒、黑热病、包虫病、丝虫病，除霍乱、细菌性和阿米巴性痢疾、伤寒和副伤寒以外的感染性腹泻病。

国务院卫生行政部门根据传染病暴发、流行情况和危害程度，可以决定增加、减少或者调整乙类、丙类传染病病种并予以公布。

第十二条　在中华人民共和国领域内的一切单位和个人，必须接受疾病预防控制机构、医疗机构有关传染病的调查、检验、采集样本、隔离治疗等预防、控制措施，如实提供有关情况。疾病预防控制机构、医疗机构不得泄露涉及个人隐私的有关信息、资料。

卫生行政部门以及其他有关部门、疾病预防控制机构和医疗机构因违法实施行政管理或者预防、控制措施，侵犯单位和个人合法权益的，有关单位和个人可以依法申请行政复议或者提起诉讼。

第十五条　国家实行有计划的预防接种制度。国务院卫生行政部门和省、自治区、直辖市人民政府卫生行政部门，根据传染病预防、控制的需要，制定传染病预防接种规划并组织实施。用于预防接种的疫苗必须符合国家质量标准。

国家对儿童实行预防接种证制度。国家免疫规划项目的预防接种实行免费。医疗机构、疾病预防控制机构与儿童的监护人应当相互配合，保证儿童及时接受预防接种。具体办法由国务院制定。

第十六条　国家和社会应当关心、帮助传染病病人、病原携带者和疑似传染病病人，使其得到及时救治。任何单位和个人不得歧视传染病病人、病原携带者和疑似传染病病人。

传染病病人、病原携带者和疑似传染病病人，在治愈前或者在排除传染病嫌疑前，不得从事法律、行政法规和国务院卫生行政部门规定禁止从事的易使该传染病扩散的工作。

第二十一条　医疗机构必须严格执行国务院卫生行政部门规定的管理制度、操作规范，防止传染病的医源性感染和医院感染。

医疗机构应当确定专门的部门或者人员，承担传染病疫情报告、本单位的传染病预防、控制以及责任区域内的传染病预防工作；承担医疗活动中与医院感染有关的危险因素监测、安全防护、消毒、隔离和医疗废物处置工作。

疾病预防控制机构应当指定专门人员负责对医疗机构内传染病预防工作进行指导、考核，开展流行病学调查。

第三十一条　任何单位和个人发现传染病病人或者疑似传染病病人时，应当及时向附近的疾病预防控制机构或者医疗机构报告。

第七十七条　单位和个人违反本法规定，导致传染病传播、流行，给他人人身、财产造成损害的，应当依法承担民事责任。

（三）《医疗事故处理条例》相关知识

《医疗事故处理条例》（下称《处理条例》）是为了正确处理医疗事故，保护患者和医疗机构及其医务人员的合法权益，维护医疗秩序，保障医疗安全，促进医学科学的发展而制定的。本条例规定了医疗机构和医务人员在医疗事故发生后应当采取的处理措施，以及医疗事故的认定和赔偿等问题。

第二条　本条例所称医疗事故，是指医疗机构及其医务人员在医疗活动中，违反医疗卫生管理法律、行政法规、部门规章和诊疗护理规范、常规，过失造成患者人身损害的事故。

第五条　医疗机构及其医务人员在医疗活动中，必须严格遵守医疗卫生管理法律、行政法规、部门规章和诊疗护理规范、常规，恪守医疗服务职业道德。

第九条　严禁涂改、伪造、隐匿、销毁或者抢夺病历资料。

第十条　患者有权复印或者复制其门诊病历、住院志、体温单、医嘱单、化验单（检验报告）、医学影像检查资料、特殊检查同意书、手术同意书、手术及麻醉记录单、病理资料、护理记录以及国务院卫生行政部门规定的其他病历资料……

第四十六条　发生医疗事故的赔偿等民事责任争议，医患双方可以协商解决；不愿意协商或者协商不成的，当事人可以向卫生行政部门提出调解申请，也可以直接向人民法院提起民事诉讼。

（四）《医疗卫生机构医疗废物管理办法》相关知识

《医疗卫生机构医疗废物管理办法》（下称《废物管理办法》）是为规范医疗卫生机构对医疗废物的管理，有效预防和控制医疗废物对人体健康和环境产生危害而制定的。

第十条　医疗卫生机构应当根据《医疗废物分类目录》，对医疗废物实施分类管理。

第十一条　医疗卫生机构应当按照要求，及时分类收集医疗废物：（一）根据医疗废物的类别，将医疗废物分置于符合《医疗废物专用包装物、容器的标准和警示标识的规定》的包装物或者容器内……（八）隔离的传染病病人或者疑似传染病病人产生的具有传染性的排泄物，应当按照国家规定严格消毒，达到国家规定的排放标准后方可排入污水处理系统；（九）隔离的传染病病人或者疑似传染病病人产生的医疗废

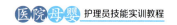

物应当使用双层包装物，并及时密封；（十）放入包装物或者容器内的感染性废物、病理性废物、损伤性废物不得取出。

第十二条　医疗卫生机构内医疗废物产生地点应当有医疗废物分类收集方法的示意图或者文字说明。

第二十六条　禁止医疗卫生机构及其工作人员转让、买卖医疗废物。禁止在非收集、非暂时贮存地点倾倒、堆放医疗废物，禁止将医疗废物混入其他废物和生活垃圾。

第二十九条　医疗卫生机构应当对本机构工作人员进行培训，提高全体工作人员对医疗废物管理工作的认识。对从事医疗废物分类收集、运送、暂时贮存、处置等工作的人员和管理人员，进行相关法律和专业技术、安全防护以及紧急处理等知识的培训。

第三十二条　医疗卫生机构的工作人员在工作中发生被医疗废物刺伤、擦伤等伤害时，应当采取相应的处理措施，并及时报告机构内的相关部门。

案例学习

张XX，剖宫产手术后于22：00回病房，由李阿姨负责照护。产妇对李阿姨说，感觉发冷，想要再添加一条棉被。李阿姨查看病房没有多余的棉被，就去护士站的医疗废弃桶内取了输液瓶灌上热水给产妇取暖。护士发现后进行制止并对其严厉批评。李阿姨感到很委屈，她认为这是为产妇着想，是对产妇的关怀，不应受到严厉批评。

1. 李阿姨缺乏对医疗废物管理知识的了解

《废物管理办法》第十条的第十点指出：放入包装物或者容器内的感染性废物、病理性废物、损伤性废物不得取出。而输液瓶属于感染性废物，李阿姨缺乏对《废物管理办法》的理解，违反管理办法，理应接受批评。

2. 护士严格执行《废物管理办法》法条

《废物管理办法》第二十九条指出：医疗卫生机构应当对本机构工作人员进行培训，提高全体工作人员对医疗废物管理工作的认识。护士严格依法办事，对李阿姨进行严厉的批评教育，提高李阿姨对医疗废物管理的法律意识。

3. 提供人文关怀与照护

做好产妇的生活照料，重视生活照护的细节，让产妇及家属感受到人文关爱。李阿姨得知产妇感觉发冷，在找不到棉被情况下千方百计寻找保暖的替代品，替产妇着想，体现了人文关怀。

✖ 本章小结

　　医院母婴护理员职业道德水平、遵守法律法规直接决定着母婴照护服务质量，保障医疗安全。本章介绍医院母婴护理员职业道德与法律法规，主要阐述了护理员的职业道德要求与品质、母婴人文照护与关怀，医院母婴照护相关法律法规，梳理了母婴护理员身心素质、患者的权利与义务、母婴护理员的权利与义务，简单介绍了《中华人民共和国母婴保健法》《中华人民共和国食品安全法》《中华人民共和国传染病防治法》《医疗事故处理条例》《医疗卫生机构医疗废物管理办法》等。母婴护理员应自觉守法，维护医疗秩序，有效提高母婴照护服务质量。

?? 思考题

　　1.母婴护理员身心素质包括哪些？

　　2.产妇在住院期间有哪些权利？

　　3.医院母婴护理员的职业道德要求包括哪些？

参考文献

[1] 张玉侠 . 医疗护理员规范化培训与管理 [M]. 上海：上海世界图书出版公司，2022.

[2] 陈雪萍，胡斌春 . 医疗护理员培训教程 [M]. 杭州：浙江大学出版社，2022.

[3] 全国现代家政服务岗位培训专用教材编写组 . 高级母婴护理师培训教材 [M]. 2 版（修订本）. 北京：中国工人出版社，2015.

［喜爱宝（浙江）健康管理有限公司　翟轩逸、林钉安

杭州喜爱宝职业技能培训学校　许佩兰］

第二章 教学资源　　　　第二章 在线测试

第三章

医院母婴护理员职业礼仪与沟通技巧

学习目标

完成本章学习后，应能够达到如下目标：

识记　1. 仪容仪表、仪态举止类型。

　　　　2. 沟通的类型，封闭式提问、开放式提问的概念。

理解　1. 仪容仪表、仪态举止注意要点。

　　　　2. 影响沟通与交流的因素。

运用　1. 仪容仪表、仪态举止训练方法。

　　　　2. 语言沟通、非语言沟通技巧。

职业礼仪是指人们在职业场所所遵循的一系列礼仪规范。母婴护理职业礼仪反映了从业人员外在的精神状态和内在的思想素质、敬业精神及道德修养，它可以留给服务对象良好的第一印象，使母婴护理员在工作中更容易赢得服务对象的尊重与认同。沟通是利用文字、语言、肢体语言等手段与他人进行信息交流和传递的方法。母婴护理员在日常工作中与服务对象保持良好的沟通，能够增进彼此的信任和理解，建立紧密的护患关系。

第一节　医院母婴护理员职业礼仪

礼仪是对礼节、礼貌、仪态和仪式的统称，是人们在社会交往中形成并应遵守的行为规范，包括个人礼仪、家庭礼仪、社会礼仪、职业礼仪等。母婴护理礼仪是指在医疗、预防保健、沟通协作等过程中母婴护理员应具备的行为规范，它体现了得体、礼貌、尊重他人、友善待人的职业形象。

一　个人礼仪

（一）仪容仪表

仪容仪表通常是指人的外观、外貌，是一个人精神面貌和内在气质的外在体现。在与服务对象交往中，母婴护理员良好的仪容仪表能赢得服务对象的信任。

1.仪容

仪容是指一个人的外貌，包括面容、头发、手、服饰等。仪容是护患交往中最先映入对方视野的信息，是形成最初印象的第一要素。

（1）面容。① 面部：应保持日常面部清洁，注意眼角和鼻腔的清洁，做好面部皮肤和唇部护理；② 口腔：应保持牙齿清洁，早晚刷牙，餐后漱口，不食用有异味的食物，如榴莲、韭菜、大蒜等；③ 妆容：应淡妆上岗，适当修饰，避免浓妆艳抹。

（2）头发。① 应保持头发健康，干净清爽，不油腻，无异味，无头屑；② 不染夸张发色，不戴夸张发饰；③ 发型前不遮眼，侧不挡脸，头发不毛燥，在后脑勺处挽发髻、佩戴发网头花。

（3）手部。① 服务过程中要勤洗手，甲缝无污垢，以避免交叉感染；② 日常勤剪指甲，保持指甲不长于指尖，不涂指甲油；③ 保持手部温暖、柔滑，常备护手霜。

（4）服饰饰品。① 上班不佩戴首饰，避免首饰藏污纳垢或刮伤新生儿及孕产妇；② 穿统一工作服，以舒适、稍宽松为宜，色彩以淡雅温馨为宜；③日常要保持工作服整洁、平整、纽扣齐全等，穿白色或肉色袜及软底防滑的平底护士鞋。

注意要点：① 每个母婴护理员都应该养成良好的卫生习惯，做到入睡起床洗脸、洗脚、早晚刷牙、餐后漱口，经常洗头、洗澡，勤换内衣；② 避免在孕产妇及其家属等面前和公共场合出现剔牙齿、掏鼻孔、挖耳屎、修指甲、搓泥垢等不良行为。

2.仪表

仪表礼仪指一个人的仪表与她（他）的年龄、职业和所在的场合等相吻合，表现出一种和谐并能给人以一种美感，增进互相之间的好感，包括言谈举止、语言表达等。

（1）言谈举止：言谈举止是仪表礼仪的重要组成部分，要求与人交流时做到有礼貌、态度诚恳亲切，讲话声音大小适宜，语调平和沉稳，语言表达应尊重他人。

（2）语言表达：与人交往时要用适当敬语，以表示对交流对方的尊敬和礼貌，如日常使用的"请""谢谢""对不起""您"等。例如，初次见面用"久仰"，很久不见用"久违"，请人批评用"指教"，麻烦别人用"打扰"，求给方便用"借光"，托人办事用"拜托"等。要努力养成使用敬语的习惯。目前我国提倡的礼貌用语为"您好""请""谢谢""对不起""再见"等。

（二）仪态举止

仪态举止是指一个人的姿态和风度，包括人的体态姿势、手势动作和面部表情等。不同的仪态显示不同的精神状态和文化教养，形成不同的气质与风度，一个有良好仪态举止的母婴护理员可以提升服务对象的信任度。

1.体态姿势——站姿

站姿是一个人站立的姿势，是步态和坐姿的基础，是人际交往及社交场合中一种最基本的举止及每个人全部仪态的核心。

（1）站姿方法：① 全身挺直，两眼平视，两肩齐平，两臂自然下垂，两脚跟相靠，脚尖展开呈45°～60°，双手五指并拢，大拇指交叠，右手放在左手之上，胳膊肘轻微上抬（图3-1）；② 下颌微收，挺胸收腹，腰背挺直，整个身体庄重挺拔。

（2）注意要点：母婴护理员在日常工作中应避免驼背耸肩、两腿交叉、双手插在口袋里，不能随便倚靠在孕产妇床旁、墙或电梯旁。

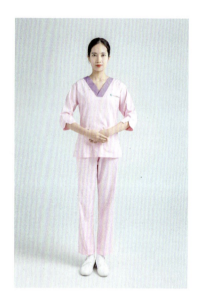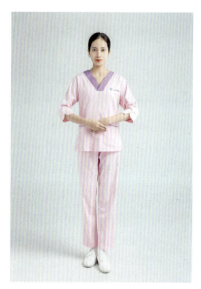

图 3-1　站姿

2. 体态姿势——坐姿

坐姿是指人在就座以后身体所保持的一种姿势。正确的坐姿能给人一种稳重、端庄大方的印象。

（1）坐姿方法：① 精神饱满，表情自然，两眼平视前方或注视交谈对象；② 身体自然舒展，重心垂直向下或稍向前倾，腰背挺直，双手掌心向下，叠放于大腿之上；③ 双膝自然并拢，双腿正放或同侧放，脚尖对向正前方或侧前方，臀部落座椅面的1/2～2/3（图3-2）。

（2）注意要点：母婴护理员在日常工作中应注意入座要轻，不跷二郎腿，不坐在椅子上挪动位置，离座动作要轻缓，以免影响孕产妇和新生儿休息。

3. 体态姿势——走姿

走姿是站姿的延续性动作，也是展示一个人气质与修养的重要形式。

（1）走姿方法：① 行走时，目视前方，表情自然，下颌微收，掌心朝体内，双臂前后摆动幅度约30°；② 背部挺直，腹部内收，脚尖朝正前方，两腿靠拢，脚跟先着地，保持步态平稳；③ 步幅、步伐均匀，节奏流畅，表现精神饱满、神采奕奕。

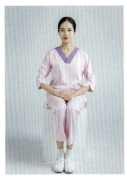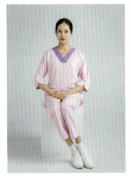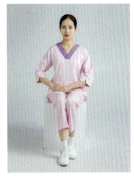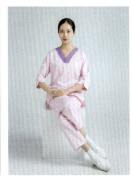

图 3-2　坐姿

（2）注意要点：① 避免歪脖、驼背、耸肩、两腿叉开或弯曲、缓慢踱步、行走时左顾右盼；② 与服务对象并排走时，请服务对象走在右侧，如果有障碍物，应走在障碍物一侧，把方便留给他人；③ 服务对象没有指引需要时不要行走在服务对象前面，出入电梯、房门、车门时要快两步为服务对象服务。

4. 体态姿势——蹲姿

蹲姿是人体在蹲坐的时候所采取的肢体姿势，是母婴护理员必须掌握的基本姿势。在医院，调整病床高度、端盆、捡物品等时均需采用蹲姿。

（1）蹲姿方法：① 下蹲时，上半身保持头正、肩平、背挺直；② 下蹲时，左脚在前，右脚在后，左小腿与地面垂直，左脚掌着地，右脚跟抬起；③ 下蹲后，双膝保持一高一低，两脚合力支撑身体，身体略微前倾（图 3-3）。

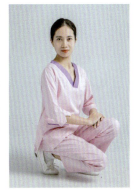

（2）注意要点：母婴护理员在日常工作中弯腰捡拾物品时，避免两腿叉开，臀部向后翘起；下蹲时要注意避免背部的衣服上翘露出背部的内衣或皮肤；不背对服务对象而蹲。

图 3-3　蹲姿

5. 面部表情——目光

目光也称眼神，指人们在注视时眼部所进行的一系列活动，在人际交往中传递信息。目光是表达情感和态度的一种十分重要的方式。在人际交往中，目光和蔼、真挚、平等，可以充分表达对对方的尊重、欣赏和感兴趣，有助于人际交往。

（1）目光礼仪方法：① 与人交谈时，目光应该注视着对方，目光正视对方的"中三角区"（即眉毛、眼睛、鼻子、脸颊）；② 交流时目光应关注对方，不应看手机、东张西望等。

（2）注意要点：母婴护理员在交流时，不要轻易超越目光"中三角区"，也不要直盯对方。

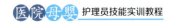

6.面部表情——微笑

微笑礼仪是母婴照护服务过程中的重要仪态，它可以传递积极的情感信号，树立和增强孕产妇的自信心，也是建立良好人际关系的重要环节。

（1）微笑方法：① 面部表情和蔼可亲，嘴角微微上翘，伴随微笑露出6~8颗牙齿；② 目光友善，眼中含笑，真诚、亲切、自然；③ 笑要表里如一，始终如一；④ 有眼神接触，既要送上甜美、真诚的微笑，也要显露出亲切、善意，充满爱心。

（2）注意要点：母婴护理员在日常工作中应注意微笑不应太过强烈或夸张，强烈的微笑会让孕产妇感到缺乏诚意；微笑的时机应得当，不要缺乏诚意的强装微笑。

二 接待礼仪

（一）介绍礼仪

介绍是双方认识的一个重要手段，是留给对方的第一印象，在以后交往中起到不可忽视的作用。

1.介绍

（1）自我介绍：介绍人先向对方点头致意，得到回应后再向对方介绍自己的姓名、身份和单位。介绍要简明扼要，一般以半分钟为宜，情况特殊的不宜超过3分钟。

（2）介绍顺序：① 先介绍身份较低的一方，后介绍身份较高的一方；② 先介绍主人，后介绍客人；③ 先介绍职务低者，后介绍职务高者；④ 先介绍男士，后介绍女士；⑤ 先介绍晚辈，后介绍长辈；⑥ 先介绍个人，后介绍集体。

（3）介绍人的礼仪动作：① 介绍人应伸出右手，手心向上，四指并拢，拇指张开指向被介绍一方；② 手部高度在肩与腰之间，不可太高或太低；③ 手以不触及被介绍人身体为宜；④ 切勿伸出手指点被介绍人或用手拍打被介绍人；⑤ 介绍人的眼睛应随手的指向朝向被介绍人，并面带微笑，切勿东张西望，使被介绍人感觉不被尊重。

（4）被介绍人的礼仪：① 相距较近时可以握手并互致问候，相距较远时可以欠身相互微笑点头示意并互致问候，也可以举起右手互相招手示意；② 被介绍人是女性或年长者可以不起立；③ 被介绍人应以微笑的表情和高兴的眼神注视对方。

2.握手

（1）握手方法：① 与他人握手时，目光注视对方，微笑致意，不可心不在焉、左顾右盼，不可戴帽子和手套与人握手；② 在正常情况下，必须站立握手，以示对他人的尊重、礼貌，握手的时间不宜超过3秒。

（2）握手顺序：① 见面时先与主人、长者、身份高者握手问候。② 握手人应待对方伸手时再握手，多人同时握手注意不要交叉握手。

3.递接

递接毛巾、衣物、水杯等物品时应"双手递接"，等服务对象拿稳再撤离手，双手不方便时可以使用右手；递接剪刀等锐器时，剪刀尖朝向自己；递接书本时，字应该朝向服务对象；递接水杯时，一手握杯身（握杯柄），一手托杯底，注意水温以不烫口为宜（图3-4）。

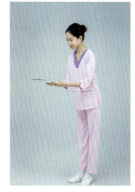

图 3-4　递接物品

（二）鞠躬礼仪

鞠躬礼仪主要表达弯身行礼，以示尊敬。除了向对方说"早安"和"您好"等打招呼之外，也是用于表示感谢或抱歉等的一种礼仪。

1.类型

鞠躬礼仪分为以下三种类型：① 一度鞠躬：微微低头，上身向下弯曲约15°，常用于与熟人打招呼，与长辈或上级擦肩而过时向对方表示谢意；②二度鞠躬：上身向下弯曲约30°，常用于商业上的往来，尤其是进出会客室、会议室和向客人打招呼时表示敬意；③ 三度鞠躬：上身向下弯曲约45°，常用于中国传统的婚礼、追悼会等正式场合，表示向对方深度敬礼和抱歉。

2.鞠躬姿态

鞠躬姿态包括：① 面带微笑，双眼凝视对方，双手搭在身前；② 以臀部为轴心，上身挺直，普通礼下弯15°，中礼下弯30°，敬礼下弯45°，目光随身体自然下垂到离脚尖1.5米处，鞠躬完毕恢复到标准站姿，目光再凝视对方脸部；③ 鞠躬的同时用热忱、亲切的声音问好（图3-5）。

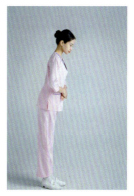

图 3-5　鞠躬问候

3.致意

致意是一种不出声的问候礼节，常用于相识的人在社交场合打招呼。在社交场合，人们往往采用招手致意、欠身致意、脱帽致意等形式来表达友善之意。

（三）引导礼仪

引导礼仪是用以引导来宾、指示方向，帮助来宾到达目的地的礼仪，表达在接待过程中热情、周到的服务。引导礼仪包括引导位置、引导手势、引导语言三大基本要素。

1.引导位置

引导位置时引导员站在来宾的左前方，距来宾0.5～1.5米，来宾人数越多，引导的距离也应该越远，以免照顾不周。引导具体地点的方法：① 走廊：在客人二三步前，配合步调，让客人走在内侧或右侧；② 楼梯：当引导客人上楼时，客人先上，下楼时引导员先下；③ 电梯：引导客人乘坐电梯时，引导员先进入电梯并按住电梯按钮，再请客人进入，到达时引导员按"开"的按钮，让客人先走出电梯；④ 会客厅：当客人走入会客厅，引导员用手指示，请客人坐下（一般正对门的地方为上座）（图3-6）。

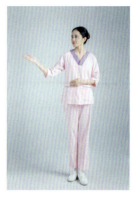

图3-6　引导位置

2. 引导手势

引导手势分为直臂式和回摆式，通常使用"前摆式"手势，即四指并拢，手掌伸直，拇指靠向食指自下而上抬起，以肩关节为轴，到腰的高度再由身前左方或右方（视指引的方向和来宾的位置而定）摆动，手臂摆到距身体15厘米，不超过躯干的位置时停止。

3. 引导语言

引导来宾时要有明确而规范的引导语，多用敬语"您好""请"，以表达对来宾的尊重。引路时适当地做些介绍，确保来宾心情舒畅并且安全到达目的地。

第二节　医院母婴护理员沟通技巧

沟通技巧是指人利用文字、语言、肢体语言等手段与他人进行交流的技巧。沟通是每个人生活中不可或缺的一部分，母婴护理员在日常工作中和孕产妇及家属保持良好的沟通，能够增进彼此之间的信任和理解，有助于母婴护理员与服务对象建立紧密的关系。

一　沟通性质与要素

沟通是人与人传达思想、观念或交换信息等的过程。人际沟通是通过分享信息、传达思想、交流意见、说明态度、显示情感、表达愿望来达成目的的，显示人生的价值。在沟通活动中，信息互动涉及七个要素，即信息发送者、信息接受者、引发沟通的客观事物、沟通渠道、反馈、沟通背景。

1. 信息发送者

信息发送者是沟通的主动方，在母婴照护活动中，母婴护理员一般承担着这一角色。当双方产生沟通与交流的需要时，信息发送者主动传递所需要的信息，使沟通得以进行。

2. 信息接受者

信息接受者是发送者的信息传递对象。沟通是一个信息分享的过程，在大多数情况下，发送者和接受者会在同一时间既发送又接受信息。在交流过程中，角色常常会发生转换，使沟通形成双向反馈，产生良好的沟通效果。

3. 渠道

信息发送者所发出的信息通过一定渠道才能实现传递。在面对面沟通中，接收信息的手段主要是听觉和视觉，双方可以通过相互倾听和观看获取信息，还可以通过非语言符号如握手（接触）、着装（视觉）、语气（声音）等渠道传播信息。

4. 反馈

反馈是接受者对信息的反应，它反映接受者对信息的理解程度和接受情况，显现沟通的效果，沟通者可以根据反馈的信息进行再次沟通。反馈是双向的，沟通的任何一方都在不断地将信息回送给另一方，因而双方都可能是信息发送者和接受者。

5. 沟通背景

沟通需要在一定的背景下进行，沟通背景会对沟通效果产生影响。背景包括下列几个方面：① 物理背景，即沟通进行的时间、地点和距离等；② 社会背景，即沟通者的身份、关系、其他在场的人等；③ 心理背景，即沟通者当时的情绪状态和感情；④ 文化背景，即沟通者受教育的程度、信仰、价值观等；⑤ 历史背景，即以往的人和事与此次沟通的关系。

二　沟通的类型

沟通按照渠道不同分为语言沟通、非语言沟通、书面沟通三种类型。

1. 语言沟通

语言沟通是人类最基本、最方便的沟通形式。母婴护理员的语言沟通基本要求是亲切、自然、得体。语言沟通会随个人的文化、社会、经济等背景及教育程度而产生不同的信息传递效果，如在母婴照护与健康问题上，许多孕产妇具备了一定的母婴照护知识，但如果母婴护理员用医学专用名词与孕产妇交流，孕产妇就不一定能理解，这就影响了沟通效果。母婴护理员应选择孕产妇及家属能听懂的语言和合适的词语来表达信息。

2. 非语言沟通

非语言沟通包括表情、体态、动作、语音、语调等方面。表情与体态是对语言交流的必要补充，有时也会产生特定的效果。例如，母婴护理员整洁的服饰、亲切自然的表情、得体的姿势、都会给孕产妇及家属留下良好的印象，并对母婴护理员的照护活动产生信心。在工作中，母婴护理员既要注意自己的表情和体态，也要特别注意孕产妇及家属的表情和体态所传递的信息，如孕产妇紧锁眉头，可能是有疼痛或忧虑等，孕产妇眉头舒展，表情喜悦，说明照护效果良好。

触摸也是非语言沟通的一种形式。触摸在母婴护理员与孕产妇沟通和交流过程中具有特殊的价值和意义。例如，握住痛苦产妇的手臂，表达母婴护理员的关心，使她感受到温暖和关爱。在照护新生儿时，必要的抚摸、哄抱可使新生儿减少恐惧，身心得到较好的发展。

3. 书面沟通

书面沟通是语言、表情和体态交流的进一步完善和发展。在母婴照护活动中，书面沟通有多种形式，如网络、图书、指导单等。语言及非语言沟通是双方面对面的交流，而书面沟通可以克服这一局限，使不见面沟通成为可能，从而进一步扩大了交流的范围和内容。

三 影响沟通与交流的因素

母婴护理员在开展服务和照护过程中，常常会受到某些因素的影响，导致沟通和交流不易进行。

1. 社会与文化差异

不同的伦理道德、社会经济地位、文化或宗教信仰、性别、民族、年龄以及文化程度等都会影响正常的沟通与交流。这些社会和文化的差异也经常反映在照护和健康维护方面，表现为对卫生、健康、营养、生育等的不同观念。母婴护理员必须认识和理解这种社会和文化差异，尽可能地克服或缩小差异的干扰，才能使母婴照护有效进行。

2. 沟通对象的消极态度

在实际工作中，常会出现母婴护理员满腔热情试图与孕产妇及其家属建立良好的沟通关系，而对方并不积极响应，甚至对照护持不欢迎的态度。出现这种情况可能的原因有：① 孕产妇处于衰弱或痛苦之中；② 孕产妇有情绪压抑等心理问题；③ 孕产妇对自身健康持无所谓态度；④ 孕产妇对照护内容缺乏兴趣；⑤ 对母婴护理员不信任或有反感情绪。针对以上原因，母婴护理员要采取相应的对策，改变孕产妇与家属的消极态度，使沟通顺利进行。

3. 理解力和记忆力弱

沟通对象文化程度低、理解力和记忆力弱等因素都影响沟通的效果。在这种情况下，可通过与家属沟通，促进母婴照护活动的实施。

4. 矛盾的信息

当沟通的信息与孕产妇或家属从其他渠道获得的信息不一致时，就会形成沟通障碍。在这种情况下，母婴护理员应查阅资料，请教医务人员，取得共识，再向孕产妇或家属做好解释，排除沟通障碍。

5. 照护指导时机不当

由于母婴护理员照护指导时间不充足、表达简单等，孕产妇或家属又不具备医学照护知识，不能理解照护方法，达不到照护指导效果。

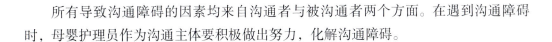

所有导致沟通障碍的因素均来自沟通者与被沟通者两个方面。在遇到沟通障碍时，母婴护理员作为沟通主体要积极做出努力，化解沟通障碍。

四 语言沟通方法与技巧

语言可以反映一个人的文化素养和精神面貌，是母婴护理员综合素质的外在表现。人们可以从母婴护理员的语言修养来评价母婴护理员以及对其信赖的程度。

1. 交谈方法与技巧

交谈是母婴护理员开展照护的基本手段。通过交谈，母婴护理员可以向孕产妇或家属传递照护知识或技术，领悟对方的情感和意愿，了解孕产妇或家属提出的问题。在交谈过程中，母婴护理员要注意以下几点：① 交谈的内容要有针对性：母婴护理员要了解孕产妇的需求和意愿，有针对性地解答疑虑或问题；② 交谈的语言要通俗易懂：母婴护理员要尽量使用通俗易懂的语言与孕产妇进行交流，如用"心慌"比用"心悸"更能使她们理解；③ 语速要适中：交流时一般宜采用中等语速，当感到孕产妇或家属有不明白的地方时，要适当减慢语速或重复谈话内容；④ 交谈内容要客观：有些交谈内容可能涉及孕产妇和新生儿的生理状况，母婴护理员要客观传递信息，以安抚她（他）们的情绪；⑤ 交谈的态度要诚恳：既要有效运用语言沟通的技巧，也要注意用眼神、表情等非语言手段传递对孕产妇的关心。

2. 提问方法与技巧

提问是沟通与交流的基本工具，具有十分重要的作用，是母婴护理员收集信息与核实信息的手段之一。提问一般分为封闭式提问与开放式提问两种。

（1）封闭式提问。封闭式提问是一种将问话对象的应答限制在一定范围内的提问，如"你今天感觉比昨天好些了吗？""今天你能下床活动一下吗？"对于封闭式问话，回答的选择性较小，一般只需表示肯定（是）或否定（不是）。

封闭式提问的优点在于提问对象可以直截了当地作出回答。母婴护理员可迅速获得所需的信息，节省时间。但这种提问在交流中的作用十分有限，孕产妇或家属得不到充分解释自己想法和感情的机会，母婴护理员也不能获得提问范围以外的其他信息。

（2）开放式提问。开放式提问可以充分表达自己的观点、意见、想法和感受，范围较广，对提问对象的回答不加限制，回答者有较多的自主权，提问者也能获得更多、更全面、更深入的信息。例如，哪些原因让你认为你奶水不足啊？但这种问话需要较长的时间，事先要做好安排。

3. 倾听方法与技巧

倾听，即认真地听别人说话。母婴护理员在与孕产妇或家属的交谈中首先应学会倾听。当母婴护理员全神贯注地倾听孕产妇的诉说时，实际上在告诉孕产妇：你的讲

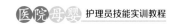

话受到重视，可以充分表达自己的意愿和看法。同时，还会获得解决问题的希望和信心。相反，当孕产妇滔滔不绝地诉说时，母婴护理员东张西望，心不在焉，孕产妇就会失去继续交流的兴趣和信心。因此，母婴护理员要成为孕产妇的有效倾听者，应注意以下事项。

（1）耐心倾听：交谈时要有足够的时间和耐心倾听谈话对象的诉说，不要轻易打断对方的讲话。结束谈话时，要注意结束语的巧妙运用。倾听时不能东张西望，或不必要地看手机等。

（2）表示关切：倾听时要使用一些非语言行为和简单的应答，表示自己对谈话对象的关切。如与对方的视线保持接触，适时地点头或应答，如"嗯""哦""是的"等，以表示肯定的语气。

（3）传递信息：要注意非语言行为所传递的信息，注意透过语言的字面含义听出对方的言外之意，并给予恰当的解答。

（4）必要的重复和澄清：重复和澄清是母婴护理员在倾听过程中为核实自己对谈话对象的理解是否准确而采用的技巧。重复和澄清是一种信息传递的反馈机制，可以让对方知道母婴护理员正在认真倾听自己的诉说，并理解其内容，从而希望对方继续表达自己的感受。

4. 沟通与交流中的口语技巧

沟通与交流的基本工具是语言，而语言的外在表现是口语。在口头交流中，交流内容和技巧起着主导作用。然而，口语技巧也不能忽视，这些技巧体现在以下几个方面。

（1）称呼语：称呼语是人们直接交流时说的第一个词。① 对孕产妇和家属，可以新生儿的关系称呼，如宝爸、宝妈、宝宝奶奶；② 对年轻女性，可以称"小姐"；③对中年或老年女性，可以称"女士"；③ 对成年或老年男性，可以称"先生"；④对比较熟悉的人，可以根据对方的职业或关系称"老师""医生""主任""阿姨"等。

（2）称呼选择：称呼的选择要根据对方的身份、年龄、职业以及与称呼者的关系而定，力求准确适当，切不可用床号代替称呼。同时，母婴护理员首次与孕产妇和家属交谈时，需要告诉他们如何称呼自己，一般可以说"我叫张××，负责对您的生活护理，以后可叫我张阿姨"。

（3）避讳语：避讳语也是一种重要的交流用语。人们在交流中对一些不便直说的内容习惯用某些含蓄委婉的语言来表达，便形成了避讳语。

（4）专业术语：在沟通交流中不可避免地要使用专业术语。母婴护理员与孕产妇和家属交流时，对必须出现的专业术语要做适当的解释。

（5）方言与俚语：母婴护理员在与孕产妇和家属交流时，如能使用方言，效果会更好。俚语是某个地方的特定用语，母婴护理员要注意了解这些俚语，并注意俚语所表达的准确含义。

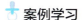

案例学习

　　某医院主管接到顺产妇刘 XX 家属的投诉，主诉为其服务的母婴护理员章阿姨不会沟通，让她感觉非常不舒服，要求退单。经过了解，章阿姨在与产妇解释新生儿小手有点凉而不是冷的时候，面无表情地告诉产妇新生儿手凉是正常的，只要后颈部摸起来热，就表明新生儿不冷。刘 XX 及家属认为章阿姨太冷漠，不关心新生儿。

　　1. 缺乏仪态举止、微笑礼仪的学习及训练。

　　微笑礼仪是母婴照护服务过程中的重要仪态，它可以传递积极的情感和信号，是建立良好人际关系的重要环节。章阿姨在与产妇刘××及家属交流时面无表情地回答问题，没有很好地运用微笑礼仪。

　　2. 缺乏有效的沟通技巧。

　　母婴护理员在日常工作中与服务对象保持良好的沟通，能够增进彼此之间的理解和信任，有助于与服务对象建立紧密的关系。章阿姨在与刘××及家属沟通时采用简单的封闭式沟通，即手凉是正常的，没有有针对性地用开放式沟通方法消除刘××的疑虑，让刘××及家属不能理解新生儿手凉为什么不是冷。

　　如果母婴护理员能够很好地学习及运用微笑礼仪及有效沟通的方法，把正确的"只要后颈部摸起来热就表明新生儿不冷"信息传递给服务对象，就会给服务对象留下良好的印象，避免服务对象的不满及投诉。

本章小结

　　职业礼仪与沟通是母婴护理员在工作中应遵循的规范，它能够增进彼此的理解和信任，维护好医患关系。本章介绍了医院母婴护理员的职业礼仪与沟通技巧，主要阐述了母婴护理员职业礼仪、沟通技巧，梳理了仪容仪表、体态礼仪、着装礼仪，沟通的类型、语言沟通方法与技巧、沟通与交流中的口语技巧等。母婴护理员应展示良好的职业形象，具备良好的沟通技巧，从而建立紧密的护患关系。

思考题

　　1. 在母婴照护服务中，如何注意个人仪态举止？
　　2. 工作中如何进行语言沟通？
　　3. 工作中如何进行非语言沟通？

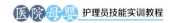

医院母婴 护理员技能实训教程

参考文献

[1] 包家明 . 护理健康促进与健康教育 [M]. 2 版 . 杭州：浙江大学出版社，2017.

[2] 陈雪萍，胡斌春 . 医疗护理员培训教程 [M]. 杭州：浙江大学出版社，2022.

［喜爱宝（浙江）健康管理有限公司　李欣燃

浙大城市学院护理与健康学院　包家明］

第三章 教学资源　　　　第三章 在线测试

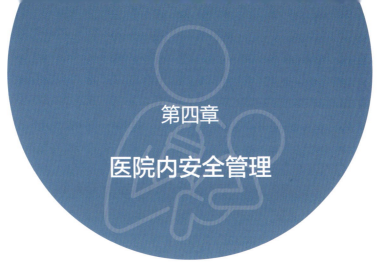

第四章

医院内安全管理

学习目标

完成本章学习后，应能够达到如下目标：

识记 1. 医院感染的特殊性及标准预防措施。

2. 孕产妇及新生儿常见安全问题。

理解 1. 医疗垃圾分类处理方式。

2. 孕产妇及新生儿常见危险因素。

运用 1. 孕产妇及新生儿常见安全问题的简单处理。

2. 医院感染管理规程。

安全是患者的基本需要之一，促进患者安全是医疗护理的基本要求，也是医疗护理质量监控和管理的核心目标之一。2022 年，由中国医院协会更新的患者十大安全目标中明确提出"预防和减少医院相关性感染"及"防范与减少意外伤害"，这两项目标与母婴护理员的工作息息相关。母婴护理员应学习和掌握医院感染基本知识、医院感染安全防护措施、孕产妇及新生儿安全防护、职业防护方法，提高医疗安全意识，注重照护安全工作，为孕产妇和新生儿保驾护航，减少母婴护理员因职业暴露带来的伤害。

第一节　医院感染与安全管理

一　医院感染基本知识

（一）医院感染概述

医院感染是指住院患者在医院内获得的感染，包括住院期间发生的感染和在医院内获得而出院后发病的感染，但不包括入院前已处于潜伏期或者入院时已存在的感染。医院感染暴发是指在医疗机构或其科室的患者中，短时间内发生 3 例（含）以上同种同源感染病例。疑似医院感染暴发是指在医疗机构或其科室的患者中，短时间内出现 3 例（含）以上临床综合征相似、怀疑有共同感染源的医院感染病例，或者 3 例（含）以上怀疑有共同感染源或感染途径的感染病例。

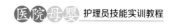

（二）医院感染分类

1.按感染部位分类

患者全身各器官、各部位都有可能发生医院感染，按照感染部位可分为呼吸系统医院感染、血液系统医院感染、泌尿系统医院感染、手术部位医院感染、皮肤和软组织医院感染、生殖系统医院感染、口腔医院感染等。

2.按病原体分类

按病原体的不同可将医院感染分为细菌感染、病毒感染、真菌感染等。

3.按来源分类

医院感染来源于内源性感染和外源性感染。内源性感染又称自身感染，是指各种原因引起的患者在医院内遭受自身固有病原体侵袭而发生的医院感染。外源性感染又称交叉感染，是指引起患者发生医院感染的病原体来自患者身体外的地方，各种原因引起的患者在医院内遭受非自身固有病原体侵袭而发生的感染，包括病原体从个体到个体的直接传播和通过物品、环境、空气或飞沫传播而引起的间接感染。

（三）医院感染传播过程

医院感染的传播过程主要包括三个环节，即传染源、传播途径和易感人群，缺一不可。传染源主要为患者和病原携带者。传播途径是指病原体从传染源体内排出并侵入易感人群的途径，包括接触传播、空气传播、水和食物传播、医源性传播、生物媒介传播。易感人群是指病原体侵入机体后易引起感染的宿主，包括机体免疫功能严重受损者、接受侵袭性操作的患者、接受免疫抑制剂治疗者、广谱抗生素长期使用者、手术时间或住院时间长的患者等，如孕产妇及新生儿，尤其是合并严重并发症及经历产程创伤的患者。

（四）医院感染的特殊性

医院是各种疾病集中的场所，其病原体的种类繁多，且来源比较广泛。医院感染的特殊性体现在以下三个方面：①医院中流行的菌株大多为耐药菌株，甚至为多重耐药菌株，感染后可给临床治疗工作带来较大困难；②医院诊疗过程中，造成污染的环节较多，控制难度较大；③医院内易感人群较为集中，孕产妇及新生儿抗病能力差，感染后病死率较高。

（五）医院感染的现状和挑战

随着医学科学的进步和发展，医院感染问题越发突出，医院感染的特点也在不断发生变化。日新月异的精密仪器不断出现、抗菌药物的广泛应用等使医院感染面临着许多新的问题，如医院耐药菌株尤其是多重耐药菌株的感染率呈上升趋势、真菌感染增加、新病原体的出现等。孕产妇及新生儿机体抵抗力相对较低，成为医院感染的主要人群，作为母婴护理员，做好医院感染安全防护至关重要。

医院感染安全防护

（一）标准预防措施

医院感染标准预防是基于患者的血液、体液、分泌物（不包括汗液）、非完整皮肤和黏膜等均可能含有感染性因子，采取包括洗手、戴手套、穿隔离衣、戴防护眼镜和面罩等在内的基本措施。①进行有可能接触患者血液、体液的护理、清洁等工作时，应戴清洁手套，操作完毕，脱去手套后立即洗手或进行卫生手消毒；接触患者黏膜或破损的皮肤时应戴无菌手套。②在护理操作过程中，有可能发生血液、体液飞溅到面部时，应戴医用外科口罩、防护眼镜或防护面罩；有可能发生血液、体液大面积飞溅或污染身体时，应穿戴具有防渗透性能的围裙。③不应用手直接接触污染的针头、刀片等锐器。废弃的锐器应直接放入耐刺、防漏液的专用锐器盒中；重复使用的锐器应放在防刺的容器内密闭保存。④有呼吸道症状（如咳嗽、鼻塞、流涕等）的患者、探视者、护理员等应采取呼吸道卫生（咳嗽礼仪）相关感染防控措施。

（二）清洁与消毒

清洁是指去除物体表面有机物、无机物和可见污染物的过程。消毒是指清除或杀灭传播媒介上的病原微生物，使其达到无害化的处理。清洁与消毒要求包括以下几个方面。

1.病室环境的清洁与消毒

应保持病区内环境整洁、干燥、无卫生死角，母婴同室保持空气流通，早晚开窗通风，必要时进行空气消毒，每次30分钟。注意产妇及新生儿的保暖，防止感冒。母婴同室沐浴间每日定时空气消毒，物体表面及地面每天用消毒液擦抹。

2.患者生活卫生用品的清洁与消毒

生活卫生用品如毛巾、面盆、便器、餐饮具等，应保持清洁，个人专用，定期消毒；患者出院、转院后应对其使用过的生活卫生用品进行终末消毒；对传染病患者及其用物应按传染病管理的有关规定，采取相应的消毒、隔离和管理措施。

3.床单位的清洁与消毒

床单位物品应进行定期清洁和（或）消毒，如遇污染应及时清洁与消毒，患者出院时应进行终末消毒；床单、被套、枕套等直接接触患者的床上用品，应一人一更换；患者住院时间超过一周时每周更换，被污染时应及时更换，更换后的用品应及时清洗与消毒；新生儿均使用一次性尿布；传染性疾病患者使用后的床上用品及衣物等应按照相关要求处理。

4.物体表面、地面的清洁与消毒

物体表面应每天湿式清洁，保持清洁、干燥，遇污染时应及时清洁与消毒；床头柜擦拭要求一桌一抹布，用后消毒；病室地面湿式清扫每日两次，遇污染时即刻消毒；擦拭物体表面的布巾，不同患者之间或洁污区域之间应更换；擦拭地面的地巾不同病房或区域之间应更换，用后集中清洗、消毒，干燥保存；应保持通风良好，发生呼吸道传染病时应进行空气消毒，消毒方法遵循相关要求。

（三）隔离

隔离是指采用各种方法、技术，防止病原体从患者或携带者传播给他人的措施。隔离分以下几种类型。

1. 接触传播隔离

接触传播隔离是指接触患有肠道感染、多重耐药菌感染、皮肤感染等经接触传播的疾病的患者，预防措施在标准预防的基础上增加针对接触传播的隔离和预防措施。

2. 飞沫传播隔离

飞沫传播隔离是指接触患有肺结核、水痘等经空气传播的疾病的患者，预防措施在标准预防的基础上增加针对空气传播的隔离和预防措施。

3. 空气传播隔离

空气传播隔离是指接触患有百日咳、白喉、流行性感冒、病毒性腮腺炎、流行性脑脊髓膜炎等经飞沫传播的疾病的患者，预防措施在标准预防的基础上增加针对飞沫传播的隔离和预防措施。

4. 其他传播途径的隔离

应根据疾病的特性，采取相应的隔离与防护措施。

隔离原则包括以下几点：①应在标准预防的基础上，根据疾病传播途径的不同，采取针对接触隔离、飞沫隔离、空气隔离或其他传播途径的隔离措施，一种疾病可能有多重传播途径时，应在标准预防的基础上，采用相应传播途径的隔离与预防措施；②隔离病室应有隔离标志，并限制人员出入，黄色为空气传播的隔离，粉色为飞沫传播的隔离，蓝色为接触传播的隔离；③需隔离患者或可疑患者尽量安置在单人隔离房间，感染同种病原体的患者可集中安置于一室；④隔离患者的物品应专人专用，定期清洁与消毒，患者出院或转院后应进行终末消毒。

（四）洗手和卫生手消毒

1. 洗手和卫生手消毒的定义

（1）洗手：是指用洗手液和流动水揉搓冲洗双手、去除手部皮肤污垢、碎屑和部分微生物的过程。

（2）卫生手消毒：是指用手消毒剂揉搓双手，以减少手部暂居菌的过程。

2. 洗手和卫生手消毒的时机

（1）洗手和（或）使用手消毒剂进行卫生手消毒的时机：接触患者前；清洁、无菌操作前；接触患者后；接触患者体液后，包括接触患者黏膜、破损皮肤或伤口、血液、体液、分泌物、排泄物、伤口敷料等后；接触患者周围环境后。

（2）洗手时机：当手部有血液或其他体液等肉眼可见的污染时；可能接触艰难梭菌、肠道病毒等对速干手消毒剂不敏感的病原微生物时。

（3）先洗手，再进行卫生手消毒时机：接触传染病患者的血液、体液、分泌物以及被传染性病原微生物污染的物品后；直接照护传染病患者或处理传染病患者污物后。

3. 洗手和卫生手消毒的方法

（1）洗手方法：在流动水下，使双手充分淋湿；取适量洗手液（皂液），均匀涂抹至整个手掌、手背、手指和指缝；认真揉搓双手，注意清洗双手所有皮肤，包括指背、指尖和指缝，具体揉搓方法采用七步洗手法：内—掌心相对，手指并拢，相互揉搓；外—手心对手背沿指缝相互揉搓，双手交换进行；夹—掌心相对，双手交叉沿指缝相互揉搓；弓—弯曲手指使关节在另一手掌心旋转揉搓，双手交换进行；大—右手握住左手大拇指旋转揉搓，双手交换进行；立—将五个手指尖并拢放在另一手掌心旋转揉搓，双手交换进行；腕—螺旋式揉搓手腕，双手交替进行，最后在流动水下彻底冲净双手，擦干（图4-1）。整个过程需要40～60秒，手部揉搓时间不少于15秒。

7 步洗手法

注意事项：
1. 每步至少来回洗五次。
2. 尽可能使用专业的洗手液。
3. 洗手时应稍加用力。
4. 使用流动的洁水。
5. 使用一次性纸巾或已消毒的毛巾擦手。

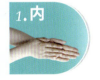

1.内
掌心相对，手指并拢，相互揉搓。

2.外
手心对手背沿指缝相互揉搓，双手交换进行。

3.夹
掌心相对，双手交叉沿指缝相互揉搓。

4.弓
弯曲手指使关节在另一手掌心旋转揉搓，双手交换进行。

5.大
一手握住另一手大拇指旋转揉搓，双手交换进行。

6.立
将五个手指尖并拢放在另一手掌心旋转揉搓，双手交换进行。

7.腕
螺旋式揉搓手腕，双手交换进行。

图4-1 七步洗手法

（2）卫生手消毒方法：取适量速干手消毒剂于掌心；严格按照七步洗手法的揉搓步骤进行揉搓；揉搓时保证手消毒剂完全覆盖手部皮肤，直至手部干燥。

4. 洗手和卫生手消毒注意事项

（1）戴手套不能代替手卫生，脱除手套后应及时进行手卫生。

（2）日常工作中不得戴假指甲、装饰指甲，应保持指甲和指甲周围的清洁。

（3）正确的洗手方法才能达到有效的手卫生，故洗手和卫生手消毒均应认真遵照七步洗手法。

（4）水龙头应采用非手触式，若遇手触式水龙头，可在洗手后使用干手巾关闭水龙头。

三 医疗废弃物管理规范

医疗废弃物是指医疗卫生机构在医疗、预防、保健以及其他相关活动中产生的具有直接或间接感染性、毒性以及其他危害性的废物。医疗废弃物分为感染性废物、病理性废物、损伤性废物、药物性废物、化学性废物 5 大类。根据污染程度，不同分类的医疗废弃物有不同的处理方式（表 4-1）。部分废弃物不属于医疗废弃物，故未列入此表中，例如，非传染病区使用或者未用于传染病患者、疑似传染病患者以及采取隔离措施的其他患者的输液瓶（袋），盛装消毒剂、体液的空容器，一次性医用外包装物，废弃的中草药与中草药煎制后的残渣，盛装药物的药杯，尿杯、纸巾、湿巾、纸尿裤、卫生巾、护理垫等一次性卫生用品，医用织物以及使用后的大、小便器等。居民日常生活中废弃的一次性口罩不属于医疗废弃物。

表 4-1　常见医疗废弃物分类及处理方式

类别	特征	常见组分或废物名称	收集方式
感染性废物	携带病原微生物具有引发感染性疾病传播危险的医疗废弃物	1. 被患者血液、体液、排泄物等污染的除锐器以外的废物。 2. 使用后废弃的一次性使用医疗器械，如注射器、输液器、透析器等。 3. 病原微生物实验室废弃的病原体培养基、标本，菌种和毒种保存液及其容器；其他实验室及科室废弃的血液、血清、分泌物等标本和容器。 4. 隔离传染病患者或者疑似传染病患者产生的废弃物。	1. 收集于符合《医疗废物专用包装袋、容器和警示标志标准》（HJ421—2008）的医疗废物包装袋中。 2. 病原微生物实验室废弃的病原体培养基、标本，菌种和毒种保存液及其容器，应在产生地点进行高压蒸汽灭菌或者使用其他方式消毒，然后按感染性废物收集处理。 3. 隔离传染病患者或者疑似传染病患者产生的医疗废物应当使用双层医疗废物包装袋盛装。
损伤性废物	能够刺伤或者割伤人体的废弃的医用锐器	1. 废弃的金属类锐器，如针头、缝合针、针灸针、探针、穿刺针、解剖刀、手术刀、手术锯、备皮刀、钢钉和导丝等。 2. 废弃的玻璃类锐器，如盖玻片、载玻片、玻璃安瓿等。 3. 废弃的其他材质类锐器。	1. 收集于符合《医疗废物专用包装袋、容器和警示标志标准》（HJ421—2008）的利器盒中。 2. 利器盒达到3/4满时，应当封闭严密，按流程运送、贮存。

续表

类别	特征	常见组分或废物名称	收集方式
药物性废物	过期、淘汰、变质或者被污染的废弃的药物	1. 废弃的一般性药物。 2. 废弃的细胞毒性药物和遗传毒性药物。 3. 废弃的疫苗及血液制品。	1. 少量的药物性废物可以并入感染性废物中，但应在标签中注明。 2. 批量废弃的药物性废物，收集后应交由具备相应资质的医疗废物处置单位或者危险废物处置单位等进行处置。
化学性废物	具有毒性、腐蚀性、易燃性、反应性的废弃的化学物品	列入《国家危险废物名录》中的废弃危险化学品，如甲醛、二甲苯等；非特定行业来源的危险废物，如含汞血压计、含汞体温计、废弃的牙科汞合金材料及其残余物等。	1. 收集于容器中，粘贴标签并注明主要成分。 2. 收集后应交由具备相应资质的医疗废物处置单位或者危险废物处置单位等进行处置。

第二节 母婴安全防护

一 孕产妇安全防护

（一）跌倒／坠床的防范与处理

跌倒／坠床是指非预期情况下，患者身体的某部分接触到地面或其他低处。孕期坠床／跌倒的风险取决于多种因素，如孕妇的年龄、身体状况、妊娠阶段、存在的疾病和体重等。分娩过程导致产妇身体疲劳、肌肉无力、低血压、头晕等，跌倒／坠床的风险也大大增加，尤其是产后最初的几个小时甚至是几天，起床如厕时常伴随发生头晕，如不做好保护措施，易发生跌倒，给产妇造成创伤。

1. 产后跌倒／坠床的防范措施

（1）保证患者活动时光线充足，地面干净不潮湿，通道无障碍物。

（2）卫生间设紧急呼叫铃，以备患者在卫生间内发生意外时应急使用；床、轮椅、便椅的轮子加以固定，确保其安全。

（3）指导患者注意休息，保持良好的饮食和饮水以维持体内的水分和能量；选择适当的病员服，防止踩到裤脚而摔倒；鞋子大小适宜，鞋底防滑；将水和眼镜、手机等生活物品放在床头柜上，保证患者触手可及；指导患者改变体位时渐进坐起和下床，尤其是产后首次下床活动的患者，应遵循"三部曲"，即床上静坐 60 秒，床沿坐起 60 秒，床旁站立 60 秒，在协助下行走。

2. 跌倒／坠床的处理方法

（1）发现患者跌倒／坠床后，勿随意搬动患者，立即通知责任护士及医生。

（2）根据医护人员查体、测量生命体征、评估伤情等实际情况，协助责任护士安

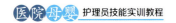

置患者并取合适体位。

（3）给予患者必要照护，安抚患者，告知家属并做好解释安慰工作。

（二）烫伤的防范与处理

烫伤是指由高温液体（沸水、热油等）、高温固体（烧热的金属等）或高温蒸汽等所致的皮肤组织损伤，皮肤长时间接触高于体温的低温物体也可导致低温烫伤。根据皮肤损伤深度可以分为Ⅰ度烫伤、浅Ⅱ度烫伤、深Ⅱ度烫伤和Ⅲ度烫伤。Ⅰ度烫伤表现为局部轻度红肿，无水疱，疼痛感明显。浅Ⅱ度烫伤表现为局部红肿疼痛，水疱较大，疼痛剧烈。深Ⅱ度烫伤局部肿胀，或有较小的水疱形成，去除表皮后创面发白，有时可见针尖或粟粒大小红色小点，水肿明显，感觉迟钝。Ⅲ度烫伤可累及深部肌肉、骨骼，创面苍白或焦黄炭化、干燥、无渗液，硬如皮革样，无疼痛感。剖宫产术后感知觉未完全恢复患者易发生烫伤。

1. 烫伤的防范措施

（1）孕产妇禁止使用热水袋，防止热水漏出或皮肤长时间接触导致的低温烫伤。

（2）合理放置热水瓶、水杯等器具，使孕产妇与热源保持安全距离。

（3）协助患者足浴时，应先放冷水再放热水，调配至合适温度，以37～40℃为宜。

（4）必要时使用防烫伤警示标识。

2. 烫伤的处理方法

一旦发现孕产妇烫伤，应立即清除热源，了解致热源，评估病情（包括意识状态、烫伤部位及深度等），通知责任护士及医生，采取紧急烫伤处理方法。

（1）Ⅰ度烫伤：立即用流动冷水缓慢冲洗或浸泡，直至无疼痛感，协助医护人员脱去或剪开烫伤处的衣物，避免用力撕扯。

（2）Ⅱ度烫伤：烫伤部位用冷水浸泡，尽量保护水疱，不可刺破，已破的水疱切忌剪除表皮，待疼痛感减弱后再协助医护人员脱去或剪开伤处衣物。

（3）Ⅲ度烫伤：不可冲洗或浸泡，抬高烫伤部位，协助医护人员用消毒剪刀剪开衣物。

（三）皮肤黏膜压力性损伤的防范与处理

压力性损伤也称压疮，是由于局部组织长期受压，发生持续缺血、缺氧、营养不良而致组织溃烂坏死。初始表现为皮肤出现压之不褪色的红斑，可能会有疼痛、硬实、柔软、发凉或发热，如不及时处理可逐渐发展为水疱、皮肤缺失，有时可见或直接接触到筋膜、肌肉、肌腱、韧带或骨骼，甚至可见腐肉和焦痂。压力性损伤好发于骨骼隆起部位，如骶尾骨、足跟、脚踝、臀部等。孕妇压力性损伤易发生于使用药物镇静或意识障碍、长期卧床保胎或胎膜早破、水肿明显（妊娠期高血压等因素引起）、肥胖或消瘦、营养不良、贫血、糖尿病及发热患者。产后压力性损伤常发生于产妇行剖宫产术后未及时变换体位或姿势，导致局部皮肤长期受压。

1. **压力性损伤的防范措施**

（1）预防性皮肤护理：保持皮肤清洁干燥，不可按摩或用力擦洗有压力性损伤风险的皮肤，保持床单位平整、干燥、清洁；长期卧床孕产妇排便后及时清洗；可使用皮肤屏障保护产品。

（2）营养支持：指导营养不良的孕产妇适当补充蛋白质，鼓励摄入富含维生素和矿物质的平衡膳食。

（3）体位变换与早期活动：根据孕产妇情况，由医护人员制定体位变换方案；体位变换时，不要拖动患者；若病情允许、能耐受，应尽早采取坐位并协助下床活动。

（4）做好心理护理，取得患者家属配合。

（5）对有压力性损伤风险的孕产妇加强皮肤护理和观察，做好交接。

2. **压力性损伤的处理方法**

（1）一旦发生压力性损伤，应立即通知责任护士及医生，协助评估损伤情况（部位、分期、大小、渗出液等），协助创面处理。

（2）对于已发生压力性损伤的患者，应进行床边交接班，落实相关护理措施。

（四）误吸的防范与处理

误吸是指在进食或非进食时，吞咽过程中异物进入声门以下呼吸道的过程。可表现为孕产妇在饮食或进水过程中突然出现的呼吸道症状，如刺激性呛咳、气促、发绀，甚至窒息，或吞咽后出现声音改变。个别情况受疾病、睡眠等影响，由于吞咽反射、咳嗽反射通路受损或迟钝，误吸后不伴有咳嗽、气急等症状，可直接引起吸入性肺炎。自理能力减弱、手术麻醉未恢复、患呼吸系统疾病、留置胃管或肠管、使用镇静镇痛剂或肌松剂等孕产妇易发生误吸。

1. **误吸的防范措施**

（1）确保孕产妇进食环境安静无干扰，进食过程中勿交谈、勿搬动。

（2）病情允许者进食时取坐位或半卧位，若孕产妇无法自行进食，喂食时应少量多次。

（3）有呼吸道疾病的孕产妇，应在排痰后进食。

（4）有吞咽障碍的孕产妇，应选择柔软易消化食物，并小口进食。

（5）进食进水过程中应密切观察孕产妇反应，有异常情况及时呼叫医护人员。

2. **误吸的处理方法**

（1）发现孕产妇误吸时，立即呼叫医护人员，协助患者采取俯卧位，头低脚高，叩拍背部，尽可能使吸入物排出。

（2）医护人员到场后，简述误吸经过并配合抢救，安抚患者和家属情绪，给予心理支持。

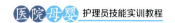

二 新生儿安全防护

（一）呛奶／窒息的防范与处理

由于新生儿消化道的特殊结构及神经系统发育不完善，易发生吐奶，在吸气时奶液进入气管不能马上咳出引起呛奶，是最常见的新生儿窒息的原因。表现为新生儿颜面或全身皮肤青紫，出现明显呛咳或呕吐，口鼻内可溢出奶液或泡沫，严重时可出现呼吸减慢或不规则，心率减慢，四肢抽搐或呈瘫软状，对外界刺激无反应。

1.呛奶／窒息的防范措施

（1）熟悉洗耳球放置地点，掌握正确使用方法。

（2）能正确识别新生儿窒息的发生并及时呼救。

（3）喂养时避免哺乳过快、过急、过饱，哭吵患儿应予安慰并安静后再喂养。

（4）哺乳时注意保持呼吸道通畅，哺乳后正确拍背，给予合适体位。

（5）如需加奶应温度合适，避免奶液过冷刺激胃肠道。

（6）人工喂养新生儿使用橡皮奶头时避免出奶孔过大致出奶过快而引起呛咳，奶瓶中的奶汁要充满奶头，减少过多气体吞入胃中。

（7）喂奶后避免立即更换尿布或其他操作致溢奶发生。

（8）有吐奶史患儿适当头高位，并将头偏向一侧。

2.呛奶／窒息的处理方法

（1）一旦发生新生儿呛奶/窒息，立即停止所有操作，呼叫医护人员，将新生儿侧卧，用洗耳球清理口腔、鼻腔，拍背或弹足底，并评估皮肤颜色、呼吸、心率，协助新生儿复苏。

（2）安抚家属情绪，避免过度紧张。

（二）坠床的防范与处理

坠床是指新生儿从病床/躺椅等高处跌落至地面。

1.坠床的防范措施

（1）严禁将新生儿独处于操作台上，使用辐射床、暖箱、蓝光箱等操作后及时关上挡板，使用暖箱门保险扣及蓝光箱侧门，如因操作需要不能关闭挡板或侧门时应加强看护。

（2）新生儿出科检查或转科时应选择合适转运工具，转运时专人全程陪护，必要时进行保护约束。

（3）母婴护理员应穿着舒适防滑鞋及合适衣裤，避免怀抱新生儿时使其跌落。

（4）加强健康宣教，提醒家长不宜怀抱新生儿停留在走廊转弯处、病房门背后等，以免人员突然冲撞或开门碰撞致新生儿坠落。

2. 坠床的处理方法

（1）发现新生儿意外坠床后，不可随意搬动，立即报告医护人员进行初步检查，观察有无开放性伤口，协助妥善安置并保持合适体位，详细汇报坠床经过及受伤情况，如有需要，协助转运至新生儿科。

（2）严密观测有无嗜睡、拒奶、易激惹等异常表现，向患儿家属做好安慰、解释工作，避免矛盾激化和冲突发生。

（三）烫伤的防范与处理

新生儿烫伤是指由高温液体（沸水、热油等）等所致的皮肤组织损伤。新生儿皮肤娇嫩，进行诊疗操作时温度控制不当也可造成烫伤（如沐浴池、辐射床、暖箱、蓝光箱等）。低体重儿、早产儿、哭闹躁动明显的患儿更易发生烫伤。

1. 烫伤的防范措施

（1）新生儿沐浴、游泳时水温控制在 38～42℃，沐浴前必须使用前臂掌侧皮肤或水温计测试水温，盆浴时应先放冷水，再放热水，严禁在操作过程中随意调节水温。

（2）新生儿保温禁止使用热水袋，严格控制奶液温度低于 45℃，喂养前应使用手背试温。

（3）母亲使用加热仪器（如红外线灯照射、湿热敷、坐浴等治疗）时婴儿做好防护措施，避免接触或靠近；加热仪器出现报警时及时呼叫医护人员查看；监护仪、注射泵等产热仪器不能放置在婴儿床上，以免贴近新生儿皮肤导致烫伤。

（4）母婴同室病房婴儿床远离床头柜放置，严禁将热水瓶等装有热源液体的容器放于新生儿床单位周围，防止侧倒引起烫伤。

2. 烫伤的处理方法

（1）发现新生儿意外烫伤后应立即去除热源，呼叫医护人员，评估烫伤部位、面积与深度等。

（2）协助医护人员快速处理创面，无水疱者持续用冷水冲洗伤处，有水疱者将伤处置于盛冷水的容器中浸泡，持续 30 分钟左右。

（3）忌揉搓、按摩、挤压烫伤的皮肤，伤处的衣裤应剪开取下，以免表皮剥脱使皮肤的烫伤变重。

（4）禁止随意刺破水疱。水疱破皮后移动身体时创面应以消毒敷料遮盖保护。

（5）遵医嘱适当制动患儿，避免不必要的躁动导致创面二次受损。

（6）安抚患儿家属情绪，避免过度紧张。

（四）低血糖的防范与处理

新生儿低血糖是指血糖低于 2.2mmol/L。许多疾病都会导致低血糖的发生。低血糖可使脑细胞失去基本能量来源，脑代谢和生理活动无法进行，如不及时纠正会造成永久性脑损伤。低血糖患儿可表现为兴奋（如易激惹、过多抖动、震颤、拥抱反射亢进、哭声尖）、嗜睡、纳差、松软、青紫（指中心性青紫）、呼吸暂停、抽搐、出汗。早产儿、婴儿出生体重＜2500g、出生体重≥4000g、小于或大于胎龄儿及糖尿病母亲婴儿更易发生低血糖。

1. 低血糖的防范措施

（1）配合医护人员进行血糖筛查。

（2）早吸吮，勤吸吮，按需哺乳，坚持夜间哺乳。

（3）加强观察，如有低血糖的临床表现，及时告知医护人员。

2. 低血糖的处理方法

（1）患儿发生低血糖时，配合医护人员处理，遵医嘱添加配方奶后严密观察新生儿表现。

（2）需转新生儿科治疗者协助做好转科准备。

（3）安抚产妇及患儿家属情绪，做好母婴分离相关指导。

（五）失窃的防范与处理

新生儿失窃是指在本院出生且未办理出院手续的新生儿发生丢失。虽然新生儿失窃发生率极低，但一旦发生将对医院及家庭造成严重的不良后果。

1. 失窃的防范措施

（1）新生儿住院期间不得摘除身份识别标识，如脚（手）腕带。

（2）入院时、术前（产前）、术后（产后）均须告知产妇及家属加强对新生儿的看护。

（3）新生儿24小时应在母亲或其他监护人视线范围内，不单独留新生儿在病房内，不随意将新生儿交给陌生人，包括不认识的医护人员；如发现病房内闲逛人员或穿着制服但并不熟悉的人员，应提高警惕，对表现出可疑行为的人应及时向医护人员、保卫部门报告。

2. 失窃的处理方法

（1）一旦发生新生儿失踪，应立即通知医护人员及保卫部门，协助关闭科内所有通道，协助搜寻新生儿的去向。

（2）安抚家长并了解失窃新生儿的相关特征、情况。

（3）询问病房内其他患者及家属，了解相关情况及有无可疑人员出入。

（4）一旦确认新生儿已离院或事发后经搜寻无跟踪目标时，协助拨打110报警。

（六）新生儿错换的防范与处理

新生儿错换是指新生儿出生后被错抱或调换的情况。

1. 错换的防范措施

（1）新生儿住院期间不得摘除身份识别标识（手/脚腕带、胸牌等）；如发现新生儿身份标识脱落或模糊，及时告知医护人员，由医护人员进行身份核查后及时补戴。

无身份标识者不做任何操作。

（2）外出检查、治疗时严格核对身份，要求一名家属全程陪同。

2.错换的处理方法

（1）发现新生儿抱错后，立即通知医务人员，协助医院做好追踪。

（2）新生儿身份信息明确时，让家长辨认其身份信息的准确性，向家长做好解释工作，必要时做好指纹、血型鉴定和亲子鉴定等检查以明确新生儿身份。

（3）分析抱错因素，制定整改措施，加强安全宣教。

第三节　母婴护理员职业暴露安全防护

 职业暴露概述

医疗职业暴露是指劳动者在从事诊疗、护理、照护活动过程中接触有毒、有害物质或传染病病原体，从而损害健康或危及生命的一类职业暴露。医院母婴护理员在从事院内照护过程中有可能暴露于感染性疾病、各种化学因子及医疗垃圾等危害因素，尤其是传染病病原体，故应积极采取适当的防护措施，提高自我防护意识，规范操作规程，预防职业暴露发生。

二 传染病职业暴露的预防措施

（一）个人防护

针对院内传染病职业风险，母婴护理员应正确选择和穿戴个人防护用品。防护用品包括工作帽、医用外科口罩、手套、隔离衣等。使用原则如下：

（1）应根据可能发生的暴露风险选择个人防护用品。

（2）一次性个人防护用品应一次性使用，用后应及时丢弃，避免复用。

（3）应正确穿戴个人防护用品，包括穿戴顺序及方法；脱卸时应注意先脱污染最严重的用品，接着按照污染程度逐件脱除，操作过程应动作轻柔，避免污染自身及周围环境，并注意及时进行手卫生。

（4）口罩佩戴时间不应超过4小时，若遇到污染或破损等应及时更换。脱口罩应在确认周围环境安全后进行。

（5）不能用戴手套的手触摸自己暴露的皮肤、口唇、眼睛、耳朵和头发等。除护理患者外，戴手套的手应避免接触环境物表。

（6）个人防护用品按医疗垃圾处理，正确丢弃。

（二）隔离预防

工作中母婴护理员应根据传染病类型、传播方式及患者是否处于传染期等选择合

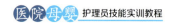

适的防护用具。与母婴照护工作相关的传染病、传染源及应采取的防护措施见表4-2。

表4-2 常见传染病、传染源及隔离预防

疾病名称		传染源	防护措施						
			口罩	帽子	手套	防护镜	隔离衣	防护服	鞋套
病毒性肝炎	甲型、戊型	潜伏期末期和急性期患者	±	±	+		+		
	乙型、丙型、丁型	急性和慢性病患者及病毒携带者	±	±	+				
流行性腮腺炎		早期患者和隐性感染者	+	+			+		
脊髓灰质炎		患者和病毒携带者	+	+	+				
伤寒、副伤寒		患者和带菌者	±	±	+		+		
细菌性痢疾		患者和带菌者			±		+		
流行性感冒		患者和隐性感染者	+	+	+				
肺结核		开放性肺结核	+	+		±	+		
SARS		患者	+	+	+	±	+	+	+
HIV		患者和病毒携带者			+		+		
手足口病		患者和病毒携带者	+	+	+	±	+		

注："+"表示应采取的防护措施，"±"表示工作需要可采取的防护措施。

（三）手卫生

母婴护理员应正确执行手卫生，充分、及时地洗手和卫生手消毒。严格按照洗手和卫生手消毒流程开展手卫生。

（四）计划免疫

对于部分高风险岗位，可选择相应的疫苗注射，如乙肝疫苗、水痘疫苗、流感疫苗等。

（五）防范处理

传染病职业危害是指在医疗活动过程中患者携带的细菌、病毒等病原微生物通过飞沫、血液、排泄物及其污染物等方式传播给医务人员。母婴护理员是患者亲密的接触者，需要提高自我防护意识，采取适当的防护措施，减少因职业暴露带来的伤害。传染病职业危害防范包括基本措施、血液防范、呼吸道防范、消化道防范等。①基本措施：包括严格执行护理安全操作流程，规范穿戴和合理使用防护器具，接触患者前后均应正确洗手，医用废弃物集中处置和正确处理污染物品等。②污染物防范：包括接触患者血液、体液等污染物时必须戴手套，手上有伤口进行护理操作时必须戴双层手套，若预计操作时会有血液、体液溅出须穿防护服等。不能用手直接接触锐器，利器使用后放锐器盒。血渍处理，先消毒再擦拭。③呼吸道防范：包括戴口罩、规范洗手和加强工作环境通风。④消化道防范：包括做好床边隔离，勤洗手。

（六）传染病危害事件处理

当医院发生院感事件时，应针对不同类型的传染病职业暴露采取不同的处理方式。艾滋病病毒职业暴露处理流程如图4-2所示，可根据暴露源病毒载量、暴露类型及暴露时间进行分级，应由医疗卫生机构进行评估。在发生艾滋病病毒职业暴露后尽早开始预防性用药，最好在4小时内实施，最迟不得超过24小时，即使超过24小时也要实施预防性用药，需遵医嘱连续用药28天。病毒性肝炎职业暴露处理流程如图4-3所示。

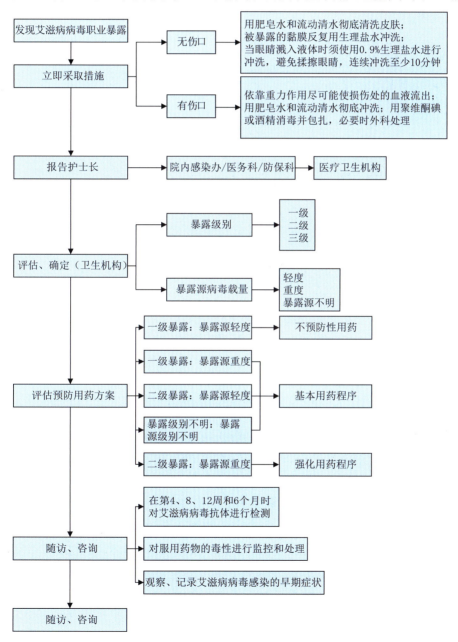

图 4-2　艾滋病病毒职业暴露处理流程

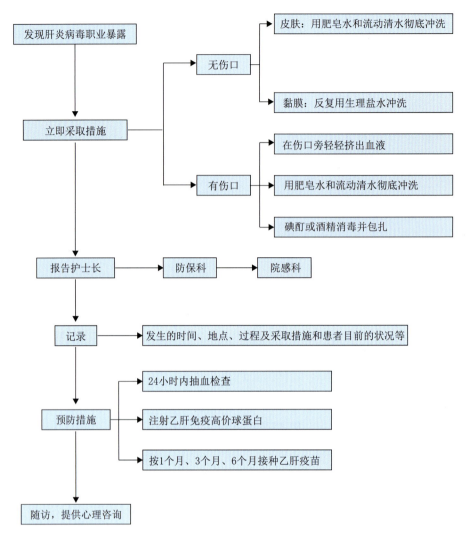

图4-3 病毒性肝炎职业暴露处理流程

三 物理性职业暴露的预防措施

物理性职业暴露包括医疗锐器伤、重伤等。医疗锐器伤的防范主要是严格执行医疗锐器安全操作流程，锐器使用后放入统一的锐器盒，以及接触或处理锐器时戴手套。当受到锐器伤时，应按如图4-4所示医疗锐器伤处理流程来进行处理。

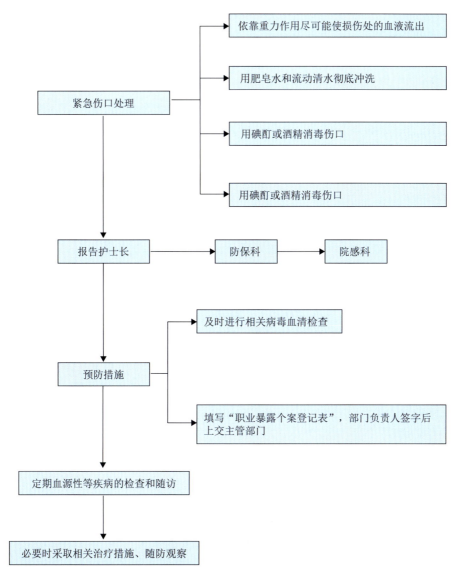

图4-4 医疗锐器伤处理流程

负重伤是指搬运重物或患者时造成的脊柱、腰部或关节的损伤。负重伤的主要防范措施是合理用力，掌握转运和翻身技巧，做好解释指导工作以取得患者配合；适当做工间操、抬脚运动和身体舒展运动；穿软底鞋、弹力袜，加大静脉回流；避免长时间站立、行走，适时进行脚活动；保持脚、腿部清洁，避免受伤。

负重伤的处理方法包括休息、理疗等，适当使用保护具。

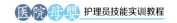

案例学习

　　陈XX，初产妇，因第二产程延长予产钳助产，产后2小时返回病房，新生儿随母入室，由母婴护理员李阿姨负责照护。护士指导产妇多饮水，尽早下床排尿，李阿姨将装满热水的热水瓶放置于床头柜，以方便产妇取用。1小时后，陈XX自觉膀胱充盈，李阿姨立刻将其从床上扶起，并搀扶至卫生间，随后返回床旁时发现新生儿脚腕带掉落至地面，李阿姨予重新佩戴。

1. 预防产妇的烫伤

　　产妇烫伤的防范措施包括合理放置热水瓶、水杯等器具，使产妇与热源保持安全距离。李阿姨为了方便产妇取用热水瓶，将装满热水的热水瓶放置于床头柜，这是有安全隐患的。为避免产妇烫伤应将热水瓶放置于远离产妇的位置。

2. 预防产妇跌倒

　　产后首次下床活动的产妇，应遵循"三部曲"，即床上静坐60秒，床沿坐起60秒，床旁站立60秒，再协助下床行走。陈××产后体能虚弱，易跌倒，首次下床如厕时，不应该立刻将产妇从床上扶起，应遵循"三部曲"，预防跌倒。

3. 预防新生儿错换

　　新生儿错换防范措施中指出："如发现婴儿身份标识脱落或模糊，及时告知医护人员，由医护人员进行身份核查后及时补戴。"李阿姨发现新生儿脚腕带掉落至地面，不应该直接佩戴，应告知医护人员，由医护人员核实后再补戴，预防新生儿错换。

本章小结

　　安全是母婴的基本需要，也是医疗护理质量监控和管理的核心目标。本章介绍医院感染安全管理、母婴安全防护、母婴护理员职业暴露安全防护，医院感染概念、分类，传染病的类型、传播方式及隔离预防等相关概念。梳理了常见的母婴安全防护及职业安全防护，即孕产妇住院期间跌倒/坠床、烫伤、压力性损伤等安全防范与处理；新生儿呛奶/窒息、坠床、低血糖、失窃、错换等安全防范与处理；母婴护理员的传染病职业暴露、物理性职业暴露的安全防范与处理。母婴护理员需掌握医院感染安全防护、孕产妇及新生儿安全防护，以及职业安全防护，提高医疗安全服务意识，确保母婴安全，以减少因职业暴露带来的伤害。

思考题

　　1. 常见的感染性废弃物有哪些？

　　2. 孕产妇跌倒/坠床的预防措施有哪些？

　　3. 新生儿呛奶的表现有哪些，应如何处理？

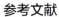

参考文献

[1] 张玉侠. 医疗护理员规范化培训与管理 [M]. 上海：上海世界图书出版公司，2022.

[2] 王姗，许虹，张晶. 我国母婴护理员行业研究现状 [J]. 齐鲁护理杂志，2016，22（1）：60-62.

[3] 沈洪兵，齐秀英. 流行病学 [M]. 9 版. 北京：人民卫生出版社，2018.

[4] 许虹，张晶，张丽萍. 母婴护理员基础知识 [M]. 杭州：浙江科学技术出版社，2018.

[5] 许虹，张晶，张丽萍. 母婴护理员实训技能 [M]. 杭州：浙江科学技术出版社，2018.

[6] 徐鑫芬，姜梅. 母婴护理专科实践 [M]. 北京：人民卫生出版社，2019.

（浙江大学医学院附属妇产科医院　李雅岑）

第四章 教学资源

第四章 在线测试

第五章

妊娠期照护

完成本章学习后，应能够达到如下目标：

识记 1. 女性内外生殖器的构成及解剖特点。

2. 妊娠各期检查项目及危险因素。

3. 临产前物品准备。

理解 1. 妊娠期女性生理变化。

2. 妊娠期膳食原则。

3. 临产孕妇常见心理特点。

运用 1. 提供个性化饮食与运动指导。

2. 提供个性化心理照护。

3. 妊娠期自我监护方法。

妊娠期是指受孕后至分娩前的生理时期，分为孕早期、孕中期、孕晚期三个阶段，通常为 40 周。在妊娠期间母体的生殖系统、循环系统、泌尿系统、消化系统等均发生相应的改变，在这时期孕妇需要经历各阶段项目检查、平衡膳食、合理运动、心理照护等，了解胎儿的发育及自身健康状况，及时发现异常，避免可能出现的危险，促进孕妇和胎儿的健康。医院母婴护理员应掌握相关知识与技能，为妊娠期妇女提供优质的照护服务，确保母婴安全与健康。

第一节　女性生殖系统解剖及生理

一　女性生殖器官解剖

（一）外生殖器基本结构

女性外生殖器（图 5-1）又称外阴，位于两股内侧间，前为耻骨联合，后为会阴，包括阴阜、大阴唇、小阴唇、阴蒂和阴道前庭。阴阜为耻骨联合前面隆起的脂肪垫，其皮肤上阴毛的疏密与色泽存在种族和个体差异。大阴唇为两股内侧一对纵行隆起的皮肤皱襞，起自阴阜，止于会阴。分娩过程中会阴极度扩张，产后易发生会阴水肿，一般产后 2～3 天自行消退。因大阴唇含丰富的血管、神经和淋巴管，当局部外伤后，易发生出血，形成大阴唇血肿，疼痛明显。小阴唇位于大阴唇内侧。阴蒂位于两侧小阴唇顶端下方。阴道前庭为两侧小阴唇之间的菱形区域，包括前庭球、前庭大腺、尿道外口、阴道口及处女膜。妊娠时外阴有色素沉着，组织松软，阴道伸展性增加、分泌物增多。

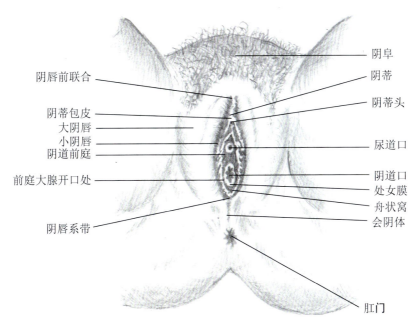

图 5-1　女性外生殖器

（二）内生殖器基本结构

女性内生殖器（图 5-2）包括阴道、子宫、输卵管及卵巢，后两者合称为子宫附件。阴道为性交器官，是月经血排出和胎儿娩出的通道，前壁与膀胱和尿道相邻，后壁与直肠贴近，阴道壁富有静脉丛，妊娠时阴道变软、水肿、充血、皱襞增多，损伤后易出血或形成血肿。子宫位于骨盆腔中央，呈倒置的梨形，是孕育胚胎、胎儿生长发育以及产生月经的器官。输卵管为一对细长而弯曲的肌性管道，是卵子与精子的结合场所，也是运送受精卵的管道。妊娠时输卵管增粗、延长，蠕动减慢，部分黏膜呈蜕膜样改变。卵巢是产生与排出卵子的器官，妊娠时略增大，无排卵，产生雌激素及孕激素，以维持妊娠。

（三）子宫结构与功能

子宫是孕育胚胎、胎儿生长发育的器官。子宫位于骨盆腔中央，呈倒置的梨形。成人的子宫重 50～70g，容量约 5ml。子宫分为子宫体和子宫颈两部分（图 5-3）。子宫体位于子宫上部，内部较宽，可以孕育胎儿，顶部称为子宫底，子宫体有子宫内

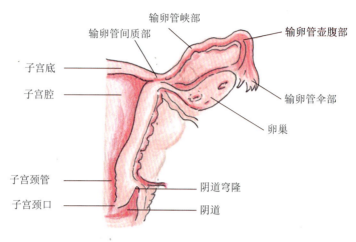

图 5-2　女性内生殖器

膜层、子宫肌层和子宫浆膜层，妊娠时子宫体增大变软，内膜增厚，妊娠足月时子宫重量约 1000g，容量约为 5000ml。子宫颈呈圆柱状，位于子宫下部，连接阴道与子宫，妊娠时肥大、充血、变软，黏液分泌增多，临近分娩时黏液会排出阴道。子宫峡部是子宫颈和子宫体之间较为狭窄的部位，在未孕时较为狭窄，妊娠时会逐渐变宽，随着妊娠进展逐渐拉长，至妊娠末期形成子宫下段。子宫颈管是子宫颈内腔呈梭形部分，下端称为子宫颈外口，开口于阴道，临产后在宫缩作用下，宫颈管逐渐缩短直至消失，宫口扩张。子宫底位于子宫体上方，妊娠时通过测量宫底位置判断妊娠周数。子宫韧带共有 4 对，子宫的正常位置依靠子宫韧带及骨盆底肌和筋膜的支托，分娩损伤、产褥期过早重体力劳动或剧烈运动等均可导致子宫脱垂。

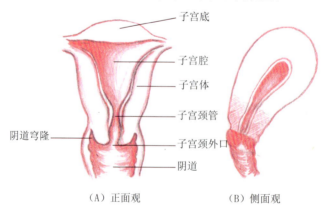

（A）正面观　　　　（B）侧面观

图 5-3　子宫

（四）骨盆

女性骨盆是支持躯干和保护盆腔脏器的重要器官，如图 5-4 所示，也是胎儿娩出的通道，其大小、形状对分娩有直接影响。骨盆由左右 2 块髋骨、1 块骶骨和 1 块尾骨组成。骨盆分为假骨盆和真骨盆两部分。真骨盆是胎儿娩出的骨产道，可分为骨盆入口、骨盆腔与骨盆出口 3 部分。骨盆的形态、大小因人而异，受遗传、营养、生长发育、疾病等因素影响。女性正常骨盆为女性型，骨盆入口呈横椭圆形，有利于胎儿的娩出。均小骨盆、漏斗骨盆、扁平骨盆等异常类型不利于分娩。

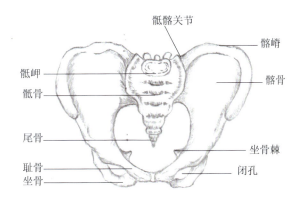

图 5-4　女性骨盆

（五）邻近器官

女性生殖器官与尿道、膀胱、输尿管、直肠及阑尾相邻。当生殖器官出现创伤、感染、肿瘤等病变时，易累及邻近器官。女性尿道短而直，邻近阴道，易发生泌尿系统感染。膀胱位于子宫与耻骨联合之间。充盈的膀胱可影响子宫的位置，故产后需鼓励产妇及时排尿，以免充盈的膀胱影响子宫收缩而导致产后出血。

二　妊娠期生理

（一）妊娠期生理变化

妊娠期妇女的生殖系统、血液循环系统、泌尿系统、消化系统、乳房等发生一系列生理变化，以满足胎儿生长发育和分娩的需要。

1. 生殖系统变化

子宫是生殖系统变化最大的器官。妊娠期子宫明显变软增大，有不同程度的右旋，孕妇左侧卧位有利于增加胎盘血供。子宫颈黏液增多变稠，形成黏液栓，保护宫腔免受感染。卵巢分泌雌、孕激素以维持妊娠。阴道黏膜增厚，伸展性增加，有利于分娩时胎儿通过。母婴护理员应指导孕妇注意卫生，保持外阴清洁、干燥，穿棉质内裤，勤更换。

2. 血液循环系统变化

妊娠期血液循环系统发生明显变化。妊娠 6～8 周血液循环系统血容量开始增加，32～34 周达高峰，维持此水平至分娩，由于血容量增加、血液稀释导致生理性贫血。有基础心脏病的孕妇易在妊娠期和分娩期发生心力衰竭。由于增大子宫压迫下腔静脉

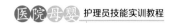

使血液回流受阻，下肢、外阴及直肠的静脉压增高，加之妊娠期静脉壁扩张，孕妇易发生痔、外阴及下肢静脉曲张。如孕妇长时间仰卧位，可引起回心血量减少，心搏出量降低，特别是妊娠晚期仰卧位易发生仰卧位低血压。

3. 泌尿系统变化

妊娠早期，由于增大的子宫压迫膀胱，引起尿频。妊娠12周后子宫体高出盆腔，尿频症状可消失。妊娠晚期，由于胎先露进入盆腔，孕妇再次出现尿频及发生尿液外溢现象，此现象产后可逐渐消失。

4. 消化系统变化

妊娠早期，约有半数妇女出现不同程度的恶心、呕吐、食欲不振、厌油腻、偏食等消化道症状，一般在12周后会减轻，少数孕妇这些情况会持续整个孕期，同时受雌激素及孕激素影响可导致胃肠蠕动减少，胃排空时间延长，出现上腹饱胀感、便秘等。妊娠中晚期，由于胃部受压及幽门括约肌松弛，胃内酸性内容物可回流至食管下部，产生"灼热"感。

5. 乳房变化

妊娠早期，乳房增大、充血明显，孕妇自觉乳房发胀。乳头增大、变黑，易勃起，乳晕着色，外围皮脂腺肥大形成散在小隆起。妊娠晚期，尤其是近分娩期，挤压乳房时有初乳泌出。产后，随着胎盘的娩出，雌、孕激素水平迅速下降，受新生儿吸吮乳头的刺激开始分泌乳汁。

6. 其他

妊娠还可以导致其他一系列变化。① 体重变化：妊娠13周前无明显变化，以后平均每周增加350～500g，至足月时，平均增加12.5kg；② 皮肤变化：垂体分泌促黑素增加，使孕妇面颊、乳头、乳晕、腹白线等出现色素沉着，面部出现呈蝶形分布的褐色斑，腹部皮肤出现紫色或淡红色不规则平行的妊娠纹；③ 妊娠中期孕妇有过度通气现象，妊娠后期呼吸道黏膜充血、水肿，易发生上呼吸道感染。④ 关节、韧带松弛，腰骶部及肢体出现疼痛或不适，活动受限。

（二）妊娠期心理变化

妊娠期是女性生命中的重要时期，面临身体内分泌激素变化等引起的身体不适和角色转变，孕妇会出现不同的心理反应，包括惊讶、矛盾、接受、情绪波动等，甚至出现焦虑、抑郁、分娩前恐惧和创伤后应激障碍等心理问题，通常经历三个心理过程，即接受期、适应期和期待期。①接受期：指刚怀孕时，由于体内激素的变化，妊娠期女性常会出现头晕、恶心、呕吐、厌食、乏力等早孕反应，情绪会变得敏感、易怒，三个月后这些反应会逐渐消失，妊娠期女性逐渐接受怀孕的这个状态；②适应期：指随着胎儿的逐渐发育，妊娠期女性会逐渐适应身体的变化，身体状况也相对比较稳定，各种不良反应消失，精神处于较好的状态，对胎儿的生长和发育的过程感兴趣，自愿查阅各种资料，为胎儿的出生做准备；③期待期：在妊娠期女性进入孕晚期时，由于腹部增大，下肢受压，活动不能随意进行，受子宫压迫而出现尿频、便秘等症状，会变得烦躁、易怒，同时对于即将出生的胎儿也充满着期待与焦虑，产生一定的心理压力，对丈夫的依赖也逐渐增强。

第二节　妊娠期保健

一　孕期营养

　　孕期分为三个阶段：孕早期（1～12周）、孕中期（13～27周）、孕晚期（28～40周），每个阶段对营养素的需要量不同，而孕期的营养状况直接影响母体与子代的近期和远期健康。营养不良不仅与流产、早产、死产、畸形、低出生体重、巨大儿、妊娠期贫血、妊娠期糖尿病、产后出血等相关，也会对子代出生后的成长和代谢产生不利的影响。因此，妊娠期合理的营养对母儿均有十分重要的意义。

（一）妊娠早期膳食原则

　　妊娠早期是胎儿各主要器官逐渐形成的重要阶段，孕妇一天食物量及组成与备孕期基本相同，中国营养学会建议，妊娠早期妇女的膳食需遵循备孕妇女平衡膳食宝塔（图5-5）。

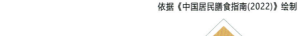

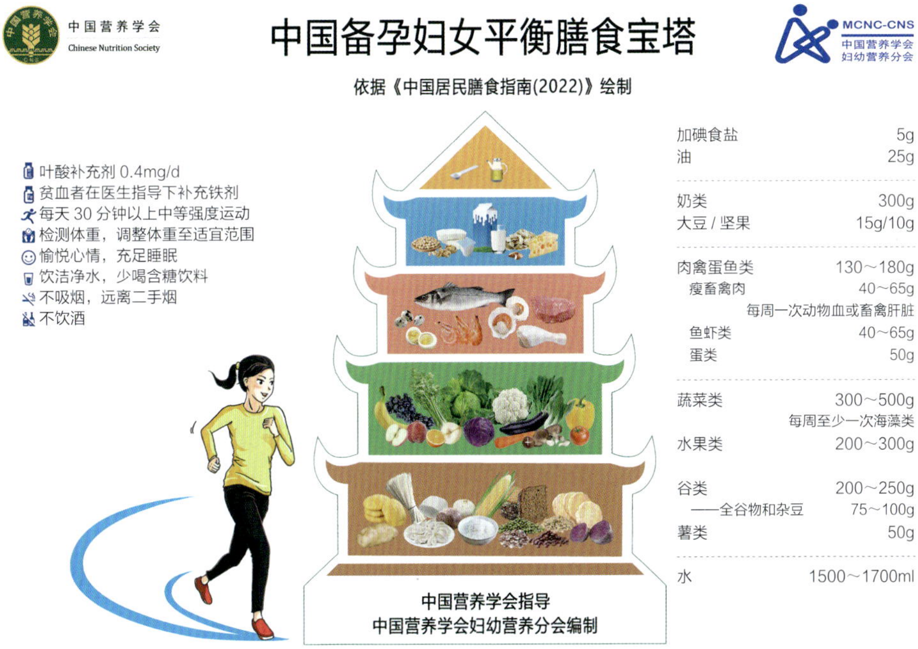

中国备孕妇女平衡膳食宝塔

依据《中国居民膳食指南(2022)》绘制

中国营养学会指导
中国营养学会妇幼营养分会编制

图5-5　备孕妇女平衡膳食宝塔

1.妊娠早期无须额外增加能量

妊娠早期胎儿生长发育速度相对缓慢，备孕期的良好营养贮备可以维持母体和胎儿在这一时期的营养需要，应维持孕前平衡膳食。糖类是能量的主要来源，占总能量的50%～60%，脂肪占总能量的25%～30%，蛋白质占总能量的15%～20%。

2.饮食应清淡、可口，易于消化

推荐少食多餐，以减少恶心、呕吐等早孕反应。孕妇可根据自身食欲和妊娠反应程度调整进食时间、数量、种类等。不同早孕反应者的膳食有所区别。

（1）无明显早孕反应者：应继续保持孕前平衡膳食，无须额外增加食物摄入量，以免孕早期体重增长过多。

（2）早孕反应明显者：不必过分强调平衡膳食，也无须强迫进食，但每天必须摄取至少130g碳水化合物，以保证脑组织对葡萄糖的需要，预防酮症酸中毒损伤胎儿的神经系统发育。可提供130g碳水化合物的食物有：200g左右的全麦粉；或者170～180g精制小麦粉或大米；或者大米50g、小麦精粉50g、鲜玉米100g、薯类150g的食物组合，是满足130g碳水化合物的最低限的食物量。

（3）妊娠剧吐者：母婴护理员应关注孕妇的精神状态、呕吐物性状及量等，及时汇报医护人员，做好口腔护理促进舒适；遵医嘱通过静脉补液方式补充能量，可指导孕妇进食香蕉、橘子等富含钾的食物，防止电解质紊乱；鼓励孕妇侧卧位以防误吸，加强防跌倒指导。

3.进食富含叶酸的食物

叶酸与胎儿神经管畸形相关，每日应补充叶酸400μg。除此之外，可选择富含叶酸的食物，如动物肝脏、豆类、蛋类、绿叶蔬菜、坚果等。

4.戒烟、禁酒，远离吸烟环境

烟草、酒精对胚胎发育的各个阶段都有明显的毒性作用，容易引起流产、早产和胎儿畸形。有吸烟饮酒习惯的孕妇必须戒烟禁酒，远离被动吸烟和不良空气环境。此外，还应避免喝浓咖啡、浓茶及摄入辛辣食品，保持健康的生活方式。

（二）妊娠中、晚期膳食原则

孕妇进入孕中期后，胎儿发育迅速，需要母体调整营养素及量的摄入，来满足孕妇的营养及胎儿成长的需要，促进母婴的安全。中国营养学会建议，孕中、晚期妇女需遵循如图5-6所示平衡膳食宝塔。

1.妊娠中、晚期能量需求增加

从妊娠中期开始，胎儿生长发育逐渐加速，母体生殖器官的变化也相应加快，对营养的需求增加，应合理增加食物的摄入量。妊娠中期所需能量应在妊娠早期基础上增加200～300kcal/d，妊娠晚期增加450kcal/d，妊娠中晚期每日增加约35g粗粮类。

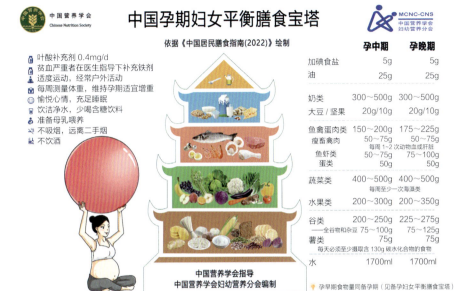

图 5-6　孕中、晚期妇女平衡膳食宝塔

2. 增加奶、鱼、禽、蛋、瘦肉等优质蛋白的摄入

从妊娠中期开始，孕妇应增加奶的摄入量，以增加钙的摄入，使奶的总摄入量达到 500g/d。增加方式可选用液态奶、酸奶，也可用奶粉冲调，可分别在正餐或加餐时食用。每日补充 600mg 的钙，除奶类外，豆类、虾皮、绿叶蔬菜等也可提供钙。从妊娠中期开始增加鱼、禽、蛋、瘦肉的摄入，以增加优质蛋白的摄入。对于体重增长较多的孕妇可选用低脂奶，多食用鱼类而少食用畜禽类，食用畜禽类时尽量剔除皮和肉眼可见的肥肉，畜肉可优先选择牛肉，以减少能量摄入。

3. 摄入含铁丰富的食物

妊娠中晚期应每日增加 20～50g 红肉，每周吃 1～2 次动物内脏或血，以预防早产、流产，满足孕期血红蛋白合成增加和胎儿铁储备的需要。同时摄入足量的维生素 C，有利于铁的吸收，促进胎儿骨骼、牙齿、造血系统、胎膜的发育。

4. 碘的需求量增加

碘是合成甲状腺素的原料，是调节新陈代谢和促进蛋白质合成的必需微量元素。孕期碘的推荐摄入量是 230μg/d，坚持食用碘盐仅可获得推荐量的 50% 左右，因此，每周还需摄入 1～2 次含碘丰富的海产品，如海带（鲜，100g）、紫菜（干，2.5g）、裙带菜（干，0.7g）、贝类（30g）、海鱼（40g）可分别提供碘 110μg。

5. 适当增加海产品摄入

每周最好食用 2～3 次深海鱼类，如三文鱼、鲱鱼、凤尾鱼等，以提供对胎儿大脑和视网膜发育有重要作用的二十二碳六烯酸（DHA）。

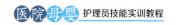
6. 戒烟酒，避免刺激性食物

妊娠中晚期仍要戒烟并远离吸烟环境，禁酒，避免浓茶、咖啡、辛辣等刺激性食物和饮料。

7. 积极准备母乳喂养

成功的母乳喂养需要健康的身体准备，孕期体重增长不足和过多均会影响母体产后乳汁的分泌。因此，孕妇需遵循平衡膳食原则，合理营养，纠正不良饮食习惯，以避免可能的营养缺乏。

（三）特殊妊娠期疾病的营养原则

妊娠期高血压、妊娠期糖尿病、妊娠期贫血等特殊人群应在营养师的参与下进行合理的饮食搭配。有合并疾病的孕妇，营养配餐应有所差别。

（1）妊娠期糖尿病：每日的餐次安排为3次正餐和2～3次加餐，早、中、晚三餐的能量应分别控制在每日摄入总能量的10%～15%、30%、30%，每次加餐的能量为5%～10%。

（2）妊娠期高血压：除保证摄入充足的蛋白质和热量外，适度限制食盐摄入。

（3）妊娠期贫血：应根据缺铁程度制定个性化治疗方案。母婴护理员可通过指导孕妇进食含铁丰富的食物，如红色肉类、鱼类、禽类、含维生素C丰富的食物等增加铁的摄入。

二 孕期运动

孕期运动是孕期体重管理的一项重要措施，而孕期体重的增长与母儿健康密切相关，孕期体重增长不足、超重或肥胖均可能危及母儿安全，导致不良妊娠结局。科学的运动不仅能改善身体功能，有效控制体重，有助于自然分娩，还能舒缓情绪，减轻孕期压力，促进产后恢复。作为母婴护理员应在保障孕妇安全的情况下，协助孕妇有效地进行孕期运动。

（一）孕期体重管理

孕妇体重应根据孕前体重指数（BMI）进行个性化管理，指导饮食和运动。孕期体重增长应给予控制（表5-1）。体重增长过快或过慢都应及时告知就医，在医生建议下进行管理。

表5-1 孕期体重增长参考范围

孕期体重类别	BMI（kg/m^2）	孕期体重适合增长范围（kg）
低体重	<18.5	12.5～18
正常体重	18.5～24.9	11.5～16
超重	25.0～29.9	7～11.5
肥胖	≥30	5～9

（二）孕期运动

应根据年龄、孕前体重指数（BMI）、孕期体重增长、个人喜好、运动习惯选择运动类型，建议有氧运动与抗阻运动相结合，循序渐进。运动类型分有氧运动、抗阻运动和柔韧性运动。有氧运动包括步行（爬楼梯、健步走）、健身操、跳舞、太极拳、固定自行车等。抗阻运动包括哑铃、拉伸弹力带、阻力器械等。柔韧性运动如瑜伽和普拉提。运动强度及频率参考表 5-2。

表 5-2　运动强度及频率

运动强度分类	运动方式	运动时间	运动频率
低中等强度	健步走、爬楼梯、伸展运动、瑜伽、太极拳	由 10 分钟开始，循序渐进，每次持续 30～60 分钟	4～5 次/周
中等强度	慢跑、跑步机、节律稍慢的有氧健身操、水中锻炼及游泳	每次持续 30 分钟	5～7 次/周
拉伸及阻力训练	孕妇瑜伽、普拉提、哑铃、拉伸弹力带	每次 30～60 分钟	＞2 次/周

孕妇的运动是否有效，可以通过靶心率来判断。靶心率＝（220－年龄）×70%。当实际心率超过靶心率时，结合孕妇症状与体征，在医护人员指导下调整运动方案。

（三）运动禁忌证

运动禁忌证是指某些疾病患者不能参加体育活动，以避免加重病情或引起并发症。孕妇的运动禁忌证包括相对禁忌证和绝对禁忌证。相对禁忌证包括复发性流产、妊娠期高血压、自发性早产史、轻/中度心血管或呼吸系统疾病、继发性贫血、营养不良、进食障碍、双胎妊娠（29 周后）、其他严重疾病。绝对禁忌证包括胎膜早破、早产、宫颈短、子宫颈内口松弛、宫颈功能不全、不明原因的持续性阴道流血、妊娠 28 周后前置胎盘、先兆子痫、控制不佳的 1 型糖尿病、控制不佳的高血压、骨或关节损伤、系统或全身性疾病。

（四）孕妇运动时应注意的事项

（1）穿着轻便、舒适且透气排汗的运动服，选择舒适合脚的运动鞋进行运动。

（2）所有的运动开始前都应进行 5～10 分钟的热身，包括慢走、轻度拉伸等，每次训练结束后都应进行放松，包括呼吸练习、轻度拉伸。

（3）运动中一旦出现不适感，如头晕、乏力、腹痛、阴道流血、阴道流液等应立刻停止运动，严重者及时就诊。

（4）胎膜早破、宫颈环扎、先兆早产、保胎等孕妇，应在医务人员指导下进行床上活动，如翻身、踝泵运动、拉伸弹力带等，运动时长循序渐进，以不出现不适症状为宜。

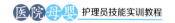

三 孕期检查

通过规范化的孕期检查，评估孕妇及胎儿的安危，能够及早防治妊娠合并症或并发症，保障母儿的安全。

（一）孕期检查开始的时间、次数及孕周

孕期检查从确定早孕开始，我国目前推荐的孕期检查时间是：妊娠 6～13^{+6} 周、14～19^{+6} 周、20～24 周、25～28 周、29～32 周、33～36 周、37～41 周（每周 1 次），共 7～11 次，有高危因素者，可酌情增加次数。

（二）孕期检查的内容

1. 常规检查（贯穿整个孕期）

（1）生命体征监测：包括体温、脉搏、血压。以口腔温度为标准，正常体温为 36.5～37.2℃；正常脉搏为 60～100 次/分，妊娠晚期每分钟平均增加 10～15 次；正常血压：收缩压 90～139mmHg，舒张压 60～89mmHg。当生命体征异常或有不适时母婴护理员需及时告知医护人员。

（2）监测体重：妊娠 13 周前无明显变化，13 周后平均每周增长 350g，不超过 500g，至足月时，整个孕期平均约增加 12.5kg。

（3）水肿评估：多数孕妇会出现下肢水肿，一般局限于脚踝及小腿，若发现孕妇水肿程度持续加重，应予以关注，告知医务人员。

（4）实验室检查：①血常规：可筛查妊娠期贫血人群（血红蛋白＜110g/L）；②尿常规：关注尿蛋白、尿酮体等。

2. 孕早期检查（孕 13^{+6} 周及以前）

（1）妊娠试验：通过检测受检者血液中人绒毛膜促性腺激素（hCG）水平或用早孕试纸检测受检者尿液，结果阳性结合临床表现可诊断妊娠；超声检查是确定宫内妊娠的金标准。

（2）产科超声检查：确定胎儿数，排除无脑儿等严重的胎儿畸形，通过检测胎儿颈项透明层厚度（NT）和胎儿鼻骨等指标筛查早孕期染色体疾病。

（3）推算及核对预产期：按末次月经第一日算起，月份减 3 或加 9，日期加 7，有条件者应根据妊娠早期超声检查报告来核对预产期。

（4）产科检查：妊娠 12 周，用多普勒胎心听诊仪经腹壁能探测到胎心音，每分钟为 110～160 次。双胎孕妇可在孕妇腹部不同部位听到两个胎心，其间隔有无音区，或同时听诊 1 分钟，两个胎心率相差 10 次以上。

（5）心电图检查：心脏初步筛查，必要时需进一步检查心脏彩超。

（6）其他检查：血型（ABO 和 Rh）、肝功能、肾功能、空腹血糖水平、乙肝表面抗原、梅毒血清抗体筛查、艾滋病筛查等。

3.孕中期检查（孕14～27⁺⁶周）

（1）产科检查：①胎心：同孕早期检查；②胎动：一般妊娠20周开始自觉胎动，正常胎动次数≥10次/2小时；③宫高、腹围：通过测量估计胎儿生长大小与孕周是否相符。

（2）胎儿疾病筛查：①无创产前基因检测：一般于12～22⁺⁶周抽取孕妇血液标本，筛查21-三体综合征、18-三体综合征、13-三体综合征；②羊膜腔穿刺：一般于16～22周抽取羊水，检查胎儿染色体，用于高危人群的筛查；③胎儿系统超声筛查：一般于20～24周进行，筛查胎儿的结构畸形。

（3）葡萄糖耐量试验：75g口服葡萄糖耐量试验（75g OGTT）。一般于孕24～28周通过75g OGTT筛查妊娠期高血糖人群。

4.孕晚期检查（孕28周后）

（1）产科检查：①常规检查胎心音、宫高、腹围，询问胎动；②胎位：胎儿位置的诊断需要根据腹部四步触诊、阴道或肛门检查、超声检查等综合判断，包括胎姿势、胎产式、胎先露、胎方位；③阴道检查：分娩前阴道检查可协助确定骨盆大小、宫颈容受和宫颈口开大程度等。

（2）产科超声检查：主要监测胎儿生长发育情况、羊水量、胎位、胎盘位置、胎盘成熟度、胎儿脐动脉收缩压与舒张压的比值（S/D）等。

（3）胎心监护：于32～34周后开始，可以连续观察并记录胎心率的动态变化，同时描记子宫收缩和胎动情况，反映三者间的关系；连续记录20分钟为一单位，如20分钟内无胎动，再延长20分钟或更长的监护时间；总得分8～10分为胎儿宫内反应良好，7分及以下需立即告知医护人员。

（4）心电图：妊娠晚期心脏负荷增加，至32～34周达高峰，通过心电图进行心脏初步筛查，必要时需进一步检查心脏彩超；母婴护理员应关注孕妇有无胸闷、心悸等不适主诉，一旦有此类情况应及时告知医务人员，警惕心力衰竭的发生。

（5）其他检查：肝功能及血清胆汁酸检测（主要筛查妊娠期肝内胆汁淤积症）。

四 孕期自我监护

自我监护是确保孕期安全的重要措施，孕妇通过自我监护可了解自身及胎儿宫内情况，及时发现问题，保证母儿安全。

（一）常规观察内容

1.体重监测

孕期体重增长与母儿健康密切相关。孕妇应每周测量体重，尽量做到固定时间、地点、体重计，若体重增长异常应及时就医，在医生建议下进行体重管理（表5-1）。

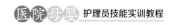
2. 生命体征监测

孕妇出现下列症状应及时去医院就诊：体温 ≥ 37.3 ℃，伴咳嗽、咽痛、乏力、鼻塞流涕、腹泻等症状；心率>110 次/分，伴心悸、胸闷、乏力等症状；血压 ≥ 140/90mmHg 或较基础血压升高 30/15mmHg 者为异常，伴头晕、眼花、视物模糊等症状。

3. 胎动监测

胎动计数是孕妇自我评价胎儿宫内状况最重要且简便有效的方法，初产妇多于妊娠 20 周左右开始自觉胎动。孕晚期孕妇每日应在同一时间自数胎动，正常胎动计数 ≥ 10 次/2 小时。若胎动计数<10 次/2 小时或较前减少 50% 提示子宫胎盘功能不足，胎儿有宫内缺氧的可能，应立即去医院就诊。

（二）先兆临产识别

孕妇如出现先兆临产，应安慰孕妇，及时汇报医护人员。先兆临产的主要表现有：

（1）假性宫缩表现为不规则子宫收缩，下腹部疼痛，疼痛通常比较轻，持续时间短，间隔时间长而不规则，这种疼痛不会造成子宫颈扩张。

（2）胎儿头下降至骨盆腔中，会产生胎儿下降感，孕妇会感觉呼吸较平顺，容易吃得下东西。胎头可能会压迫膀胱，孕妇会出现尿频。

（3）见红是分娩的先兆，量少，如色鲜红、超过月经量则属异常。

（三）临产识别

孕妇出现有规律且逐渐增强的子宫收缩，持续 30 秒或以上，间隔 5～6 分钟，休息或走路无法减轻疼痛，应告知医护人员，指导孕妇放松，缓解紧张焦虑情绪。如有阴道内坠胀、便意感、阴道分泌物多，提示产程进展较快，应立即联系医护人员，尤其是经产妇、宫颈环扎等孕妇，警惕急产发生。

（四）异常症状的识别

孕妇出现下列症状应立即就诊：

（1）未足月孕妇出现阴道流血、流液、腹部疼痛，应警惕流产或早产的发生。

（2）若出现瘙痒、黄疸等症状，应警惕妊娠期肝内胆汁淤积症或妊娠合并肝炎等疾病的可能。

（3）出现呕吐、头晕、头痛、眼花、胸闷、心慌、气急、下肢水肿等症状，应警惕妊娠期高血压、妊娠合并贫血、妊娠合并心脏病、妊娠剧吐等疾病的可能。

（4）出现饥饿感、出汗、感觉乏力、颤抖或震颤、易激动、感觉错乱、意识模糊、幻觉等警惕低血糖的可能。

（5）若孕妇突然感觉有较多液体自阴道流出，考虑发生胎膜早破的可能，立即汇报医护人员。若胎先露未衔接，协助孕妇平卧，观察羊水色泽、性状。正常羊水颜色澄清透明，若羊水颜色、性状改变（Ⅰ度浅绿色，Ⅱ度黄绿色，Ⅲ度浑浊棕黄色、稠厚），应警惕胎儿窘迫的发生。

（6）下肢水肿一般局限于脚踝及小腿，严重时水肿可延及外阴和腹部，甚至会出现全身水肿，有时伴有腹水。发现孕妇水肿异常时，可帮助孕妇抬高下肢并进行踝泵运动，保持床单位清洁、柔软、干燥，定期协助孕妇更换体位，骨隆突及肢体易受压处可垫软垫，穿着柔软、宽松衣服，同时告知医护人员。

（五）药物的使用

部分药物可通过胎盘，影响胚胎发育。因此，孕期用药应遵医嘱，注意用药剂量和时间，避免自行服药或停药。

（六）性生活指导

妊娠前 3 个月及末 3 个月，均应避免性生活，以防流产、早产及感染。

第三节 临产前准备

一 心理准备

（一）临产孕妇的心理特点

分娩对于孕妇是一种压力源，可引起一系列特征性的心理反应，这些心理改变可能会导致机体产生相应的生理变化，影响产程进展及母婴安全。临产孕妇的心理主要表现如下。

1. 紧张焦虑

孕妇的优生愿望及对于分娩过程、分娩结局的不确定性，易使其产生焦虑和不安。尤其是高龄初产或有不良孕产史的孕妇，随着产期的临近，心理负担与日俱增，在临产前尤为突出。同时，陌生的住院环境及探视陪护制度下家属陪伴的缺失，易造成孕妇的紧张感与孤独感，出现焦虑的情绪。

2. 分娩恐惧

孕妇分娩前对于自身机体及新生儿从担心到焦虑，甚至产生逃避的情绪体验，表现为情绪低迷、睡眠紊乱、身心疲惫、易激惹等症状。这种负性情绪常发生于初产妇。随着负性情绪的加重，可引起失眠、食欲下降、体力消耗加快，从而导致宫缩乏力、产程延长、产后出血等。

3. 兴奋激动

孕妇面临分娩，即将发生自身角色的转变，同时对新生儿的期待值较高，往往存在过度兴奋的情况，易造成睡眠形态紊乱，甚至心率增快、血压升高等。

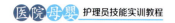

（二）临产孕妇心理状态评估要点

临产孕妇的健康心理状态，有助于分娩及其产后恢复。对临产孕妇心理状态的评估可以更好地掌握孕妇心理特点，做好对孕产妇的服务。心理状态的评估要点如下：

（1）评估孕妇接受分娩准备的影响因素，如受教育程度、既往孕产史、文化及宗教因素等。

（2）评估孕妇分娩相关知识的掌握程度及实际准备情况。

（3）评估其丈夫和主要家庭成员的支持情况。

（4）评估孕妇的心理状态，孕期有无不良情绪。

（三）临产孕妇的心理照护措施

母婴护理员对孕妇的心理照护非常重要。母婴护理员应该做好以下工作：

1. 建立良好的互动关系

母婴护理员仪表端庄，态度热情，为孕妇营造优雅舒适、安静温馨的环境，耐心听取孕妇的意见和要求，态度和蔼地回答孕妇提出的问题，了解导致孕妇忧虑、恐惧的原因，增加孕妇对护理员的信任感和安全感。

2. 提供情感支持

母婴护理员用亲切的语言鼓励孕妇，告知其产程进展的规律性，使孕妇充分信任，做好分娩的思想准备；鼓励准父亲、家属、朋友等，给予积极的心理支持与引导，帮助树立分娩信心。

3. 缓解负性情绪

母婴护理员用通俗易懂的语言讲解分娩过程，帮助孕妇掌握应对分娩不适的方法，包括廓清式呼吸、放松技巧、腹式呼吸等。指导家属协助孕妇适当活动以促进产程，帮助孕妇按摩腰骶部等转移注意力来减轻疼痛，从而降低临产前的恐惧心理，缓解紧张、焦虑及不适。

二 物品准备

母婴护理员应当积极主动地指导孕妇做好物品上的准备，主要包括以下几个方面：

1. 孕妇物品准备

孕妇物品准备包括：① 证件：夫妻双方的身份证、医保卡、产前保健手册等；② 衣物：棉质或一次性内裤，大小合适的棉质哺乳期胸罩，替换的哺乳衣或开襟睡衣（便于哺乳），防滑拖鞋。进产房时建议穿宽大、能遮住臀部的长裙，秋冬季准备保暖外套及棉袜等；③ 卫生用品：卫生巾或卫生纸、护理垫、抽纸或卷纸、湿纸巾等；④ 洗漱用具：软毛牙刷、牙膏、漱口水、漱口杯、洗浴用品、梳子、盆等，毛巾数条

（用于清洁面部、会阴等）；⑤ 其他：有盖隔热水杯 1 只（为避免破碎和烫伤，不建议使用玻璃水杯或一次性纸杯），吸管，分娩时所需补充能量的食品，餐具，头绳等。

2. 新生儿物品准备

新生儿物品准备包括：① 新生儿衣服、包被、帽子、纯棉尿布或一次性纸尿裤、婴儿湿巾、棉柔巾、盆等；② 住院期间提倡母乳喂养，不建议使用奶瓶、奶粉等。若由于特殊情况不能母乳喂养者，在医护人员指导下购买喂杯、喂勺等辅助工具，并做好清洁消毒工作。

🍼 案例学习

患者王XX，32 岁，经产妇，妊娠 32 周，因"妊娠期糖尿病、胎膜早破"入院，入院后安排母婴护理员耿阿姨负责照护。因膀胱充盈，耿阿姨遵护嘱协助孕妇使用便盆、卧床、排尿。孕妇主诉排尿困难，耿阿姨及家属都认为孕妇此时无羊水流出，便协助其下床排尿。午饭时孕妇认为可能胎膜早破卧床，减少活动量，为避免血糖升高，要求午餐减量，耿阿姨赞同孕妇的做法。下午孕妇出现心慌、头晕、出冷汗等低血糖症状。

1. 产妇活动的禁忌

胎膜早破为运动绝对禁忌证。王××，妊娠 32 周，胎膜早破，胎先露未衔接，此时应嘱孕妇平卧，以防脐带脱垂。耿阿姨在照护孕妇过程中没有遵循医嘱和护嘱，凭自己的经验和推测擅自协助产妇下床排尿，违反了胎膜早破照护原则。

2. 孕期营养

妊娠合并糖尿病孕妇每日的餐次安排为 3 次正餐和 2～3 次加餐，早、中、晚三餐的能量应分别控制在每日摄入总能量的 10%～15%、30%、30%，每次加餐的能量占 5%～10%。耿阿姨擅自给孕妇午餐减量导致孕妇发生低血糖，违反了孕期营养照护原则。

🏃 本章小结

妊娠期照护是确保孕妇及胎儿健康与安全的重要手段。本章主要阐述女性内外生殖器的构成及解剖特点、妊娠期女性的生理变化、妊娠各期的检查项目、妊娠期保健、临产前准备，梳理了妊娠期饮食、妊娠期运动、妊娠期自我监护方法、临产前孕妇的心理变化及照护方式、临产前物品准备等。医院母婴护理员应掌握妊娠期照护相关知识，协助医护人员对妊娠期孕妇进行照护及健康教育，为母婴的健康安全保驾护航。

❓ **思考题**

1. 孕妇出现哪些异常症状或体征母婴护理员应通知医护人员？

2. 对妊娠期贫血的孕妇该如何进行饮食指导？

3. 对临产前孕妇，如何配合助产士进行心理评估并给予有针对性的心理照护？

参考文献

[1] 安力彬，陆虹.妇产科护理学[M].7版.北京：人民卫生出版社，2022.

[2] 谢幸，孔北华，段涛.妇产科学[M].9版.北京：人民卫生出版社，2018.

[3] 陈雪萍，胡斌春.医疗护理员培训教程[M].杭州：浙江大学出版社，2022.

[4] 唐剑叶，陈霞，岳恒洁.初产妇分娩恐惧现状调查及影响因素分析[J].齐鲁护理杂志，2023，29（6）：110-112.

[5] 中华医学会妇产科学分会产科学组，中华医学会围产医学分会，中国妇幼保健协会妊娠合并糖尿病专业委员会，等.妊娠期高血糖诊治指南（2022）（第一部分）[J].中华妇产科杂志，2022，57（1）：3-12.

[6] 中华医学会妇产科学分会产科学组，中华医学会围产医学分会，中国妇幼保健协会妊娠合并糖尿病专业委员会，等.妊娠期高血糖诊治指南（2022）（第二部分）[J].中华妇产科杂志，2022，57(2)：81-90.

[7] 中国营养学会.中国居民膳食指南（2022）[M].北京：人民卫生出版社，2022.

[8] 肖笛，贺芳.2020年美国妇产科医师学会《怀孕期间及产后期间的体能活动及运动》解读[J].实用妇产科杂志，2021，37（11）：825-828.

[9] 龚晶晶，邢丽莉.孕妇孕期运动知识、态度及自我运动效能的调查研究[J].中华护理教育，2019，16（12）：942-945.

[10] 刘兰娟，刘晓棠，刘成，等.孕妇妊娠期运动的安全性有效性研究进展[J].护理学报，2023，30（6）：31-35.

[11] 胥祉涵，王世强，李丹，等.2022年美国运动医学会《2型糖尿病患者的运动/身体活动指南》解读及启示[J].中国全科医学，2022，25（25）：3083-3088.

（南京医科大学附属妇产医院 周晖、单春剑）

第五章 教学资源　　　　第五章 在线测试

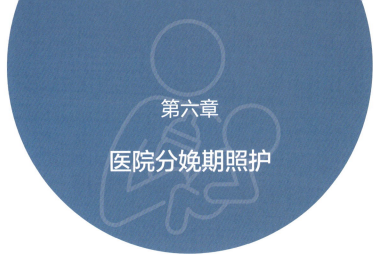

第六章

医院分娩期照护

 学习目标

完成本章学习后，应能够达到如下目标：

识记 1. 分娩期相关概念及临床表现。

2. 实施非药物减痛技巧的注意事项

理解 1. 分娩不同时期女性的生理变化。

2. 分娩期运用非药物减痛技巧的目的。

运用 1. 分娩期各阶段的照护方法，识别产时异常情况。

2. 产时非药物减痛技术及操作方法。

3. 在助产士指导下，根据产妇需求提供非药物减痛个性化支持。

分娩是女性一生中最重要的经历之一。在迎接新生命的关键时刻，产妇不仅需要专业的医疗服务，也需要医院母婴护理员更多"有温度"的照护服务。优质的照护服务对产妇的分娩舒适度、产后康复、母婴依恋、家庭和谐，甚至再次生育的意愿等有深远影响。母婴护理员应掌握分娩基础知识、分娩期照护技能、非药物减痛技巧等相关内容，为产妇提供优质照护，提升产妇分娩体验感，促进自然分娩。

第一节 分娩概述

一 分娩与临产

（一）分娩

分娩是指妊娠满 28 周（196 日）或之后，从临产开始，胎儿、胎盘和其他附属物从母体全部娩出的过程。妊娠满 28 周至 36^{+6} 周（196～258 日）之间分娩，称为早产；妊娠满 37 周至 41^{+6} 周（259～293 日）之间分娩，称为足月产；妊娠 42 周及以上（≥ 294 日）分娩，称过期产。

（二）先兆临产

先兆临产是指分娩开始之前，孕妇出现不规则的子宫收缩，胎儿下降感，或阴道少量出血等临床表现。在这个阶段，会出现以下情况：①假临产：分娩开始前，由于子宫肌层敏感性增高，出现不规则的子宫收缩。其特点是：子宫收缩频率不一致，持续时间短，小于30秒，间隔时间长且不规则；子宫收缩强度不增加；经常出现在夜间，消失在清晨。②胎儿下降感：大多数孕妇觉得自己的上腹部比以前更舒服了，食量增加了，也更轻松，这是胎儿入盆使子宫底的位置下降所致。胎儿先露部下降压迫膀胱，从而引起尿频。③见红：预示分娩即将开始的先兆征象。临产前24～48小时，大多数孕妇会出现少量淡红色阴道分泌物，即宫颈管内黏液混合少量出血经阴道排出，称为见红。如果出血量超过平时月经量，则应提高警惕，考虑可能为妊娠晚期出血。

（三）临产

临产是指产妇已进入产程。主要标志为：子宫收缩规律且逐渐增强，持续时间30秒以上，间隔时间5～6分钟，使用镇静剂无法抑制子宫收缩。判断是否临产，应密切观察子宫收缩的频率、持续时间和强度。同时，需要医务人员在外阴消毒后进行阴道检查，了解子宫颈的位置、质地，宫颈管消退、宫颈口扩张和胎先露下降的程度。

二 产程

（一）第一产程

第一产程，也称宫颈扩张期，是指临产开始直至宫颈口完全扩张的过程。初产妇宫颈口扩张相对缓慢，需11～12小时，而经产妇只需6～8小时。这个过程，母婴护理员需协助助产士观察子宫收缩、胎心等情况，给予心理安抚与精神支持，同时在进食、饮水、如厕、运动等生活方面给予帮助。

（二）第二产程

第二产程，也称胎儿娩出期，是指宫口开全直至胎儿娩出的过程。此阶段子宫收缩达到最强，间隔时间变最短，产妇开始屏气用力，胎儿最终娩出。如果不使用硬膜外麻醉，初产妇需1～2小时，不超过3小时；经产妇可在数分钟内完成，也可长达1小时，不超过2小时。如果实施硬膜外麻醉，可在此基础上延长1小时。

（三）第三产程

第三产程，也称胎盘娩出期，指胎儿娩出以后，胎盘胎膜全部娩出的过程，大约需要5～15分钟，不超过30分钟。

三 胎膜破裂

胎膜破裂是指临产前胎膜自然破裂。胎膜破裂一般发生在第二产程。发生胎膜破裂，表现为有液体经阴道流出。如在临产前发生胎膜破裂，临床上称为胎膜早破。发生胎膜破裂后，如发现羊水呈绿色、黄褐色，表示羊水粪染，应考虑胎儿窘迫可能，及时汇报助产士或医生。

第二节　产时照护

 第一产程照护

在第一产程阶段，伴随逐渐增强的子宫收缩，产妇会感到阵痛逐渐增强，疼痛部位主要在下腹部、腰部和骶部，这与子宫收缩引起的子宫缺氧、子宫颈生理性扩张刺激骨盆壁神经，以及胎先露下降压迫膀胱、尿道、直肠等有关。此阶段，焦虑是产妇主要的心理问题。焦虑产生的原因有很多，可能与缺乏分娩的知识和经验、担心胎儿的健康以及不熟悉医院的环境有关。产妇是分娩的主体力量，母婴护理员需从生理、心理、情感上给予持续的支持和帮助，从而使产妇树立分娩信心。

（一）入室照护

入室照护是产时照护的基本形式，母婴护理员要与产妇建立起良好的信任关系，以便于开展工作。母婴护理员需要做好以下工作：

1. 热情接待

母婴护理员跟随助产士主动迎接、搀扶产妇，协助安置产妇于床单位，并进行自我介绍。

2. 整理物品

帮助产妇整理归纳所携带的物品，保证妥善放置，尽可能使产妇取用方便，并保证安全。

3. 建立关系

态度和蔼，对待产妇富有耐心与爱心，倾听产妇感受，及时回应产妇需求。协助产妇更换待产服、梳理头发，帮助其保持良好形象。获得产妇信任，成为产妇与家属、助产士之间沟通的桥梁，帮助产妇向家属或助产士传递信息、表达感受和寻求帮助。

（二）一般照护

在产时照护期间，母婴护理员应做好以下一般照护工作。

1. 提供良好的待产环境

保持室内空气清新、温湿度适宜。床单位之间以床帘相隔，并保持床帘关闭状态，有条件的可以安排独立单间，创造安静、暗光、温馨、私密的环境，保证产妇能够得到充分的休息和睡眠。母婴护理员需及时整理床单位，随时保持床单位整洁、舒适。

2. 增强自然分娩的信心

耐心安抚产妇的不良情绪，给予产妇鼓励，介绍分娩经历的过程，让产妇认识到自己在正常分娩过程中处于主导地位，避免过度紧张，增强分娩的信心。

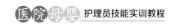

3. 补充液体和热量

产程中产妇消耗大量热量，母婴护理员应向助产士确认产妇是否饮食限制，如无饮食限制，在产妇宫缩间歇期或产妇舒适时鼓励并协助少量多次进食。要提供热量高、供能快、清淡易消化饮食，如面条、馄饨、营养液等，尽量避免进食红牛饮料、巧克力等。要提供足够的水分，但不应过量。出现长时间未进食、呕吐频繁、出汗多等特殊情况时，及时报告助产士。存在高危因素限制饮食的产妇，在助产士指导下协助产妇饮食。

4. 进行适量的活动与休息

产妇尽量避免长时间采用仰卧位，母婴护理员应该鼓励并适时帮助产妇变换自觉舒适的体位。在助产士的评估指导下，鼓励并协助产妇离床活动，采用站立、坐位、行走、蹲位等直立体位，以帮助产妇缓解疼痛，促进产程进展。

5. 协助产妇排尿与排便

每2~4小时，协助产妇排尿一次，确保及时排空膀胱，避免膀胱充盈影响胎先露的下降和子宫收缩。产妇如需如厕，应在助产士评估后在母婴护理员陪伴搀扶下去厕所；如需卧床排尿，母婴护理员应为其提供便盆并协助排尿；如产妇卧床排尿困难，应汇报助产士，由其专科评估后，决定是协助下床如厕还是进行导尿。产妇自诉有便意感时，应及时汇报助产士或产科医生，需经过专科评估判断，确定直肠是否有大便以及宫颈口扩张程度，然后在助产士或产科医生的授权下，陪伴产妇前往卫生间排便，并告知产妇不能长时间屏气用力排便，避免造成宫颈水肿、软产道撕裂、意外分娩等情况的发生；卧床排便的产妇，应及时清除粪便，并协助清洁，促进舒适。

6. 清洁护理

随着产程的进展，子宫收缩逐渐增强，产妇出汗，阴道分泌物增多，破膜后羊水流出等，这些情况的出现会增加产妇对分娩的不耐受。母婴护理员应协助产妇做好生活护理，如擦汗、洗脸、洗手、梳理头发、更衣、及时更换护理垫，必要时更换床单等。加强会阴护理，保持会阴部清洁、干燥，增强产妇的舒适感，预防产时感染。

7. 疼痛护理

在助产士的评估指导下，根据产妇的具体情况，使用适宜的非药物减痛技巧帮助产妇缓解疼痛。具体方法与操作详见本章第三节非药物减痛技巧与照护。

（三）特殊情况照护

第一产程期间，产妇如若出现以下情况，应及时报告助产士：①突然破水或发现羊水发黄、发绿；②在宫缩时产妇有向下用力的冲动或发出屏气用力的声音；③出现阴道流血；④产妇疼痛突然加剧；⑤产妇主诉口渴、乏力、寒战、呼吸困难、头晕、眼花、上腹部不适等；⑥产妇使用中的心电监护仪、胎心监护仪报警；⑦发生其他异常情况。

二 第二产程照护

第二产程阶段是产妇正常分娩的关键时期，第二产程延长容易导致胎儿宫内窘迫、新生儿窒息、软产道损伤、产后出血等一系列问题，而产妇的疼痛程度、分娩体位以及产妇屏气用力方式均对第二产程有着巨大的影响。对于正常分娩产妇，第二产程应根据产妇个体差异化的需求，提供个性化、全方位的生活护理及陪伴服务，给予产妇及家属精神支持，协助助产士引导产妇及家属正确应对分娩，积极配合，顺利度过第二产程。

（一）一般照护

在第二产程期间，母婴护理员应做好以下一般照护工作。

1. 分娩环境

创造安静、温暖、私密、安全的分娩环境。调暗室内灯光，播放舒缓或产妇喜欢的音乐，尽量将产妇安置于独立分娩间。鼓励家属陪伴与支持，引导家属参与产妇的分娩照护，从而缓解产妇陌生、焦虑情绪，促进分娩顺利进行。

2. 补充液体和热量

无特殊情况不限制产妇饮食，鼓励并协助产妇适量摄入流质、半流质或液体食物，如稀饭、蒸蛋、高能量营养液等。宫缩间歇期协助产妇补充液体，可饮用温水或含电解质饮料。饮食、饮水量根据产妇需求给予，不必强迫产妇进食，除非经医生或助产士评估后认为需要增加摄入。

3. 进行适量的活动与休息

无特殊情况不限制产妇体位，协助助产士帮助产妇保持分娩节奏，根据需要帮助产妇离床活动，在宫缩时运用适宜技术给予产妇支持。产妇休息时鼓励并帮助产妇变换舒适的休息体位。

4. 协助产妇排尿与排便

产妇使用药物镇痛或胎先露长时间压迫可能会造成膀胱肌麻痹，导致第二产程虽然膀胱充盈但产妇排尿感减退，因此需要关注产妇膀胱充盈程度，协助产妇及时排空膀胱。若出现排尿困难，由助产士判断后，协助使用改变排尿体位、听流水声、流水冲洗会阴等方法诱导排尿，必要时协助助产士进行导尿。第二产程中，随着胎儿下降压迫直肠，产妇会存在持续且逐渐增强的排便感，母婴护理员需在助产士评估确认产妇是否真实存在排便情况后给予相应协助。

5. 清洁护理

由于宫缩和屏气用力，产妇出汗较多，应及时擦干产妇手、面部的汗水，保持干爽。必要时，及时更换汗湿衣物，同时产妇用力导致胎先露直接挤压膀胱与直肠，产妇可能会存在用力时不自主大小便的情况，因此需要及时清洁会阴及打扫产妇分娩环境，保持产妇舒适，增加分娩自控感与自尊感。

6.分娩支持

陪伴产妇与家属，引导家属给予产妇安慰、支持、鼓励与赞美，时刻关注、回应产妇需求，缓解其紧张情绪，增强其信心，并引导其配合助产士的操作。分娩支持关注以下几个方面：

（1）正确屏气用力：在助产士的指导下，引导产妇配合宫缩的指引，正确屏气用力。方法如下：①宫缩时，指导产妇深吸一口气，协助抬头或低头看向肚脐，像排便一样向下屏气用力，根据助产士口令，吸气—屏气用力—吸气—屏气用力，每次宫缩进行屏气用力3个周期左右，具体视宫缩、产妇屏气用力效果而定；②宫缩间隙期，帮助产妇全身放松，调整好呼吸，做到充分休息，当听到助产士发出"哈气"的口令时，帮助产妇张开嘴，用手掌引导产妇做出向手掌哈气的动作，哈气时避免使用腹压。

（2）适宜的分娩体位：在助产士的指导下，根据产妇的意愿、舒适度及自身情况，帮助产妇调整适宜的分娩体位：仰卧位、夸张截石位、半卧位、侧卧位、前倾坐位、站立前倾位和手膝位等。①仰卧位：协助产妇仰面平躺，通过调节产床将上身稍抬起，使躯干和地面的夹角小于45°，两腿弯曲呈放松状态，放置在支撑物上。②夸张截石位：在仰卧位的基础上，两手抱住两腿，将双膝拉向肩方向，使臀部抬起，胯部弯曲，但是，产妇的腿不可向两边拉开太远，避免损伤关节神经（图6-1）。③半卧位：在仰卧位的基础上，继续调节产床，使躯干和地面的夹角大于45°，背后落空处可放置一小软枕，以提高舒适度（图6-2）。④侧卧位：协助产妇侧卧于床上，两髋及膝关节屈曲，在两小腿或大腿间放置支撑物，如小枕头或甜甜圈形分娩球；或下侧的下肢

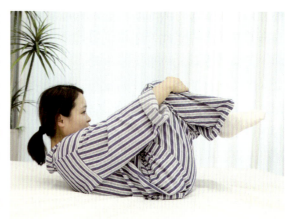
图6-1 夸张截石位

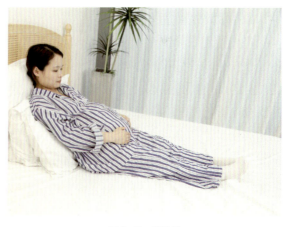
图6-2 半卧位

呈自然伸直，上侧的下肢置于腿架或花生形分娩球上支撑起来，使其弯曲大于90°。侧卧的方向可与胎儿枕骨及背部同侧，亦可对侧，具体方向根据助产士指令或产妇舒适度选择（图6-3）。⑤前倾坐位：协助产妇坐在床上、椅子或分娩球上，两腿稍分开，两脚平放，两臂放松放在前面的支撑物上，使上身呈前倾状（图6-4）。⑥站立前倾位：协助产妇站立，使上身前倾，趴在陪伴者的身上、可调节到较高位置的床上、置于高处的分娩球上或某种物件的扶手上，可做骨盆左右摇摆动作（图6-5）。⑦手膝位：协助产妇跪下，身体向前趴，通过两膝和两手掌或两拳支撑身体（需要使用保护垫），协助两膝分开与臀同宽，两手分开与两肩同宽（图6-6）。

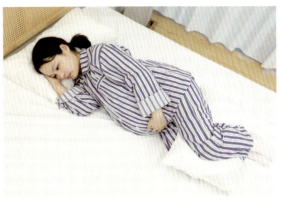

图6-3　侧卧位

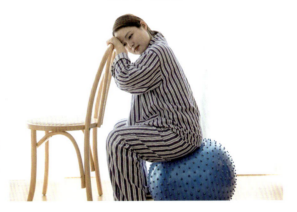

图6-4　前倾坐位

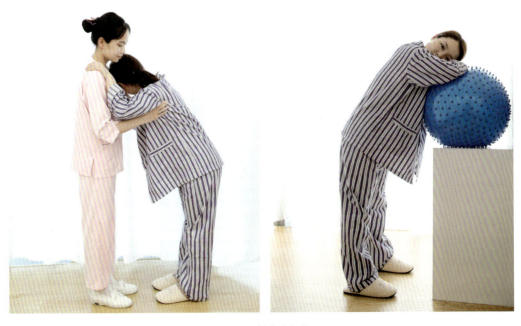

图6-5　站立前倾位

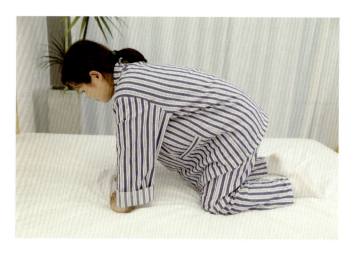

图 6-6　手膝位

（二）特殊情况照护

第二产程期间，如若出现以下情况，应及时报告助产士：①产妇主诉口渴、乏力、寒战、呼吸困难、头晕、眼花、上腹部不适等；②产妇使用中的心电监护仪、胎心监护仪报警；③发生其他异常情况。

三　第三产程照护

对正常分娩产妇的第三产程照护，包括产妇产后照护与新生儿照护两个部分。在此阶段，重点需要关注产妇产后需求、促进产后舒适以及积极促进新生儿早期基本保健（EENC）项目的开展，以促进早期的亲子互动及母婴情感缔结。

（一）一般照护

在第三产程期间，母婴护理员应做好以下一般照护工作。

1. 产后环境

调暗灯光，保持室内温度 25～28℃，避免对流风直吹，营造安静、温馨氛围，为产妇及新生儿提供一个舒适的休息环境。

2. 协助进食

指导产妇家属准备富含营养且易消化的流质或清淡半流质食物，鼓励产妇产后摄入足够的食物和水分，补充能量消耗，帮助产妇恢复体力。协助产妇半卧位坐起或协助侧卧位进食，少量多次缓慢进食或喂服，避免吞咽不及时导致呛咳。

3. 协助产妇排尿与排便

鼓励产妇多饮水，尽早排出小便。产后观察期间，如产妇有尿意，应及时协助采取舒适体位排空膀胱。如产妇诉排尿困难，及时告知助产士给予处理，防止尿潴留引起产后出血。如产妇有排便感，由助产士或产科医生评估是否为产后会阴伤口肿胀引起，如无特殊情况在助产士指导下协助排便。

4. 清洁护理

产妇经历分娩，体力消耗巨大，母婴护理员应提供以下生活照护：①协助产妇温水擦浴，更换衣服，保持皮肤清洁干燥；②清洁外阴，及时更换会阴垫（保留更换的会阴垫，以便助产士准确评估产后出血量），保持外阴清洁干燥；③保持床单位整洁舒适，协助产妇取舒适卧位，提高产妇舒适度。

5. 心理支持

分娩后产妇关注重点在新生儿身上，作为母婴护理员应做到：①态度亲切，耐心详细地告知新生儿情况，解答产妇疑问；②关注产妇情绪，尤其是产妇因新生儿健康和性别等原因出现不良情绪时，母婴护理员要和家属特别是丈夫一起，共同给予产妇心理支持，鼓励产妇说出内心感受，理解产妇顾虑与担忧，帮助产妇解除思想负担，增加安全感，使产妇心情放松，缓解不良情绪；③防止产妇因情绪不良而诱发产后出血或血压升高等。表扬产妇在分娩中的表现，肯定产妇付出，让产妇建立自豪感。

6. 母婴肌肤早接触、早吸吮

新生儿出生后，在助产士的指导下，立即协助母婴皮肤接触，促进亲子互动，帮助早开奶，建立母婴情感联结。母婴护理员应做到：①协助产妇取舒适体位，双手环抱新生儿，防止滑落，保证安全；②母婴皮肤接触至少90分钟，此期间关注新生儿觅乳行为，如流口水、张大嘴、舔舌或缩唇、寻找或爬行动作、咬手指动作等；③向产妇讲解新生儿反应，增加其母乳喂养信心，协助完成第1次母乳喂养；④告诉产妇早接触、早吸吮、早开奶是母乳喂养成功的关键，告知产妇及其家属母乳喂养的好处及重要性（详见第八章哺乳期喂养照护第一节母乳喂养）。

7. 出产房前准备

产后2小时，母婴观察无异常，协助助产士将母婴推送回母婴同室病区。母婴护理员应做到：①出产房前，再次清洁会阴，更换会阴垫（保留更换的会阴垫，以便助产士准确评估产妇产后出血量），保持会阴部清洁；②帮助梳理头发，整理妆容，保持美丽形象；③整理收纳产妇携带物品，防止遗漏。

（二）特殊情况照护

产后观察期间，如若出现以下情况，母婴护理员应及时报告助产士：①产妇主诉肛门坠胀、疼痛；②产妇主诉阴道流血多、口渴；③产妇主诉乏力、寒战、呼吸困难、头晕、眼花等；④新生儿出现面色青紫、呻吟、出汗等；⑤母婴使用中的心电监护仪报警等。

第三节　非药物减痛技巧与照护

一　呼吸放松技巧

指导孕产妇通过练习，掌握各种形式的呼吸技巧。分娩时有效运用各种有节奏的呼吸形式，能缓解紧张，减轻分娩疼痛。

（一）目的

帮助产妇在分娩过程中，能够根据子宫收缩的频率、强度、持续时间，主动控制、调整自己的呼吸频率和节律，从而减轻分娩疼痛，缓解精神紧张，增强自我控制能力，提高分娩信心，促进自然分娩的成功。

（二）操作步骤

1.操作前评估

在实施呼吸放松操作前，助产士需要进行专科评估，评估内容如下：

（1）产妇分娩知识的了解程度、对疼痛的承受能力，产妇是否已经做好生理和心理准备，是否制订分娩计划，个人的期望，以及家庭的支持情况等。

（2）产妇有无妊娠合并症或并发症，整个孕期及分娩现阶段的生命体征，辅助检查、检验结果等，排除禁忌证，如呼吸道疾病等。

（3）评估骨盆情况，是否头盆相称，是否胎膜破裂及羊水状况，宫颈口扩张情况，胎先露的位置及下降情况，子宫收缩的频率、强度及持续时间，产程的时长等。

（4）进行疼痛评分，了解产妇疼痛程度。

（5）对胎儿进行综合评估，了解孕周大小、胎心率、胎儿预估体重、孕期有无异常检查结果等。

2.操作时机

根据助产士评估结果，确定实施呼吸放松技巧。

3.操作前解释

助产士对产妇及其家属解释说明实施呼吸放松技巧的目的、操作过程以及实施过程中需要配合的要点，以取得产妇及其家属的理解和配合。

4.操作前准备

操作前需要准备好安静且不被打扰的、舒适的环境，以及方便产妇休息的沙发、座椅、分娩球或床等。

（三）操作方法

操作方法有自然呼吸放松法和拉玛泽呼吸法两种。

1.自然呼吸放松法操作

自然呼吸放松法操作要点：指导产妇依据自己感觉舒适的方式进行呼吸，尽可能进行深而慢的吸气和呼气，但注意避免过度过快地呼吸，保持肌肉的放松。在操作过程中，产妇如果感到疼痛难以忍受，就鼓励产妇"喊出来"，把声门打开，发出"啊—哈"的声音。从喉咙的深处发出声音，触摸颈部时，应该能够感觉到声带的振动，感觉到子宫收缩疼痛开始时发声，要尽可能坚持到子宫收缩结束。慢慢地深呼吸，运用意念想象，感觉自己的子宫颈像一朵玫瑰花慢慢地在绽放，子宫颈口慢慢地在开大。

2. 拉玛泽呼吸法操作

拉玛泽呼吸法操作要点：进行拉玛泽呼吸的前后，均需要完成一次廓清式呼吸，即产妇身体完全放松，姿势不受任何限制，可坐可躺，眼睛注视一个焦点，鼻子慢慢地吸气至腹腔，然后像吹蜡烛一样，慢慢地将气从嘴巴吐出。拉玛泽呼吸法包括初步阶段、加速阶段、转变阶段、胎儿娩出阶段。

（1）初步阶段（宫颈口开大2～3cm）：在每次子宫收缩时进行4～6次的胸式呼吸，持续32～48秒。操作步骤：①保持身体完全放松。②眼睛注视一个焦点。③保持腹部放松，鼻子吸气，嘴巴吐气。④胸式呼吸：每次吸气和吐气用8～10秒完成，每分钟进行4～6次的吸气和吐气，保持呼吸平稳，尽可能保持吸入及呼出气体量均匀。⑤呼吸训练步骤和口令：子宫收缩开始——廓清式呼吸——吸、二、三、四——吐、二、三、四——吸、二、三、四——吐、二、三、四……廓清式呼吸——子宫收缩结束。

（2）加速阶段（宫颈口开大4～8cm）：子宫收缩期间，进行浅而慢的呼吸加速，约持续42秒。操作步骤：①保持身体完全放松。②眼睛注视一个焦点。③保持腹部放松，鼻子吸气，嘴巴吐气。④胸式呼吸：由深慢至浅快，然后再深慢。随着子宫收缩强度的增加，控制呼吸加速，随着子宫收缩强度的减缓，控制呼吸减慢，仍然采取胸式呼吸，在子宫收缩加强时，控制呼吸时间，缩短2～4秒；在子宫收缩达到峰位时，控制呼吸呈快速吸吐；在子宫收缩减缓时，调整呼吸时间，增加2～4秒。⑤呼吸训练步骤和口令：子宫收缩开始——廓清式呼吸——吸、二、三、四——吐、二、三、四——吸、二、三——吐、二、三——吸、二——吐、二——吸、吐——吸、吐……吸、二——吐、二——吸、二、三——吐、三——吸、二、三、四——吐、二、三、四……廓清式呼吸——子宫收缩结束。

（3）转变阶段（宫颈口开大8～10cm）：子宫收缩期间，进行浅呼吸，约持续32秒。操作步骤：①保持身体完全放松。②眼睛注视一个焦点。③嘴巴微微张开，快速地吸气吐气，使胸部气道的高位气流保持在喉咙周围旋转，发出"嘻嘻"的声音，亦称为"嘻嘻清浅式呼吸"。完全用嘴巴呼吸，保持吸入及呼出气体量相等，但注意避免过度换气。④快速连续4～6个吸气，然后再大力吐气，重复进行直至子宫收缩结束（产妇可以依据自身的节奏，进行快速吸气吐气）。⑤呼吸训练步骤和口令：子宫

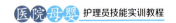

收缩开始——廓清式呼吸——吸吸吸吸吐……廓清式呼吸——子宫收缩结束。

（4）胎儿娩出阶段：第二产程阶段，产妇自发用力，胎儿正在娩出。操作步骤：①保持身体完全放松。②眼睛注视一个焦点。③产妇依据自己的感觉，等待自发性下坠的感觉。④出现自发性用力的欲望时，开始用力，为了避免胎儿娩出过快，常采取张口缓慢深长地哈气，在子宫收缩间歇期，遵循助产士的引导用力，至胎儿完全娩出。⑤呼吸训练步骤和口令：子宫收缩开始，先完成一次廓清式呼吸，顺应分娩，用力5~7秒；子宫收缩时，遵循助产士口令：吸气——屏气用力；为了避免胎儿娩出过快，遵循助产士口令：不用力、哈气（此时，母婴护理员应及时将手掌置于产妇嘴前，引导产妇张开嘴巴，缓慢而深长地发出轻柔的"哈—哈—哈"声，如同向玻璃上哈气）。廓清式呼吸，子宫收缩结束。

（四）注意事项

（1）使产妇感觉到安全，感受到鼓励和关爱，能够集中精力且不被干扰时，最有利于找到自己的呼吸方式，有效促进呼吸技巧的实施。

（2）实施前，应当先让产妇了解分娩先兆及分娩过程，以利于有效运用不同的呼吸技巧。

（3）注意保护产妇的隐私，挪走所有可能影响产妇放松的物品，如危险的、会发出声响的物品等。不打扰，使产妇保持注意力集中，寻找适合自身的节奏，并进行运用。

（4）发现产妇有异常情况时，及时告知助产士及医生以求得帮助。

二　按摩技术

按摩是一种有效的分娩支持策略，它对于绝大部分的孕产妇而言，可以产生非常愉悦的感觉，但对于极少部分孕产妇而言，则效果相反，可能会产生不愉快的记忆和印象。因此，按摩之前，必须事先了解个人意愿，征得允许后方可进行。按摩可分为抚摸、捏揉、圆周等不同轻重程度的按摩，可依据产妇的主观感受进行强弱调整。操作者可通过指尖、手掌或使用各种器具来进行摇摆、振动和施压。按摩部位应根据孕产妇的需求选择按摩背部、腰骶部、四肢、手足部。

（一）目的

通过实施按摩达到放松身体，不同程度减轻产妇的疼痛，以利于休息。

（二）操作步骤

1.操作前评估

在实施按摩操作前，助产士需要进行专科评估，评估内容包括：

（1）产妇生命体征（包括疼痛程度）、精神状态，以及对按摩相关知识的了解程度，是否对按摩油过敏。

（2）评估母婴状况，包括孕产史，有无妊娠合并症或并发症，宫缩及产程进展情况，胎方位、胎心率、羊水性状等，排除按摩的禁忌证，如活动性肝炎、血液性疾病、严重的心脑肺疾病等。

（3）询问产妇排便情况，协助排空膀胱。

（4）确认按摩部位皮肤完整，无慢性炎症或化脓性病灶，无感知异常等。

2.操作时机

根据助产士评估结果，并在其指导下确定实施按摩的时机。

3.操作前解释

助产士对产妇及其家属解释说明按摩的目的、操作过程，以及实施过程中需要配合的要点，以取得产妇及其家属的理解和配合。

4.操作前准备

操作前需选择环境舒适、温湿度适宜、私密性好的地方；准备好按摩用物；确认产妇具备完整的感觉能力，告知按摩相关注意事项，并取得配合；产妇穿着舒适的衣服，协助排空膀胱，并协助产妇取舒适体位。

（三）操作方法

操作有背部按摩、手部按摩、腿部按摩和腰骶部按摩四种方法。

1.背部按摩

协助产妇采取舒适的体位（坐位、站立位、跪式前倾位均可），选择分娩球、椅子等作为支撑物，让产妇更放松、更舒适。

（1）两手平放于产妇的背部下方，以尾椎为起点，沿脊柱持续缓慢向上移动至肩膀，然后绕过肩膀，沿背部两侧向下缓慢移动回到起点（图6-7）。可重复实施。

（2）两侧背部交替进行按摩。手放于产妇的一侧背部下方，以脊柱的旁侧为起点，沿肋骨走向，自下而上，从脊柱旁向同侧身体的侧方移动，双手手掌交替，保证手与背部的接触连续不中断，到达最高处时，使用手指捏揉肩膀（图6-8）；一侧完成按摩后，再进行对侧按摩。可重复实施。

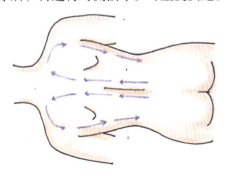

图6-7　背部按摩1

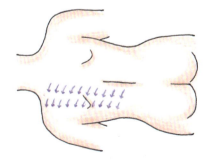

图6-8　背部按摩2

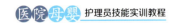

2. 手部按摩

协助产妇采取舒适的体位（坐位或卧位），选择坐在分娩球或椅子上，也可选择躺在床上，让产妇感到放松、舒适。实施者双手臂交替进行按摩：产妇的一侧手臂自然放松，平放于可支撑物体上，或由实施者用一侧手掌托住，一侧手掌放于产妇手背上，以产妇手背为起点实施按摩。吸气时，沿手臂一直向上至肩上；呼气时，绕过肩峰再沿手臂向下移动回到起点（图6-9）。可重复实施。

3. 腿部按摩

协助产妇采取舒适的体位（坐位或卧位），可选择坐在分娩球或椅子上，也可选择躺在床上，让产妇感到放松、舒适。实施者将双手手掌放于产妇脚背上，以产妇的脚背为起点实施按摩。吸气时，沿脚背向上，移动至大腿近端；呼气时，再折返，分别沿大腿内侧、外侧移动回到起点（图6-10）。可重复实施。按摩过程中，实施者的身体可随着按摩移动的方向进行前倾、后倾调整。此操作也可使用单侧手掌法，使产妇的腿自然放松，平放于可支撑物体上，或由实施者用一侧手掌托住。

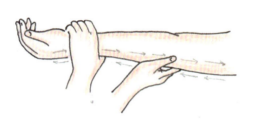

图6-9　手部按摩　　　　　　　　　图6-10　腿部按摩

4. 腰骶部按摩

协助产妇采取舒适的体位（俯卧位、坐位、站立位、跪式前倾位均可），可以选择分娩球、椅子等作为支撑物，让产妇更放松、更舒适。

（1）T式按摩：是指双手按摩移动的路线呈英文字母"T"。按摩时配合产妇呼吸，实施者双手放于产妇骶尾部，手指指向上方，以臀裂上方为起点，吸气时，沿骶椎两侧向上按摩，移动至腰部髂骨上缘，然后手指转向内，同时肘部转向外，再沿髂骨上缘向两外侧平行按摩；呼气时，双手沿臀部两边向下移动，回到起点（图6-11）。可重复实施，直至子宫收缩结束。

（2）B式按摩：是指双手按摩移动的路线呈英文字母"B"。实施者位于产妇右侧，根据产妇采取的

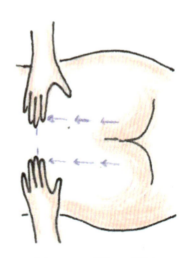

图6-11　腰骶部T式按摩

体位，取合适的操作位置。实施者左手放于产妇肩上稍做支撑，右手手指并拢，手掌平放于产妇左侧腰部，缓慢按摩移动至右侧腰部，然后向下沿右侧臀部移动至臀裂，再从臀裂沿左侧臀部移动，回到起点（图6-12）。可重复实施，直至子宫收缩结束。

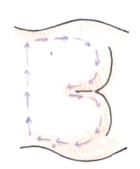

图6-12 腰骶部B式按摩

（3）"8"字按摩：按摩移动的路线呈"8"字。以实施者右手按摩为例，实施者位于产妇左边，将左手放于产妇左肩膀上，右手放于产妇臀部中段位置，靠近实施者侧。配合产妇呼吸进行按摩，吸气时，实施者右手由最靠近的臀部沿对角线按摩移动至髋关节；呼气时，按摩的右手手指张开，绕过髋关节，沿着臀部稍微向下移，然后向上按摩至对侧的臀部，移向髋关节，再回到起点。

（4）环形按摩：实施者左手放于产妇的髋部稍做支撑，右手放于产妇骶尾部，以骶尾部为起点，配合产妇呼吸进行按摩，吸气时，实施者右手向左、向上按摩；呼气时，实施者右手向右、向下移动至起点，按摩移动路线呈环形（图6-13）。可重复实施，直至子宫收缩结束。

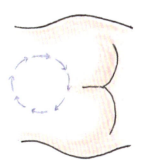

图6-13 腰骶部环形按摩

（5）侧骶按摩：协助产妇取侧卧位，以产妇左侧卧位为例，实施者的右手放于产妇髋部。配合产妇呼吸进行按摩，吸气时，左手沿产妇骶椎或腰椎右侧向上移动按摩；呼气时，左手环形向下按摩至骶椎或腰椎左侧，回到起点。

（6）骶骨压力按摩：协助产妇取坐位、站立位或跪式前倾位。实施者左手放于产妇左髋部，右手手掌放于产妇骶骨突出处，五指张开。配合产妇呼吸进行按摩，吸气时，右手向上移动按摩至左髋，打圈按摩移动至产妇右髋；呼气时，右手向下继续移动，回到起点。在实施过程中，按摩带动产妇的髋骨顺时针方向转动。

（四）注意事项

（1）按摩的环境应灯光柔和，保持安静，不宜播放音乐。

（2）避免空腹或饱腹时进行按摩。

（3）实施按摩时，需配合产妇的呼吸节奏，以达到预期效果。

（4）按摩力度以产妇舒适为宜，在实施过程中，依据产妇的感觉随时调整。

（5）每次按摩时间以20~30分钟为宜。

（6）实施者注意节力原理，用身体带动双手或手肘进行按摩。

（7）在实施过程中，应时刻观察产妇腹部是否受压，并询问其感受。若发现产妇有异常情况，及时告知助产士及医师以求得帮助。

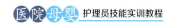

三 热敷技术

热敷技术是指将高于人体温度的物质作用在人体表面，通过神经传导使皮肤及内脏器官舒张放松，改变人体各个系统的休液循环及新陈代谢，从而达到治疗的目的。除了缓解疼痛外，热敷技术还用于缓解寒战，减轻肌肉痉挛，增加结缔组织的延展性等。

（一）目的

保证安全的前提下，通过有效使用热敷，以减轻疼痛，提高产妇在产程中的整体舒适度。

（二）操作步骤

1. 操作前评估

在实施热敷操作前，助产士需要进行专科评估，评估内容主要包括：

（1）产妇的生命体征（包括疼痛程度）、精神状态，以及对热敷相关知识的了解程度。

（2）评估母儿状况，包括孕产史，有无妊娠合并症或并发症，宫缩及产程进展情况，胎方位、胎心率、羊水性状等，排除热敷技术的禁忌证，如发热等。

（3）询问产妇排便情况，协助排空膀胱。

（4）确认产妇感知是否正常，以及热敷部位皮肤的完整性。

2. 操作时机

根据助产士评估结果，并在其指导下决定热敷的时机。

3. 操作前解释

助产士向产妇及其家属解释说明实施热敷的目的、操作过程，以及实施过程中需要配合的要点，以取得产妇及其家属的理解和配合。

4. 操作前准备

操作前需要准备好环境舒适、温湿度适宜、私密性好、可行走和休息的地方。准备好热敷物品。确认产妇具备完整的感觉能力，告知热敷的原理、目的、方法和相关注意事项，取得知情同意。排空膀胱，协助产妇穿着舒适的衣服，并协助产妇取舒适体位。

（三）操作方法

（1）加热前，检查热敷用物的包装是否完整，确认其安全。

（2）将硅胶、豆袋或者米袋等放入微波炉中，使用中高档火力加热，2.5～3.0分钟后取出，放平并检查袋口是否完整、温度是否适宜、用物是否受热均匀，操作者需徒手测试，确认无误后，放在产妇肢体内侧测试，依据产妇感觉决定是否继续加热，确保在耐受范围内。

（3）实施热敷时，操作者应先在自己的皮肤上测试。在产妇的皮肤和热敷包之间放置1～2层布料，防止皮肤受损。

（4）根据热敷部位协助产妇采取合适的体位，或根据产妇采取的不同体位，将热敷用物置于相应的部位，必要时做好固定，防滑脱。

（5）腰骶部热敷，若产妇是侧卧位，直接将热敷用物放于腰间部；若产妇是端坐位，将热敷用物放于腰骶部并用腹带固定；也可将热敷用物竖放在椅子上，让产妇跨坐于热敷用物上。

（6）使用过程中，注意评估热敷用物的散热情况，每隔10～15分钟询问产妇的感受，评估产妇热敷部位的皮肤情况，适时更换。若发现皮肤潮红、疼痛，应立即停止使用。

（7）热敷时间以20～30分钟为宜，若需反复使用，需间隔1小时。

（8）热疗后出现皮肤损伤，立即停止热敷并给予冰敷，及时告知助产士启动应急流程。

（四）注意事项

（1）热敷用物做到"专人专用"，或使用一次性包装袋。

（2）定期检查热敷用物包装的完整性，受热是否均匀，是否有潮湿变质等。

（3）使用微波炉加热时，应严格把控加热时间及热力，避免发生烧焦或其他危险情况，并有消防安全措施。

（4）严禁将热敷用物直接接触产妇皮肤，使用过程中定时观察，随时询问产妇感受，防止烫伤。

（5）实施硬膜外麻醉分娩镇痛的产妇不推荐使用热敷。

（6）一旦发现产妇有异常情况，及时告知助产士及医生以求得帮助。

（7）皮肤感觉异常的产妇，慎用热疗。

四　芳香疗法

芳香疗法是指通过使用精油（从芳香植物中提取具有挥发性的化合物），让产妇感受在弥漫芬芳环境中，吸入剂通过刺激鼻子的嗅觉细胞及大脑边缘系统，以发挥作用，可治疗身心疾病。环境中弥漫芬芳，可以使人感觉到放松，精神振奋，缓解压力，可以帮助人们提高免疫力、愉悦心情、平衡机体内外环境，还可以刺激机体释放内啡肽，从而减轻疼痛。

（一）目的

实施芳香疗法，使机体分泌儿茶酚胺减少，释放催产素增加，让产妇感觉到放松、舒适，从而缓解疼痛，并可加速产程的进展。

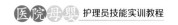

（二）操作步骤

1.操作前评估

在实施芳香疗法操作前，助产士需要进行专科评估，评估内容主要包括：

（1）产妇的生命体征（包括疼痛程度）、精神状态，以及对芳香疗法相关知识的了解程度，对精油是否过敏。

（2）评估母儿状况，包括孕产史，妊娠合并症或并发症，有无宫缩及产程进展，宫缩、胎方位、胎心率、羊水性状等，排除芳香疗法的禁忌证，如静脉曲张、血栓静脉炎、静脉栓塞、癫痫、心脏疾病、血液性疾病、癔症等。

（3）询问产妇排便情况，协助排空膀胱。

2.操作时机

根据助产士评估结果，并在其指导下确定实施芳香疗法的时机。

3.操作前解释

助产士对产妇及其家属解释说明实施芳香疗法的目的、操作过程以及实施过程中需要配合的要点，以取得产妇及其家属的理解和配合。

4.操作前准备

操作前需要准备好环境舒适、温湿度适宜、私密性好、可散步和休息的地方。准备好芳香疗法所需物品。告知产妇芳香疗法的相关注意事项，取得产妇配合。产妇穿着舒适的衣服，协助排空膀胱，并协助产妇取舒适体位。

（三）操作方法

根据不同孕周或分娩期不同阶段，选择适合的精油：柑橘、玫瑰、柠檬、苦橙花、薰衣草、葡萄柚、茉莉、罗马洋甘菊等。基础油主要有橄榄油、葡萄籽油、玫瑰果油等。芳香疗法操作方法有按摩法、吸入法、房间香薰法三种。

1.按摩法

用基础油将精油稀释，配制成浓度为1%的单方精油。方法：在10ml基础油中加入单方精油2滴，摇匀后使用。将配制好的精油涂抹在实施部位并进行按摩。

2.吸入法

准备面巾纸或手帕，滴一滴单方精油，让孕产妇在需要时，放在鼻前嗅闻。

3.房间香薰法

将1～6滴精油滴入香薰灯或扩香器内，进行香薰。

（四）注意事项

（1）从正规渠道购买优质的精油，不可随意使用化学合成的精油。

（2）配制精油时，操作者需戴手套。

（3）使用电子式香薰器前，需要检查其功能是否完好。

（4）设置芳香疗法专用区域，由受过专业训练的助产士负责监督该治疗过程。

（5）盛装精油的器皿表面必须没有气孔，方便使用后的擦拭。

（6）发现产妇有过敏反应等异常情况时，及时告知助产士及医生以求得帮助。

五　分娩球的使用

分娩球又称"瑞士球""理疗球"，为直径45～85cm、有弹性、柔软、可充气的橡胶球。分娩球的使用是促进自然分娩的措施之一，具有提高产妇舒适度、减轻疼痛、缓解紧张焦虑、促进胎头下降、帮助胎儿获得娩出的最佳位置、缩短产程等作用。

（一）目的

使用分娩球可使产妇获得最佳的分娩体位，促进胎儿下降，减轻会阴部压力，减轻宫缩痛，提高舒适度，促进产程进展。

（二）操作步骤

1.操作前评估

在实施分娩球操作前，助产士需要进行专科评估，评估内容主要包括：

（1）产妇的生命体征（包括疼痛程度）、精神状态，以及对分娩球相关知识的了解程度。

（2）评估母婴状况，包括孕产史，有无妊娠合并症或并发症，宫缩及产程进展情况，胎方位、胎心率、羊水性状等，排除分娩球使用的禁忌证，如癫痫、心脏病、前置胎盘、多胎妊娠、臀位等。

（3）询问产妇排便情况，协助排空膀胱。

2.操作时机

根据助产士评估结果，并在其指导下确定使用分娩球的时机。

3.操作前解释

助产士对产妇及其家属解释说明使用分娩球的目的、操作过程以及实施过程中需要配合的要点，以取得产妇及其家属的理解和配合。

4.操作前准备

操作前需要准备好环境舒适、安全，温湿度适宜，私密性好，可散步、休息的地方，并保证至少1平方米使用范围内无杂物。根据产妇身高、体重选择合适的分娩球。坐在分娩球上，产妇感觉舒适，保持骨盆略高于两膝水平位置或齐平。产妇穿着合适的衣服，并排空大小便。

（三）操作方法

分娩球操作主要包括坐位法、跪式前倾位法、靠墙滑行法和侧卧位法。

1. 坐位法

坐位法操作：产妇保持全身放松，上身直立，协助臀部坐实于球上，重心落于球的中心，两腿分开，两脚踩实地面。脊柱直立保持身体平衡，上身与大腿呈90°，膝关节也呈90°屈曲，两脚间距离为60～70 cm，小腿肚稍微离开球体。采用坐位时，可方便陪伴者帮助产妇进行按摩、热敷等操作。坐位法采用下列运动进行操作：①上下震动：动作轻柔，上下震动的幅度以产妇感觉舒适、胎心率无异常为宜。②骨盆旋转：使用分娩球带动身体及骨盆顺时针或逆时针旋转。旋转时注意利用腰椎旋转，要有提胯动作，以充分做到骨盆旋转。③骨盆左右摇摆：通过提胯动作，使用分娩球带动髋关节左右摇摆。吸气——呼气时臀部推动分娩球摆向右侧——吸气回到正中——呼气时臀部推动球摆向左侧，运动时保持头、肩、胸部的稳定，臀部不可离开球面，配合呼吸重复摇摆。通过坐位操作运动，可以减轻产妇宫缩痛；帮助按摩会阴，使盆底肌肉、会阴部放松；利用重力作用和骨盆活动，促进胎头在产道内下降和旋转。

2. 跪式前倾位法

跪式前倾位法操作步骤如下：将分娩球放在床上、地面或稳定的台面上，双臂环抱分娩球，头、肩、胸部俯卧在分娩球上，两膝戴护膝或膝下垫毛毯、枕头、软垫，跪于床上或者地面，两膝分开与肩同宽，臀部离开脚后跟，大小腿屈曲呈90°，上身与地面平行。利用分娩球带动身体前后移动、顺时针或逆时针旋转、左右摇摆骨盆，运动中注意使用腹式呼吸。此体位配合运动，可促进胎头内旋转，纠正枕后位及枕横位，也有利于陪伴者给予背部按摩、热敷、骨盆挤压等操作。

3. 靠墙滑行法

靠墙滑行法操作步骤如下：产妇站立墙边，保持脊柱直立，将分娩球放在腰背部作为支持，两腿自然分开，与肩同宽，两脚撑地，依靠墙面进行左右、上下缓慢滑行。此动作可以促进胎儿在产道内下降和旋转。操作时，母婴护理员需时刻在旁协助。

4. 侧卧位法

侧卧位法操作步骤如下：产妇取侧卧位，将花生形分娩球置于两腿之间，屈曲身体。此体位增加身体舒适度；增大骨盆空间，有利于胎儿旋转，促进产程进展。

（四）注意事项

（1）操作时应有人在旁协助，以保证产妇和胎儿的安全。子宫收缩期间不能运动时，产妇可倚靠在陪伴者身上或物体上保持身体平衡。

（2）配合使用呼吸减痛技巧，可充分地放松肌肉，增强效果。

（3）根据产妇的身高、体重选择大小合适的分娩球，分娩球保持85%～95%充气状态。

（4）产妇需穿防滑鞋。

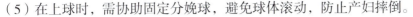

（5）在上球时，需协助固定分娩球，避免球体滚动，防止产妇摔倒。

（6）适时指导产妇进食和排大小便。

（7）每个体位、动作持续时间以 10～15 分钟为宜，以产妇感觉舒适为准。

（8）一旦发现产妇有异常情况，及时告知助产士及医生以求得帮助。

案例学习

初产妇，沈 XX，孕 38 周，有 30 周引产史，足月待产入院，现宫口 2cm 入产房，宫缩时腰部酸胀。母婴护理员张阿姨耐心安慰产妇，帮她擦身，换衣服，梳理头发，协助其进食，在身边为其按摩背部。沈 XX 对张阿姨说想小便，张阿姨遵护嘱予床上使用便盆，产妇主诉排尿困难，张阿姨认为产妇肚子不疼，协助其下床去厕所排尿，结果产妇在厕所迟迟未出，突然产妇说阴道内好像有东西要出来了，查看见阴道口有头发，赶紧呼叫助产士。

1. 第一产程产妇照护原则

产妇如需如厕，应经助产士专科评估后，母婴护理员陪伴搀扶其去厕所；如需卧床的，母婴护理员应为其提供便盆并协助排尿。如卧床排尿困难者，应告知助产士，由其评估后，决定是协助下床如厕还是导尿。张阿姨擅自协助其下床去厕所排尿，违反了第一产程照护原则。

2. 如厕排尿前评估

张 ×× 妊娠 38 周，是有 30 周引产史的产妇，此次妊娠属于足月经产妇，经产妇产程进展一般较初产妇迅速。产妇主诉卧床排尿困难时，可以询问上次排尿时间、非宫缩时有无尿意，并评估进食进水等情况，查体观察是否有耻骨联合上膀胱充盈体征，来初步鉴别是否为胎头下降压迫所致尿意。同时汇报助产士，得到允许后，仍需再次明确是排尿还是排便、坐起使用便盆还是下床如厕。如需下床如厕，应全程陪同，不能随意离开。

3. 突发情况处理方法

当见阴道口有胎发时，说明胎儿即将分娩。此时，应立即呼救，同时，协助产妇斜靠为侧卧位，并指导产妇哈气，放松腹部，禁止屏气用力。做好产妇人身安全保障及心理护理，禁止大声喊叫，避免引起其他产妇恐慌。医护人员到场后，协助助产士、产科医生做好其他力所能及的工作。

本章小结

分娩是女性一生中最重要的经历之一。本章介绍母婴护理员分娩期照护的内容，主要阐述分娩、先兆临产、临产、第一产程、第二产程、第三产程、胎膜破裂的相关概念，产程不同阶段的照护方法及异常情况识别，梳理了产时各项非药物减痛技巧，如呼吸放松技巧、按摩技术、热敷技术、芳香疗法、分娩球的使用等。通过系统学习，母婴护理员需掌握分娩期照护与非药物减痛的相关知识、技能，熟练、规范地进行分娩期照护，为促进母婴舒适、保障母婴安全提供支持。

？ 思考题

1.第一产程照护期间，产妇出现哪些情况需要汇报助产士？

2.产后观察期间，出现哪些情况需要汇报助产士？

3.使用分娩球的注意事项有哪些？

参考文献

[1] 谢幸，孔北华，段涛.妇产科学 [M].9 版.北京：人民卫生出版社，2018.

[2] 余艳红，陈叙.助产学 [M].北京：人民卫生出版社，2017.

[3] 徐鑫芬，熊永芳，余桂珍.助产临床指南荟萃 [M].北京：科学出版社，2020.

[4] 蔡文智.现代临床助产技术 [M].北京：中国科学技术出版社，2022.

[5] 庞汝彦，张宏玉.导乐分娩培训教材 [M].北京：中国社会出版社，2017.

[6] 魏碧蓉.助产技能与综合实践能力训练 [M].厦门：厦门大学出版社，2022.

[7] 马良坤.分娩·坐月子 [M].青岛：青岛出版社，2021.

[8] 马良坤.孕产期健康教育 [M].北京：人民卫生出版社，2021.

（南京医科大学附属妇产医院　周晖、李六兰）

第六章 教学资源　　　第六章 在线测试

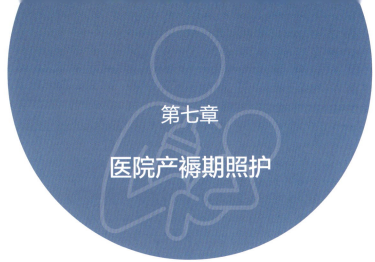

第七章

医院产褥期照护

🎯 **学习目标**

完成本章学习后，应能够达到如下目标：

识记 1. 产褥期的概念。

2. 子宫复旧变化、乳房变化的特点。

3. 产褥期母体的生理变化。

理解 1. 恶露变化特点及照护要点。

2. 产后外阴及阴道照护要点。

3. 乳房变化及照护要点。

运用 1. 产褥期常见问题的照护。

2. 产褥期心理调适。

3. 产褥期生活照护。

产褥期是指胎儿、胎盘娩出后的产妇身体、生殖器官等调适的一段时期，通常为6周。由于妊娠期妇女身体各器官变化、心理出现不同反应、体型改变等，如果产后得不到有效的恢复，容易发生产褥期疾病及并发症，影响产妇及新生儿的健康。在这个特殊时期，医院母婴护理员需协助医护人员，帮助产妇及新生儿顺利度过产褥期，确保母婴安全与健康。

第一节　产褥期生理特点与照护

一　产褥期生理特点

产褥期母体全身各系统会发生较大的生理变化，其中生殖系统的变化最为显著。

（一）生殖系统的变化特点

1. 子宫复旧

子宫是产褥期变化最大的器官。子宫复旧指胎盘娩出到子宫完全恢复至妊娠前状态的全过程，一般为6周。子宫复旧包括子宫体肌纤维缩复、子宫内膜再生、子宫血管变化、子宫下段及宫颈变化等。①子宫体肌纤维缩复：产后随着子宫体肌纤维的不

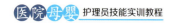
断缩复，子宫的体积逐渐缩小，产后 6 周左右子宫可以恢复至妊娠前大小（表 7-1）；②子宫内膜再生：产后 3 周，除胎盘附着的部位外，子宫腔内的表面全部会有新生内膜覆盖，6 周左右达到子宫复旧；③子宫血管变化：胎盘娩出后数小时血管内形成血栓，出血量逐渐减少直至停止，若胎盘附着面因复旧不良而出现血栓脱落，

表 7-1　产褥期子宫重量的变化

时间	子宫重量
分娩结束时	1000g
产后 1 周	500g
产后 2 周	300g
产后 6 周	50～70g

则会导致晚期产后出血；④子宫下段及宫颈变化：产后子宫下段肌纤维不断缩复，逐渐恢复成非妊娠期的子宫峡部。产后 1 周左右，宫颈内口关闭，宫颈管复原，产后 4 周，宫颈可恢复至非妊娠期形态。

阴道分娩时，胎头下降，导致阴道腔扩大，阴道黏膜及周围组织水肿，阴道黏膜皱襞由于过度伸展而减少甚至消失，致阴道壁松弛，肌张力降低。阴道壁肌张力于产褥期逐渐恢复，阴道腔逐渐缩小，约在产后 3 周，阴道黏膜皱襞重现，但阴道至产褥期结束时仍不能完全恢复至非妊娠期的紧张度。

2.外阴

分娩后外阴呈轻度水肿，于产后 2～3 日内逐渐消退。由于会阴部血管丰富，若有轻度的撕裂或会阴切开缝合，一般于产后 3～4 日内愈合。

3.盆底组织

分娩过程中，由于受胎儿先露部长时间的压迫，盆底肌肉和筋膜过度伸展致使弹性降低，同时伴有盆底肌纤维的部分撕裂。若产妇分娩次数多，且间隔时间短，产褥期过早参加重体力劳动，则盆底组织往往难以完全恢复正常，易造成盆底松弛和盆腔器官脱垂。因此，产褥期应避免过早进行重体力劳动，并坚持做产后康复锻炼，有利于盆底肌的恢复。

（二）乳房的变化特点

产后乳房的变化是泌乳。孕妇受孕激素等影响乳房增大、乳晕色素加深，为泌乳做好准备。胎盘娩出后，产妇血液中孕激素等的水平急剧下降，在催乳素作用下，乳房开始分泌乳汁。通过婴儿的吸吮，乳房的不断排空可以保持乳腺不断泌乳，这是因为婴儿吸吮乳头使催乳素呈脉冲式释放，使乳汁大量分泌；同时，吸吮乳头反射性地引起神经垂体释放缩宫素，使乳汁从腺泡、小导管进入输乳导管和乳窦而喷出，这个过程也称喷乳反射。母乳分为初乳、过渡乳、成熟乳三种类型，不同类型的母乳所含有的营养成分不同（详见第八章　哺乳期喂养照护）。

（三）循环系统的变化特点

产褥早期的血液仍处于高凝状态，有利于胎盘剥离创面形成血栓，减少产后出血量。胎盘剥离后，由于子宫胎盘血液循环终止和子宫缩复，大量的血液从子宫进入产

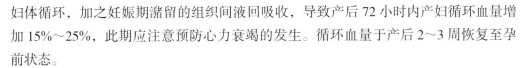

妇体循环，加之妊娠期潴留的组织间液回吸收，导致产后 72 小时内产妇循环血量增加 15%～25%，此期应注意预防心力衰竭的发生。循环血量于产后 2～3 周恢复至孕前状态。

（四）消化系统的变化特点

妊娠期胃肠蠕动及肌张力均减弱，于产后 1～2 周逐渐恢复。分娩造成产妇大量能量的消耗和体液的流失，故产后 1～2 日内产妇常感口渴，喜进流质或半流质。产妇在产褥期活动减少，肠蠕动减弱，加之腹肌及盆底肌松弛，容易出现便秘。

（五）泌尿系统的变化特点

妊娠期体内潴留的大量液体主要经肾脏排出，故产后 1 周内产妇尿量增多。妊娠期发生的肾盂及输尿管扩张在产后 2～8 周恢复正常。分娩过程中，膀胱受压导致膀胱黏膜水肿、肌张力降低，加之外阴伤口疼痛、产程中会阴部受压迫过久、器械助产、区域阻滞麻醉等均可能增加产褥期尿潴留的发生，尤其在产后 24 小时内。

（六）内分泌系统的变化特点

月经复潮及排卵时间受哺乳影响。不哺乳的产妇一般在产后 6～10 周月经复潮，在产后 10 周左右恢复排卵。哺乳的产妇在产后 4～6 个月恢复排卵。产后月经较晚复潮的产妇在首次月经来潮前多有排卵，故哺乳期产妇月经虽未复潮，但仍有受孕的可能。

（七）腹壁的变化特点

妊娠期出现的下腹正中线色素沉着，在产褥期逐渐消退。初产妇腹壁紫红色妊娠纹变成银白色陈旧妊娠纹。腹壁皮肤受增大的妊娠子宫影响，部分弹力纤维断裂，腹直肌出现不同程度分离，产后腹壁明显松弛，腹壁紧张度需在产后 6～8 周恢复。

二 产褥期生理照护

产妇在分娩时消耗大量体力，身体部分器官产生创面，生理功能发生改变，以至于身体虚弱，抵抗力下降，容易发生感染，因此产褥期的生理照护十分重要。

（一）一般情况

1. 生命体征

（1）产后生命体征：产后体温多数在正常范围内。若体温在产后 24 小时内略升高，一般不超过 38℃，可能与产程延长导致过度疲劳有关；产后 3～4 日出现体温升高，伴有乳房血管、淋巴管极度充盈，乳房肿胀，考虑为泌乳热，一般持续 4～16 小时体温即下降，但需排除其他因素尤其是感染引起的发热。产后脉搏在正常范围内。产后呼吸深慢，一般每分钟 14～16 次，这是产后腹压降低，膈肌下降，由妊娠期的胸式呼吸变为胸腹式呼吸所致。产褥期血压维持在正常水平。

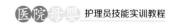

（2）照护要点：① 注意产妇的生命体征变化及主诉，发现产妇有发热、心悸、胸闷、头痛、头晕、视物模糊等症状要及时报告医护人员；② 发热初期，产妇有寒战时，应调节室温，注意保暖，如体温为38.1～39℃，给予冰袋敷头部，温水擦浴；③ 高热时，如体温为39.1～41℃，应给予产妇营养丰富、易消化的流质或半流质，少食多餐，并鼓励产妇多饮水；④ 及时做好皮肤清洁，擦干汗液，更换衣服和床单，注意预防着凉。

2.产后宫缩痛

（1）宫缩痛变化：在产褥早期，子宫收缩会引起下腹部阵发性剧烈疼痛，称为产后宫缩痛，这是一种自然现象。宫缩痛常发生于产后1～2日，持续2～3日自然消失，多见于经产妇。哺乳时会反射性引起缩宫素分泌增多，使疼痛加重，一般不需特殊用药。

（2）照护要点：①改变卧位：可以让产妇取侧卧位或自觉舒适的体位，也可以在产妇腰背部垫上靠枕，增加身体舒适度，避免长时间站立或久坐，坐位时给产妇臀部垫坐垫有助于缓解疼痛；②按摩腹部：疼痛剧烈时，可用手掌在产妇的下腹部稍微施力做环形按摩，可使子宫肌肉暂时放松，缓解疼痛；③心理护理：告知产妇产后宫缩痛的原因及好处，缓解产妇焦虑、烦躁情绪，可以采取听音乐等转移注意力的方法，提高对疼痛的耐受力；④镇痛药：若产后宫缩痛严重影响产妇的休息及睡眠，应通知医护人员，必要时使用温和的镇静镇痛药。

3.褥汗

（1）褥汗变化：产后1周内皮肤排泄功能旺盛，排出大量汗液，以夜间睡眠和初醒的时候最为明显，为正常现象。

（2）照护要点：① 调节室温至22～24℃，相对湿度保持在50%～60%，确保产妇体感舒适；② 保持产妇皮肤清洁，及时擦干汗液，更换衣服和床单；③注意给产妇补充水分，防止脱水及中暑。

（二）生殖系统照护

1.子宫复旧

（1）子宫变化：胎盘娩出后，子宫收缩，宫体圆而硬，子宫底大约在脐下一指处。产后第1日略微上升至与脐平，之后每日下降1～2cm，至产后1周在耻骨联合上方可触及，产后10日子宫降至骨盆腔内，腹部检查未触及子宫底。

（2）照护要点：每日在同一时间协助医护人员手测子宫底高度，了解子宫复旧情况。如果子宫底上升，子宫体变软，并伴有恶露量多、色鲜红，考虑子宫收缩不良，可以经腹按摩产妇子宫，以刺激宫缩，同时报告医护人员。

2.恶露

（1）恶露变化：产后随子宫蜕膜脱落，含有血液、坏死蜕膜等组织，经阴道排出，称为恶露。恶露有血腥味，但无臭味，持续4～6周，总量为250～500ml。根据恶露的颜色、内容物及持续时间不同，分为血性恶露、浆液恶露和白色恶露（表7-2）。

表7-2　正常恶露分类和特点

类型	颜色	持续时间	内容物
血性恶露	鲜红色	产后3～4日	大量血液、坏死蜕膜组织及少量胎膜
浆液恶露	淡红色	产后4～14日	坏死蜕膜组织、宫腔渗出液、宫颈黏液，少量红细胞及白细胞，细菌
白色恶露	白色	产后14日～3周	大量白细胞、坏死蜕膜组织、表皮细胞及细菌

（2）照护要点：每日观察恶露的量、颜色、性质和气味，如有异常应及时报告。若红色恶露增多且持续时间延长，应考虑子宫复旧不全。若合并感染，恶露有臭味且子宫有压痛，阴道有组织物掉出，应保留并报告医护人员。

3. 外阴及阴道

（1）外阴及阴道变化：分娩后，外阴及阴道可能有伤口，宫颈口尚未闭合，子宫腔内胎盘剥离后有较大创面，且恶露在阴道和会阴部存留，为细菌的生长繁殖提供了有利的环境，故产后会阴部易发生感染，并有可能上行引起宫内感染或泌尿系统感染。

（2）照护要点：① 观察会阴伤口愈合情况，阴道分娩后出现的会阴水肿一般在产后2～3日自行消退；② 若会阴伤口疼痛剧烈或产妇有肛门坠胀感，应及时报告医生，以排除阴道壁及会阴部血肿；③ 若会阴部伤口疼痛加重，局部出现红肿、硬结，有分泌物产生，应考虑会阴伤口感染；④ 嘱产妇多取健侧卧位，勤换产褥垫，以免恶露浸泡会阴伤口；⑤保持会阴清洁，每天擦洗会阴2次，遵循由上往下、由内往外，会阴伤口单独擦洗的原则。

（三）乳房照护

1. 乳房变化

（1）乳头变化：分娩后最初几天哺乳方法不正确，在乳头上使用肥皂及干燥剂等情况，产妇容易发生乳头皲裂，表现为乳头发红、裂开，有时伴有出血，哺乳时疼痛。

（2）乳房变化：产后1～3日因淋巴和静脉充盈，若没有及时哺乳或排空乳房，产妇可感乳房胀痛，有硬结，有时腋窝处有副乳腺，也能摸到肿大压痛的硬结。当产妇乳房出现局部红、肿、热、痛，或有痛性结节时，提示可能患有乳腺炎。

（3）乳汁变化：观察乳汁的质和量，初乳呈淡黄色，质稠，产后3日每次哺乳可吸出初乳2～20ml。过渡乳和成熟乳呈白色。判断乳量是否充足，主要评估：①两次

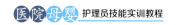

喂奶之间婴儿是否满足、安静；②婴儿排出量，如每日尿的次数、颜色，大便次数及色、质、量，以及体重增长情况等内容。

2.照护要点

①观察有无乳头平坦、内陷及乳头皲裂。指导正确的哺乳方法，如两侧乳房交替喂奶，不可以强行将乳头从婴儿口中取出，防止过分牵拉乳头，切忌让婴儿含着乳头入睡，长时间空吮容易造成乳房韧带过度牵拉受损而导致乳房松弛；②观察乳汁的质和量，定期喂奶、吸奶，适当按摩，保持乳管通畅，预防乳腺炎；③充足的营养，可以多食瘦肉、蛋类、奶类，以及新鲜蔬菜水果等（详细内容见第八章 第一节 母乳喂养）。

（四）静脉血栓栓塞症照护

1.产后静脉血栓栓塞症

静脉血栓栓塞症在孕期的任何时候都会出现并持续进展，直至威胁孕产妇的生命安全，尤其是产后6周内产妇发生该疾病的风险最高，可能与产后身体疲惫虚弱、伤口疼痛、活动不便，使产妇长时间卧床，导致静脉血液回流缓慢，血液淤积于静脉内有关。

2.照护要点

①鼓励产妇尽早下床活动和进行产后健康操；②鼓励产妇多饮水；③嘱产妇穿弹力袜，预防下肢静脉血栓的形成；④剖宫产术后，麻醉导致产妇下肢感觉及功能尚未恢复，可按摩产妇下肢，促进下肢血液循环；⑤若产妇出现下肢浅静脉怒张、下肢酸胀疼痛、凹陷性水肿、皮温升高、皮肤暗红等，应考虑下肢深静脉血栓的发生；⑥若产妇出现呼吸困难、胸痛、心动过速、动脉血氧饱和度降低、晕厥等，应考虑可能发生肺栓塞，及时报告医护人员。

第二节 产褥期心理特点与照护

一 产褥期心理特点

分娩结束后，部分产妇经历分娩、伤口愈合、体态恢复、哺乳后会出现焦虑不安，甚至发生产后抑郁。产褥期产妇的心理变化常表现为情绪高涨、希望、高兴、满足感、幸福感、乐观、压抑及焦虑等。

（一）影响产褥期产妇心理变化的因素

影响产褥期产妇心理变化的因素很多，包括产妇的年龄、产妇对分娩的感受、产妇身体的恢复情况、能否胜任母亲角色、家庭环境和家庭成员的支持等。

1. 年龄

若产妇年龄小于 18 岁，由于自身在生理、心理及社会等方面发展尚未成熟，其成为母亲角色的心理适应能力较差。年龄大于 35 岁的产妇虽然在心理及社会等方面发展比较成熟，但由于体力和精力的下降，容易出现疲劳感，在母亲角色的转换中也会面临很多冲突，对心理适应有不同程度的影响。

2. 身体状况

妊娠期身体健康状况、是否剖宫产、妊娠过程中有无并发症等因素都会影响产妇的心理状态。

3. 产妇对分娩过程的感受

产妇对分娩过程的感受与产妇对分娩的期望、所具有的分娩知识、分娩的方式及分娩过程中支持源的获得有关。当产妇对分娩的期望与实际情况有差异时，会影响其产后的情绪状态。

4. 社会支持

社会支持系统提供了心理和物质基础的支持。家人的理解与帮助、稳定的家庭经济状况等有助于产妇的心理适应，使其更快胜任照顾新生儿的角色。

（二）产褥期产妇的心理调适过程

产褥期心理调适是指产妇从妊娠期和分娩期的不适、疼痛、焦虑中恢复，接纳家庭新成员及建立新家庭的过程。根据美国心理学家 Rubin 的研究结果，产褥期产妇的心理调适过程一般经历依赖期、依赖—独立期、独立期三个时期。

1. 依赖期

依赖期指产后前 3 日。该阶段产妇表现为通过别人来满足自己的很多需要，如对孩子的关心、喂奶、沐浴等，产妇喜欢用语言表达对孩子的关心，谈论自己妊娠和分娩的感受。产妇有较好的妊娠和分娩经历、较早接触婴儿、较多与婴儿目视及身体接触、充足的产后休息等都有助于产妇较快地进入第二期。

2. 依赖—独立期

依赖—独立期指产后 3～14 日。产妇开始表现出较为独立的行为，如主动参与活动，注意周围的人际关系，学习和练习护理孩子。但这一时期容易产生压抑，压抑产生的原因主要与分娩后产妇感情脆弱、痛苦的妊娠和分娩过程、新生儿诞生而产生爱的被剥夺感、太多的母亲责任、糖皮质激素水平降低等因素有关。此时，产妇常表现出冷漠不悦、易烦躁、情绪激动等状况，严重者可表现为易哭泣，拒绝哺乳和护理新生儿等。

3. 独立期

独立期指产后 2 周至 1 个月。此时，产妇、家人和婴儿已形成新的生活圈，夫妇两人共同分享欢乐和责任。但是，产妇及丈夫之间会因哺育孩子、承担家务及维持夫妻关系等各种角色而产生矛盾，从而承受更多的压力。

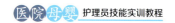

二　产褥期心理照护

产妇在经历了妊娠及分娩的激动与紧张后，精神疲惫，造成产妇情绪不稳定，尤其在产后2周内，可表现为轻度抑郁。母婴护理员应帮助产妇减轻身体不适，并给予精神关怀、鼓励、安慰，使其保持良好生活习惯和愉悦乐观的心态，尽早适应新的家庭生活环境及方式。针对产褥期不同时期产妇心理行为实施相应的心理干预和护理，引导产妇采用积极的认知模式、情绪和行为模式，提高心理适应能力，使产妇以最佳的心理状态积极面对产后的康复过程。

（一）依赖期

在依赖期，家庭成员的支持，尤其是丈夫的心理支持尤为重要。鼓励丈夫与家属及时关心帮助产妇，营造一个良好的家庭氛围。母婴护理员在照护时应强调产妇及家属共同参与新生儿护理的育儿理念，减轻产妇独自照顾新生儿的心理压力。耐心指导产妇如何进行休息、饮食营养、卫生保健、母乳喂养、新生儿护理等。帮助产妇做好日常生活护理及新生儿监护。

（二）依赖—独立期

此期，母婴护理员应加倍地关心产妇，鼓励产妇表达自己的心情，并让家属积极参与安慰疏导产妇，帮助其缓解压抑情绪。及时提供婴儿喂养和护理知识，耐心指导并协助产妇哺乳和新生儿照护，培养其照顾新生儿的能力。初产妇由于初为人母，无育儿经验和知识，在产褥期往往比较脆弱，而且对旁人的态度和评价都较为敏感。对于产妇的努力和进步，母婴护理员应多采用鼓励、肯定的评价，使她们树立足够的信心来面对新角色带来的挑战，让其在此过程中感到快乐和满足，提高产妇的自信心和自尊感，促使产妇尽早接纳新生儿。保证室内舒适安静无噪声，保证产妇得到充分的休息，使其从疲劳中尽快恢复，承担喂养、监护新生儿和生活自理等工作。

（三）独立期

在独立期，家庭成员之间的相互关心、支持合作非常重要，夫妻双方将共同面对生活中的困难，给予对方支持，这对于家庭的和谐稳定是十分必要的。

第三节　产褥期生活照护

一　产褥期饮食与营养照护

（一）饮食

产妇在阴道分娩时能量消耗较大，水分流失较多，故产后第一餐可进适量、易消化的半流质食物，逐渐过渡到正常饮食。对于剖宫产妇女，术后当天一般给予流质饮食，术后一天进食半流质，但忌用牛奶、豆浆、含大量蔗糖等易引起胀气的食物，直到肛门排气后可恢复正常饮食。部分产妇在分娩后的最初1～2天感到疲劳无力或者胃口不好，可选择较清淡、稀软、易消化的食物，如面片、挂面、馄饨、粥、蒸或煮的鸡蛋及煮烂的肉菜，之后逐渐过渡到正常饮食。

产褥期饮食应遵循少食多餐，荤素搭配，禁食辛辣、生冷、刺激性食物，清淡为主的原则，并尽量避免煎炸食品摄入。食物要多样化，在此基础上，还应重视烹饪味道，以增强产妇食欲。

（二）营养

根据中国营养学会制定的《中国居民膳食指南（2022）》，产褥期产妇各类食物推荐如下（图7-1）：谷类225～275g，其中全谷类和杂豆不少于1/3，薯类75g。蔬菜类400～500g，其中绿叶和红黄色蔬菜占2/3以上。水果类200～350g。鱼、禽、蛋、肉类（含动物内脏）总量175～225g。奶类300～500ml。大豆类25g。坚果10g。烹调油25g。食盐不超过5g。饮水量为2100ml。

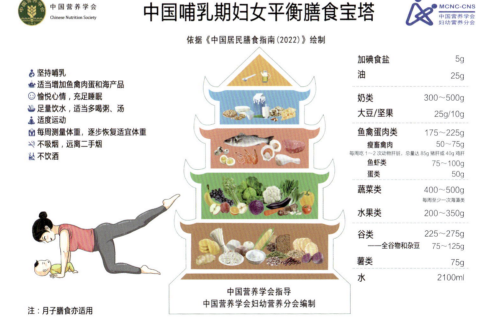

图7-1 中国哺乳期妇女平衡膳食宝塔

产褥期产妇应同时遵循5条核心膳食原则：①产褥期食物多样不过量，坚持整个哺乳期营养均衡；②适量增加富含优质蛋白质及维生素A的动物性食物和海产品，选用碘盐，合理补充维生素D；③坚持母乳喂养；④多喝汤和水；⑤限制浓茶和咖啡，忌烟酒。依据产妇个体差异，制订有针对性的饮食计划，以确保机体恢复所需的足够热量和营养。产褥期需要做好以下营养保障。

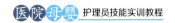

1. 保证充足的优质蛋白质和维生素 A 的摄入

产褥期产妇膳食蛋白质应在普通成年女性基础上每天增加 25g，选用鱼、禽、肉、蛋、奶及大豆等优质蛋白质，每天 3 种以上，以获得所需的优质蛋白质。此外，奶类含有丰富的钙和蛋白质，豆制品是植物蛋白的最佳来源，可以促进蛋白质的快速吸收。

产褥期产妇的维生素 A 推荐量：视黄醇当量（RAE）每天增加 600mg 左右，动物肝脏富含活性维生素 A，利用效率较高，每周增加 1~2 次猪肝（总量 85g）或鸡肝（总量 40g），可以达到推荐摄入量。

2. 摄入充足的钙和碘

产褥期产妇膳食钙推荐摄入量比普通女性每天增加 200mg。钙的最好食物来源是奶类，其富含钙且易于吸收，可促进骨盆快速恢复，同时也可转化生成乳汁。若每天饮奶总量达 500ml，则可获得大约 540mg 的钙，另外加上选用深绿色蔬菜、豆制品、虾皮、小鱼等含钙较丰富的食物，即可达到推荐摄入量。同时还应补充维生素 D 或晒太阳，增加钙的吸收和利用。

产褥期产妇膳食碘推荐摄入量比一般女性增加 120mg/d，按碘盐摄入量 5g/d 计算，每天通过食盐摄入的碘量约 100mg，除此之外还需要增加含碘量比较丰富的海产品摄入才能满足身体的需要，达到推荐量，如海带、紫菜、贻贝等，建议每周摄入 1~2 次富含碘的海产品。增加海产品的摄入可使乳汁中不饱和脂肪酸、碘等的含量增加，从而有利于婴儿的生长发育，特别是脑和神经系统的发育。

3. 保证多种维生素、纤维素、矿物质和微量元素的摄入

产褥期产妇的食物要多样化，以谷类为主，注重粗细搭配，应多食新鲜水果、蔬菜等含丰富维生素和纤维素的食物，同时保证适量矿物质和微量元素的摄入。如芹菜、菠菜、荠菜等绿色蔬菜含有丰富的钙、铁等元素，以及含有大量的粗纤维，可促进食物的消化吸收。

维生素在食物中的分布较为广泛，小米、玉米、蔬菜、水果含有丰富的维生素 B，维生素 B 可调节产妇心理，降低产后抑郁症的发病率；维生素 E 可调节产妇血管，增加机体的血供量，确保乳汁分泌；补充铁元素可以预防产妇及婴儿缺铁性贫血的发生，建议铁的补充在 3 个月以上，猪血、鸭血、猪肝、菠菜、鸡肝等含有丰富的铁。

4. 补充适量的脂肪和糖分

产褥期产妇可以补充适量的脂肪以保证泌乳的需求，同时可以促进身体的恢复。植物脂肪是脂肪摄入的首选，既可以满足产妇泌乳的需求，又可以避免动物脂肪对胃肠道蠕动的影响，降低胃肠道吸收的负担，促进产后恢复。油菜籽、芝麻、花生等均含有植物脂肪，压榨成油，加入日常的汤、羹、菜等可满足部分脂肪需求。

此外，产妇运动不便，大多数产妇会出现便秘，而蜂蜜在确保充分补充糖分的同

时，又促进了胃肠道的蠕动，可以缓解便秘。藕、栗子、莲子等不仅是糖分含量丰富的天然食物，同时还含有蛋白质和维生素等，可以缓解胃肠道的压力，有利于产后恢复。但是，产褥期产妇应避免摄入过多的脂肪和糖分，以免引起产后生育性肥胖。

5. 摄入充足的水分

产褥期产妇每天分泌乳汁，加上自身代谢的增加，水的需要量相应增加，每日应比怀孕前增加 1100ml 水的摄入。可以多吃流质食物，如鸡汤、鲜鱼汤、猪蹄汤、排骨汤、菜汤、豆腐汤等，每餐都应保证有带汤的食物。但由于汤的营养密度不高，过量喝汤会影响主食和肉类的摄取，造成产妇贫血和营养不良等问题。应该科学喝汤，做好以下几点：① 餐前不宜喝太多汤，可在餐前喝半碗至一碗汤，待到八九成饱后再喝一碗汤，保证主食及营养素的摄入；② 喝汤的同时要吃肉，肉汤的营养成分大约只有肉的 1/10。因此，连肉带汤一起食用，才能满足产妇和婴儿的营养需求；③ 不宜喝多油浓汤，太浓、脂肪太多的汤，不但影响产妇的食欲，还会引起婴儿脂肪消化不良性腹泻。煲汤的材料可以选择一些脂肪含量较低的肉类，如鱼类、瘦肉、去皮的禽类、排骨等，也可以喝蛋花汤、豆腐汤、蔬菜汤、面汤及米汤等。

二 产褥期卫生清洁

产褥期卫生清洁主要包括休养环境、产妇衣着、清洁卫生、外阴清洁、口腔清洁，提供产妇舒适的休息环境，提高身体免疫力，减少感染发生。

（一）环境照护

1. 休养环境

产妇和新生儿通常为母婴同室，因此，休养环境应安静、舒适、整洁，保持室内空气清新，温度和湿度适宜，室温一般控制为 22～24℃，相对湿度保持在 50%～60%。减少探访人员，以免污染空气和影响产妇休息。

2. 产妇衣着

产妇的穿着应随气候及居住环境的温度、湿度变化进行调整，衣着温暖适宜，夏季注意凉爽，冬季注意保暖。

（二）个人卫生

1. 清洁卫生

产褥期出汗多，应注意保持产妇头发和皮肤的清洁舒适，勤擦身、勤换内衣。产后 6 周内避免盆浴，水温一般控制在 40℃左右。饭前便后、哺乳前产妇均要洗手。

2. 外阴清洁

每天两次用温水清洗外阴，勤换产褥垫及内裤，排便后避开伤口，用清洁卫生纸擦拭，以免肛门周围细菌逆行造成感染。

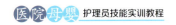

3. 口腔清洁

早晚刷牙，餐后漱口，有利于减少口腔中的细菌，减少细菌侵袭，预防口腔感染和牙周炎，提高身体免疫力。刷牙时宜使用软毛牙刷，避免牙龈损伤。

三　产褥期排泄照护

1. 产褥期排尿

（1）协助排尿：阴道分娩的产妇有尿意应随时排尿。母婴护理员应在产后 4~6 小时内督促并协助产妇排尿，防止发生产后尿潴留而影响子宫收缩，引起子宫收缩乏力，导致产后出血。剖宫产术后需观察产妇导尿管是否通畅，尿量、颜色、性质是否正常。正常尿量每天约 1000~2000ml，正常尿液呈淡黄色，澄清透明。

（2）照护要点：①产妇第一次起床解尿时，母婴护理员需陪伴在旁，搀扶好产妇，注意安全，防止产妇头晕跌倒；②排尿困难时，母婴护理员要了解产妇的心情，消除其紧张不安的情绪，解除排尿引起疼痛的顾虑，并注意遮挡，创造一个安全舒适的排尿环境；③帮助按摩、热敷下腹部，促进排尿，也可听流水声或用温水冲洗会阴，利用条件反射诱导排尿；④母婴护理员要观察尿量、颜色、性质，有异常及时报告医护人员，如每天尿量少于 400ml 为少尿，超过 2500ml 为多尿，尿色呈红色或棕色考虑为血尿，新鲜尿液有氨臭味，提示有泌尿道感染等。

2. 产褥期排便

（1）便秘：产妇腹壁及盆底肌肉松弛、产后卧床少动引起肠蠕动减弱、产后伤口疼痛等原因，导致产妇常易出现便秘。

（2）照护要点：①注意产妇隐私，创造一个有利于排便的环境；②腹部按摩，刺激肠蠕动，帮助排便；③鼓励产妇尽早下床活动，增加肠蠕动；④指导产妇进行产后健身操，增强盆底肌肉群的张力；⑤指导产妇多吃蔬菜、水果、粗粮，多饮水，促进排便。

第四节　产褥期康复

我国妇女受传统观念的影响，产后强调"坐月子"，使产妇在体力消耗较少的情况下大量增加营养，促使腹部脂肪堆积，生殖器官恢复缓慢，这不仅影响产妇的外观形象，而且对身体健康也是有害的。通过科学的、有计划的产后康复训练，可以有效预防血栓栓塞性疾病，控制产后体重，促进产后盆底功能的恢复，提高身体免疫力等。

休息与体位

（一）休息

产妇因分娩中消耗了大量的体力，故休息十分重要，可以帮助产后体能恢复，提高食欲，促进乳汁分泌。每天保证7～9小时的睡眠。睡眠时间尽可能与新生儿保持同步（一般喂奶间隔时间不超过3小时，按需哺乳）。病室保持空气清新，温、湿度适宜，限制探视人数，集中护理活动时间，提供良好的休息环境。

（二）体位

阴道分娩产妇如有会阴伤口，应取健侧卧位，这样可以防止恶露污染伤口。剖宫产术后根据麻醉方式选择卧位，椎管内麻醉的产妇，术后需去枕平卧6小时。产妇避免过早做蹲位活动和参加重体力劳动，以防子宫脱垂。

 产褥期运动

产褥期以低强度活动为主，包括日常生活活动、步行、盆底运动和伸展运动等。世界卫生组织建议产后女性逐渐恢复至每周至少150分钟中等强度有氧运动，并认为适当的运动有利于产后体重恢复，以及降低产后抑郁风险。

（一）运动时间

产妇应尽早开始适宜活动，活动强度应循序渐进，逐渐适应，注意劳逸结合。母婴护理员对阴道分娩者产后即可协助其下床活动，对剖宫产产妇应适当推迟活动时间。鼓励产妇先在床上进行肢体活动、翻身，逐渐过渡到下床活动。一般在产后第2日即可开始做腹式呼吸等简单的产后康复操，出院后继续做产后康复操至产后6周。产后前4周，循序渐进地进行呼吸功能训练和肌力训练，这样可以提高心肺功能。产后4～6周可开始有规律地做有氧运动，运动量可根据个人身体情况和耐受程度逐渐增加。有其他合并症的产妇可根据医生建议开展运动。哺乳期妇女为避免运动时乳房胀而引起的不适，可在完成哺乳后进行运动。

（二）运动方式

产后运动可根据身体状况和个人喜好选择不同的运动方式，如腹式呼吸、卧位体操、肌力训练、有氧运动、瑜伽、盆底功能训练（Kegel运动）等。

1. 产后康复操

产后康复操有利于产妇恢复精力和消除疲劳，促进腹壁、盆底肌肉张力的恢复，避免腹壁皮肤过度松弛，预防尿失禁、膀胱直肠膨出及子宫脱垂。产后康复操包括腹式呼吸训练、抬头运动、胸部运动、手臂运动、臀部运动、盆底功能训练、会阴收缩运动、提肛运动、桥式运动、骨盆运动、腿部运动、踝泵运动等。

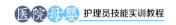

产后康复操注意事项：在饭后半小时开始训练，训练前排空小便，根据产妇体力恢复情况，运动量由小到大，由弱到强，循序渐进，并根据身体情况逐渐增减。

2. 盆底功能训练

盆底功能训练是预防和治疗妊娠期及产后盆底功能障碍的有效措施，在没有并发症的情况下，产后早期盆底功能训练是产后康复的好方法。训练可以采用任何一种体位（站立、坐位、卧位、行走）中进行训练。在训练前要排空膀胱，然后做收缩肛门和阴道的动作。传统的训练以Kegel运动为主，即通过锻炼耻-尾骨肌肉群来提升盆底肌力。

 ### 三　器械康复

（一）产后康复治疗仪

产后康复治疗仪是运用现代科技手段，将产后康复治疗纳入科学化、规范化和标准化的轨道，帮助产妇尽快恢复身体，促进产后康复，提高生活质量。它的作用主要体现在改善尿潴留、促进排气、加快子宫复旧、促进泌乳等。

1. 改善尿潴留

产妇在分娩过程中，由于胎儿的头部挤压膀胱，从而造成产妇的括约肌受损，影响括约肌的收缩功能，严重时会造成产后尿潴留的发生。产后康复治疗仪能有效改善产后尿潴留。治疗仪所产生的低频脉冲对产妇腰骶部进行低电流刺激治疗，带动膀胱肌肉有规律地运动，使膀胱肌麻痹得以消除，改善局部血液循环，促进膀胱功能恢复，促进排尿。

2. 促进排气

产妇分娩后排气的早晚与其进食、乳汁分泌的迟缓有着必然的联系。因此，缩短产后排气时间，可有效促进产妇进食，加强营养物质摄入，增强消化吸收。产后康复治疗仪产生的低频脉冲对产妇腰骶部进行低电流刺激治疗，可使盆底肌肉有规律地收缩，有效改善产妇胃肠道蠕动，加速产后排气时间。

3. 加快子宫复旧

产后康复治疗仪可使子宫肌的紧张度和弹性得到有效恢复，使阴道出血量减少，有利于加速子宫的自然恢复；此外，亦使产妇盆腔血液循环得以改善，组织供氧量提高，促进新陈代谢，使盆腔内炎症得以吸收、消退，减轻盆腔痛。

4. 促进泌乳

产后康复治疗仪可改善乳房血液循环，减少乳汁淤积，促进腺管通畅，促进乳汁分泌，减少乳房胀痛不适，提前预防乳腺炎的发生。

（二）盆底康复仪

1. 盆底肌电刺激疗法

盆底肌电刺激疗法是用来治疗女性产后盆底功能障碍，如尿失禁、产后盆腔脏器脱垂的一种治疗手段，需要在产妇的阴道中放置电极，通过不同强度的电刺激对患者的神经、肌群进行刺激，使盆底肌肉完成被动收缩，起到锻炼盆底肌的作用，实现盆底肌收缩能力的改善。

2. 盆底生物反馈疗法

盆底生物反馈疗法是在阴道内置入生物反馈仪，是盆底肌功能辅助治疗方法，可以修复盆底肌，收缩阴道，防止盆腔器官脱垂。通过对盆底肌活动状态的动态监测、反馈，进而对盆底功能锻炼给予有效指导，采取有针对性的适量锻炼，持续改善盆底肌功能。

3. 盆底磁刺激疗法

盆底磁刺激疗法是通过电磁脉冲达到紧缩盆底肌、缓解盆腔痛、抑制膀胱逼尿肌收缩、促进血液循环等效果。主要利用动态电磁脉冲刺激产妇的神经纤维，促使产生神经冲动，引起盆底神经末梢运动，实现盆底肌力量的增强。

第五节　产褥期常见问题及照护

 一　产后出血

1. 产后出血概述

产后出血是指胎儿娩出后 24 小时内阴道分娩者出血量 ≥ 500ml，剖宫产者出血量 ≥ 1000ml。产后 2 小时是产后出血发生的高峰期，约 80% 出血发生在这一时段。分娩 24 小时后发生的子宫大量出血，称为晚期产后出血，常见于产后 1～2 周，亦有延迟至产后 2 月余。临床表现多为少量或中等量阴道出血，持续或间断，部分可表现为大量出血，同时伴有血凝块的排出。此时，产妇伴随寒战、低热，且常因失血过多而导致贫血或发生失血性休克等。

2. 产后出血照护

① 注意观察产妇的子宫收缩、阴道出血及会阴伤口情况，定时测量生命体征，有无面色苍白、皮肤湿冷、产妇头晕等现象，发现异常及时报告医护人员；② 督促和协助产妇在产后 4～6 小时内及时排空膀胱，以免影响子宫收缩而引起产后出血；③ 若无特殊情况，应尽早实施母乳喂养，以刺激子宫收缩，减少产后出血；④ 一旦发生产后出血应积极做好产妇及家属的安慰、解释工作，避免产妇精神紧张；⑤ 大量失血后，产妇抵抗力低下，体质虚弱，护理员应主动关心并为其提供帮助，使其增加安全

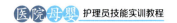

感；⑥鼓励产妇进食营养丰富易消化饮食，多进食含铁、优质蛋白质、维生素丰富的食物；⑦告知产褥期禁止盆浴及性生活。

二 产褥感染

1. 产褥感染概述

产褥感染是指分娩时及产褥期生殖道受病原体感染，引起局部和全身的炎性反应，发病率为1.0%～7.2%，是产妇死亡的四大原因之一。临床三大主要症状为发热、疼痛、异常恶露，感染发生的部位一般为会阴、阴道、宫颈、腹部切口及子宫切口。产褥早期发热最常见的原因一般是脱水，产妇如果在2～3日低热后突然出现高热，首先要考虑产褥感染，母婴护理员应及时报告医务人员。

2. 产褥感染照护

①注意保暖，保持病室安静、清洁、空气新鲜，保持床单、衣服及用物清洁，会阴部要保持清洁，及时更换会阴垫，治疗期间采用淋浴；②密切观察产后生命体征的变化，尤其是体温，观察产妇是否有恶心、呕吐、全身乏力、腹胀、腹痛等症状，同时观察恶露的颜色、性状与气味，子宫复旧情况及会阴伤口情况；③保证产妇休息，采取半卧位或抬高床头，促进恶露引流，防止感染扩散；④加强营养，给予高蛋白、高热量、高维生素易消化饮食，鼓励产妇多饮水，保证足够的液体摄入；⑤产妇出现高热时可给予冷敷、温水擦浴等降温措施。

三 产褥中暑

1. 产褥中暑概述

产褥中暑是指产褥期因高温环境使体内余热不能及时散发，从而引起中枢神经系统体温调节功能障碍的急性热病，临床表现为高热、水电解质紊乱、循环衰竭和神经系统功能损害等。本病虽不多见，但起病急，发展迅速，若处理不当可能会发生严重后遗症，甚至死亡。产褥中暑的常见原因是长时间关门闭窗，使身体处于高温、高湿状态，导致体温调节系统功能障碍。根据病情程度分为以下三类。

（1）中暑先兆：发病前多有短暂的先兆症状，表现为口渴、多汗、心悸、恶心、胸闷、四肢无力，此时体温正常或低热。

（2）轻度中暑：指产妇体温逐渐升高到38.5℃以上，随后出现面色潮红、胸闷、脉搏增快、呼吸急促、口渴、痱子满布全身。

（3）重度中暑：产妇体温继续升高至41～42℃，呈稽留热型，可出现面色苍白、呼吸急促、谵妄、抽搐、昏迷。若处理不及时可在数小时内因呼吸、循环衰竭而死亡，幸存者也常遗留中枢神经系统不可逆的后遗症。

2.产褥中暑照护

① 定时开窗通风，保持室内正常温湿度，预防中暑；②正确识别产褥中暑，一旦发现产妇有口渴、多汗、心悸、恶心、胸闷、四肢无力等中暑先兆立即报告医护人员，并协助医护人员对产妇进行迅速降温的措施。

四　产后抑郁症

1.产后抑郁症概述

产褥期抑郁症是产褥期精神障碍的一种常见类型，临床表现为产褥期持续和严重的情绪低落以及一系列症状，如动力降低、失眠、悲观等，甚至影响产妇对新生儿的照料能力。通常在产后 2 周内出现症状，产后 4～6 周症状明显，病程可持续 3～6 个月。

（1）情绪改变：产妇心情压抑、沮丧、情绪淡漠，甚至出现焦虑、恐惧、易怒，在夜间加重；有时表现为孤独、不愿见人或伤心、流泪。

（2）自我评价降低：产妇自暴自弃，有自罪感，对身边的人充满敌意，包括与家人、丈夫关系不协调。

（3）缺乏信心：产妇对生活缺乏信心，自觉生活无意义，出现厌食、睡眠障碍、易疲倦等情况。

（4）严重者表现为绝望，有自杀或杀婴倾向，有时陷于昏睡状态。

2.产后抑郁症照护

① 观察产妇的情绪变化、食欲、睡眠、疲劳程度及思想集中能力；② 观察产妇的日常活动和行为，如自我照顾能力与照顾婴儿的能力，帮助产妇适应角色的转换；③ 观察母婴之间接触和交流的情况，了解产妇对婴儿的喜恶程度及对分娩的体验与感受，指导产妇与婴儿进行交流、接触，并鼓励多参与照顾婴儿，培养产妇的自信心；④ 提供温暖、舒适的环境，入睡前喝热牛奶、洗热水澡等，协助产妇入睡，保证足够的睡眠；⑤ 合理安排饮食，保证产妇的营养摄入，鼓励、协助产妇哺乳，使其有良好的哺乳能力；⑥ 鼓励产妇白天从事短暂的轻体力活动；⑦ 做好安全防护，恰当安排好产妇的生活和居住环境，防止产妇自杀、自伤等意外的发生；⑧ 护理员要用温和、接受的态度，耐心倾听产妇的诉说，使产妇感到被支持、尊重和理解，鼓励产妇宣泄、抒发自身的感受，同时，让家人给予更多的关心和爱护；⑨尽量避免不良的精神刺激和压力。

产褥期常见问题还包括产后宫缩痛、产后恶露、产后发热等，其症状、照护等相关知识内容在本章第一节已详细阐述。

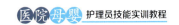

👶 案例学习

　　林女士，28岁，孕40⁺⁵周，初产妇，因先兆临产收入院。入院10小时后顺产分娩一女婴，体重3510g，会阴正中Ⅱ°撕裂，予皮内缝合术，分娩后即予新生儿早接触、早吸吮，在产房观察2小时后，母婴送返病房，入室后查体：体温36.8℃，脉搏88次/分，呼吸20次/分，血压112/74mmHg，子宫收缩佳，宫底脐下2指，恶露量少，色暗红，少量乳汁分泌。

1. 会阴伤口感染的预防

　　产妇分娩时及产褥期生殖道因受病原体感染，易引起局部和全身炎性反应，是产妇死亡的四大原因之一。建议该产妇采取健侧卧位，即床上休息时可以多选取左侧卧位或右侧卧位，以避免恶露污染伤口。每天两次用温水清洗外阴，勤换产褥垫及内裤，排便后避开伤口，用清洁卫生纸擦拭，小便往前擦，大便往后擦，以免肛门周围细菌逆行造成感染。

2. 产妇住院期间观察要点

　　母婴护理员需认真观察产妇子宫收缩情况，注意恶露的色、质、量。观察排尿排便、乳汁分泌、伤口愈合、生命体征等情况，注意产妇主诉、有无并发症的发生、产妇心理状况的变化等，如有异常应及时告知医护人员。

🧒 本章小结

　　产褥期是产妇恢复的关键时期。本章介绍产褥期生理特点及照护要点、产褥期心理特点及照护要点、产褥期饮食与营养、产褥期卫生清洁、产褥期排泄照护、产褥期休息与体位、产褥期运动、器械康复、产后出血照护、产后抑郁症照护、产褥感染照护、产褥中暑照护。母婴护理员应掌握产褥期照护相关知识，协助医护人员对产妇进行照护及健康教育，促进产妇产后康复。

❓ 思考题

　　1. 产褥期心理照护要点是什么？
　　2. 产褥感染照护应做好哪些内容？
　　3. 产褥期产妇应遵循哪5条膳食原则？

参考文献

[1] 谢幸，孔北华，段涛. 妇产科学 [M]. 9版. 北京：人民卫生出版社，2018.

[2] 安力彬，陆虹. 妇产科护理学 [M]. 7版. 北京：人民卫生出版社，2022.

[3] 余艳红，陈叙 . 助产学 [M]. 北京：人民卫生出版社，2017.

[4] 中国营养学会 . 中国居民膳食指南（2022）[M]. 北京：人民卫生出版社，2022.

[5] 中华预防医学会妇女保健分会 . 产后保健服务指南 [J]. 中国妇幼健康研究，2021，32（6）：
767-781.

[6] 杨晓蕊，杜爱娜 . 产后康复综合治疗仪对子宫复旧和泌乳的影响 [J]. 智慧健康，2023，9（3）：
64-68.

[7] 李思瑶 . 产后康复治疗仪治疗子宫复旧不全的有效性探讨 [J]. 中国医疗器械信息，2022，28(24)：
144-146.

[8] 张萍，卢琼芳 . PFMT 对产后盆底功能康复的研究进展 [J]. 齐齐哈尔医学院学报，2020，41(13)：
1669-1672.

[9] 杨真 . 产后盆底功能障碍疾病康复治疗的研究进展 [J]. 中国误诊学杂志，2020，15（9）：
431-432.

（上海交通大学医学院附属国际和平妇幼保健院　李红、饶琳、何莹）

第七章 教学资源　　　第七章 在线测试

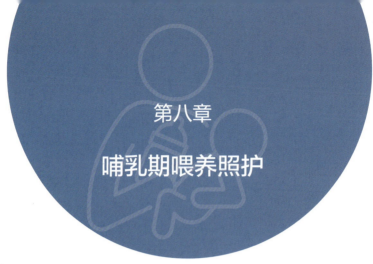

第八章

哺乳期喂养照护

🎯 **学习目标**

完成本章学习后，应能够达到如下目标：

识记 1. 乳汁种类和营养成分。

2. 母乳喂养成功的关键措施。

理解 1. 母乳喂养的益处。

2. 母婴特殊情况下的喂养支持。

运用 1. 哺乳期常见母乳喂养问题的处理。

2. 母乳喂养、人工喂养基本技巧。

哺乳期是指分娩后母乳喂养婴儿直至停止哺乳的时期。母乳是婴儿最理想的食物，婴儿通过母乳获得营养与免疫保护，获得安全感与满足感，从而得到良好的生长发育与心智发展。母乳喂养有助于母亲产后恢复及疾病预防，并有助于亲密母婴关系的建立。作为产后母婴主要照顾者之一，母婴护理员应学习哺乳期喂养及照护的相关知识，具备足够的母乳喂养知识、能力及技能去帮助及支持母乳喂养，识别并帮助解决新生儿喂养过程中存在的问题和困难，有助于母乳喂养的成功建立及婴儿的健康发育。

第一节 母乳喂养

一 母乳喂养概述

（一）母乳喂养概念与益处

1. 母乳喂养的概念

母乳喂养是指通过母亲乳汁对婴儿进行喂养的方式。世界卫生组织与联合国儿童基金会联合倡议：宝宝出生一小时内应该开始哺乳，6 月龄内纯母乳喂养（除非有医学指征，否则不要为母乳喂养的婴儿提供母乳之外的任何食物或液体），满 6 个月后添加辅食基础上继续母乳喂养至宝宝 2 岁甚至更长时间。

2. 母乳喂养的益处

（1）对婴儿的益处：①母乳含有6个月内婴儿生长发育所需的全部营养素，且易于消化吸收；②母乳具有丰富的免疫物质，保护新生儿免受感冒、腹泻、肺炎等疾病的感染；③促进大脑和智力的发育；④减少患湿疹、哮喘和其他过敏性疾病的风险；⑤增进母子亲密接触和感情。

（2）对产妇的益处：①婴儿吸吮可刺激子宫收缩，预防及减少产后出血；②哺乳时能量的消耗，帮助产妇恢复体型；③降低母亲患乳腺癌和卵巢癌的风险；④降低母亲产后抑郁的风险；⑤预防慢性非传染性疾病，如肥胖症、高血压、糖尿病等。

（3）经济价值：①方便、经济，减少家庭支出；②减少因使用母乳代用品而产生的质量安全风险。

因此，产妇应尽可能用母乳喂养，不仅可以促进母婴的健康，而且可以增进家庭和睦。作为母婴护理员，应努力帮助母乳喂养的产妇解决喂养中碰到的问题，不断支持、帮助和鼓励产妇以增强母乳喂养的信心。

（二）泌乳生理过程

1. 乳汁分泌机制

乳汁分泌主要依赖两种激素：催乳素和催产素。催乳素可以作用乳腺腺泡的分泌细胞，使分泌细胞分泌乳汁。孕期催乳素受孕激素和雌激素抑制，胎盘娩出后，孕激素下降，催乳素水平急剧上升，可达到非孕时的20倍，促使乳腺开始大量产生乳汁。催产素作用于乳腺腺泡周围的肌细胞，肌细胞收缩，使乳汁分泌到乳管内。

2. 乳汁生理分期

泌乳分四期，即泌乳Ⅰ期、泌乳Ⅱ期、泌乳Ⅲ期和复旧期，从妊娠中期开始到泌乳完全终止。

（1）泌乳Ⅰ期：泌乳Ⅰ期从孕中期开始到产后1～2天。产后1～2天产妇分泌少量乳汁，有利于新生儿在母亲乳房上吸吮吞咽。此时，帮助产妇找到舒适的哺乳方式，这是母乳喂养开始的最佳时期。此阶段产生的初乳中含有从母亲血液中来的大量免疫活性物质和细胞。因此，产后早期哺乳的免疫保护意义大于营养需求。

（2）泌乳Ⅱ期：产后胎盘娩出触发泌乳Ⅱ期，是产后大量泌乳的启动阶段，产妇有乳房突然充盈的感觉，通常在健康足月儿娩出后30～40小时开始。在此阶段，乳汁成分发生了较大的改变，乳汁从初乳变为过渡乳。

（3）泌乳Ⅲ期：泌乳Ⅱ期后，乳汁量急剧上升，从缓慢增加到供需平衡状态，整个过程可持续到最后一次喂养。在泌乳Ⅲ期，新生儿需求越多，吸吮越多，乳汁分泌越多，且新生儿摄入量的增加并不是匀速的，出生至满月时增加较快，满月至6月龄缓慢增加，6月龄添加辅食后，乳汁的需求量相应减少，直至婴幼儿完全摄入其他食物替代乳汁，母亲停止哺乳。

（4）复旧期：复旧期是指分泌乳汁的乳腺上皮细胞凋亡，从而被脂肪细胞取代的过程。

（二）乳汁种类和营养成分

1.乳汁的种类

（1）根据时间及营养成分分类：初乳、过渡乳和成熟乳（图8-1、图8-2）。

初乳：指从怀孕中后期开始到产后2～5天所分泌的乳汁。初乳质地稠，颜色发黄，富含蛋白质、维生素、矿物质元素等物质，适合新生儿消化吸收，还富含免疫物质，能帮助宝宝抵抗各种感染。初乳的量有限，但可以满足健康新生儿出生最初几天的营养所需。

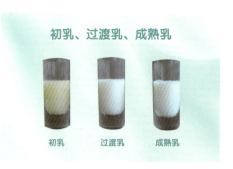

图8-1　乳汁的种类

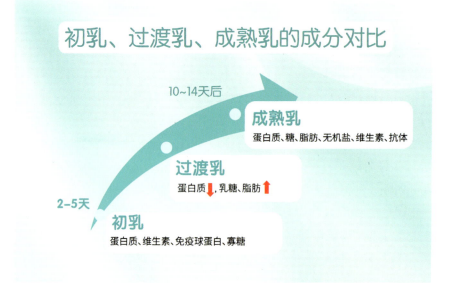

图8-2　不同乳汁成分对比

过渡乳：指产后2～5天到产后10～14天的乳汁。这个时期，乳房进入"下奶"阶段，乳汁产量相比初乳有大幅度增加。过渡乳的蛋白质和免疫球蛋白浓度逐渐下降，乳糖、脂肪的浓度逐渐增加。

成熟乳：指产后10～14天以后的乳汁。成熟乳的成分处于相对稳定的状态，但也会根据新生儿的成长发生动态变化。

（2）根据哺乳前后分类：前奶和后奶（图8-3、表8-1）。

前奶：指在母乳喂养过程中新生儿先吃到的母乳，母乳量相对较大。前奶脂肪含量较低，水分和蛋白质含量较高，外观清淡、稀薄。

后奶：指新生儿吸吮一段时间后的母乳。后奶脂肪和乳糖含量增加，蛋白质含量较低，外观较为浓稠。

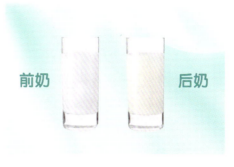

前奶与后奶都含有新生儿成长发育所必需的营养素，因此指导产妇哺乳时，每侧乳房每次哺乳时间应持续20分钟左右，或充分吸吮一侧乳房后再吸吮另一侧，不应频繁更换乳房。

图 8-3　前奶和后奶

表 8-1　前奶和后奶的成分对比

前奶	后奶
水分	含有较多的脂肪和乳糖，可以为宝贝提供大量的热量
蛋白质	
乳糖	
维生素	
无机盐	
免疫球蛋白	

2. 乳汁的营养成分

母乳含有新生儿生长发育所需的各种营养成分，如蛋白质、脂肪、碳水化合物、维生素、矿物质和微量元素等。母乳中水分含量约占88%，6个月内纯母乳喂养的新生儿不需要额外添加水。

（1）蛋白质：研究发现母乳中的蛋白质成分已超过2500多种，其中以乳清蛋白与酪蛋白为主。①乳清蛋白主要包括乳铁蛋白、α-乳清蛋白、分泌型免疫球蛋白A、白蛋白等；②酪蛋白主要为κ-酪蛋白、β-酪蛋白。蛋白质可以帮助新生儿建立和维持正常的肠道菌群，促进肠道成熟和消化吸收，增强新生儿免疫力。

（2）碳水化合物：母乳中的碳水化合物主要成分为乳糖、低聚糖和少量葡萄糖，提供新生儿所需能量的40%。①乳糖进入新生儿肠道后，在乳糖酶的作用下分解并被吸收。乳糖分解是渐进的过程，可以保障新生儿在两顿奶中间均匀获取能量；②低聚糖是母乳所特有的一种溶解性植物纤维，它可以促进新生儿肠道益生菌的产生，从而抑制致病菌生长，减少新生儿肠道感染，提高新生儿免疫力。此外，低聚糖对缓解新生儿便秘也有一定的作用。

（3）脂肪类：母乳中的脂肪包括甘油三酯、胆固醇等，提供新生儿45%～53%的能量需求。母乳中的脂肪可以降低早产儿发生支气管肺发育不良、坏死性小肠结肠炎及早产儿视网膜病变的风险。

（4）矿物质：母乳中的矿物质主要包括钙、镁、磷、钾、钠、氯等。矿物质的含量在母乳中基本恒定，它与母亲年龄、胎次、饮食及补充剂关系不大。

（5）维生素：母乳中的维生素分两种，一种是水溶性维生素，一种是脂溶性维生素。①水溶性维生素：包含维生素C、维生素B_1、维生素B_2、维生素B_6、维生素B_{12}、烟酸、叶酸等。水溶性维生素与母亲的膳食水平有直接的关系，如母亲挑食，会影响乳汁中维生素的含量，所以母乳喂养的母亲一定要饮食均衡。②脂溶性维生素：包含维生素A、维生素K、维生素D和维生素E。母乳中脂溶性维生素受饮食影响较小，主要靠母亲体内的储存。母乳是维生素A的良好来源，婴幼儿期缺乏维生素A会导致视盲症。母乳中维生素D含量很少，婴幼儿期缺乏维生素D会导致佝偻病、低钙血症等，这就需根据新生儿喂养情况适当补充维生素D，即每天400效价单位。

（四）母乳与配方奶的成分比较

配方奶一般是利用牛奶、大豆等制品加工而成，并参照母乳成分调整营养素含量，添加多种微量营养素（维生素、矿物质等）。但是与母乳相比，配方奶中的蛋白质、脂肪、碳水化合物的比例无法完全模拟母乳，配方奶中还缺乏母乳中存在的天然抗感染因子和生物活性因子（图8-4）。

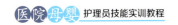

图8-4　母乳与配方奶的营养比较

（五）促进乳汁分泌的方法

产后母婴同室，对产妇进行适宜的哺乳指导，鼓励和帮助产妇产后尽早开始哺乳，并且按照新生儿的提示和需要哺乳，解除产妇的一些疑虑，有助于增加母乳喂养的自信心，促进乳汁分泌。

1. 早接触、早吸吮

（1）早接触：出生后尽早开始母婴肌肤接触，即将新生儿放在产妇裸露的胸腹部，母婴均裸露保持皮肤直接接触，在双方适应情况下，母婴皮肤接触持续1小时或更长时间。

（2）早吸吮：出生后尽早让新生儿吸吮母亲的乳房，以刺激乳汁分泌。

2. 母婴同室

母婴同室是指产妇（或父母、照护者）与婴儿日夜均在同一房间内，每天母婴分离时间不超过1小时。母婴同室可使母亲能够及时回应新生儿及喂食信号，帮助母婴亲密联结并建立母乳喂养。

3. 顺应喂养

顺应喂养是指产妇（或父母、照护者）在新生儿需要哺乳的时候就给新生儿喂奶，产妇要学会识别新生儿饥饿和准备吃奶的征象，例如新生儿有张开嘴、转头寻找乳房、吮吸手指等饥饿的表现，这称为"喂食信号"。产妇应尽快回应新生儿发出的信号，并且让新生儿每次想吸吮多久就多久，而不是等到新生儿哭闹时再喂奶。晚上3—5时是血清催乳素分泌高峰，因此产妇应坚持夜间哺乳，促进催乳素的分泌。

4. 正确含接，有效吸吮

母乳喂养时产妇需掌握正确的哺乳姿势并让新生儿正确地含接乳房吸吮，可以有效地排出乳房中的乳汁，完成有效吸吮。如果新生儿含接不好，只吸吮乳头，不仅使母亲感到疼痛，导致乳头皲裂，还会使母亲有不良的哺乳体验，从而降低母乳喂养意愿，并且乳汁排出不充分，会引起乳房肿胀、疼痛，产生负反馈作用，减少乳汁分泌。

5. 家庭和同伴的支持

家庭和同伴的支持可以保证母亲充足睡眠，合理营养，保持身心愉快，从而促进泌乳。

二　母乳喂养方法和注意事项

（一）母乳喂养的体位与技巧

1. 母乳喂养体位

母乳喂养的母亲可以采用不同的哺乳姿势，但无论采取何种姿势，都要使母亲放松和舒适，可使用枕头、靠垫等支托母亲背部、腰部、手臂等部位，同时保证新生儿能够以合适的姿势含接乳房。

（1）摇篮式（坐式）：母亲将新生儿抱在怀里，让新生儿的脖颈部靠近母亲肘的弯曲部位，背部贴着母亲前臂，新生儿的腹部贴着母亲的腹部，头和身体呈一条直线（图8-5）。为了让母亲的手臂得到支撑，可在母亲的手臂下垫枕头。该姿势适用于大多数新生儿。

（2）橄榄球式（环抱式）：母亲将新生儿放在腋下，用枕头托住新生儿的身体和头部，母亲的手托新生儿的枕部、颈部和肩部（图8-6）。该姿势可同时给双胎新生儿哺乳。

（3）侧卧式：母亲侧卧位，身体舒适放松，头枕在枕头的边缘，一手臂放在枕头旁，新生儿侧卧位，与母亲胸贴胸，腹贴腹，母亲手可以托新生儿臀部，不要固定头部，让新生儿的头能自由活动，避免乳房堵住其鼻部，引起呼吸不畅（图8-7）。侧卧式哺乳在产后早期及夜间哺乳采用较多。

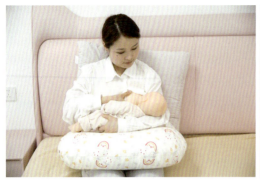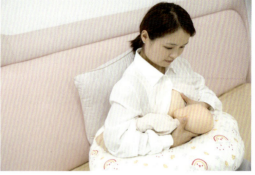

图 8-5 摇篮式（坐式）　　　　　图 8-6 橄榄球式（环抱式）

（4）半躺式：母亲放松向后半躺，将新生儿面对面地抱在胸前，母婴身躯相贴，哺乳将更轻松。半躺式体位需要注意新生儿脚的放置，至少一只脚底有支撑，使新生儿有安全感（图 8-8）。该姿势适用于大多数新生儿。

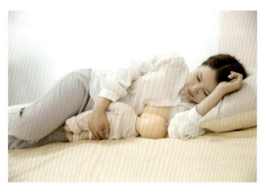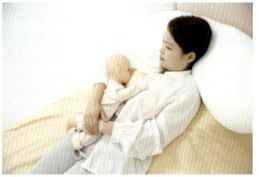

图 8-7 侧卧式　　　　　　　　　图 8-8 半躺式

（5）交叉式：母亲将新生儿贴近自己横抱在身前，顺着前臂抱紧，用手和手腕支撑新生儿的头、颈和肩部，使用枕头等帮助托住新生儿身体。左臂托抱时喂哺右侧乳房，右臂托抱时喂哺左侧乳房（图 8-9）。交叉式更适用于低体重儿。

2. 母乳喂养时抱新生儿的要点

（1）新生儿的头颈部和身体呈一条直线（图 8-10，如果新生儿头部扭曲，则不能轻松地吸吮和吞咽）。

（2）新生儿面向乳房，鼻子对着乳头，含接时微仰头（如果母亲将新生儿抱得过高，宝宝需要低头而不容易含接乳头，且易堵住鼻孔）。

（3）胸贴胸，腹贴腹，尽可能将新生儿的胸腹部贴住母亲的胸腹部，新生儿身体紧贴母亲身体。

（4）确保新生儿全身得到支持。

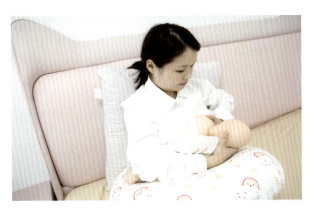

图 8-9　交叉式

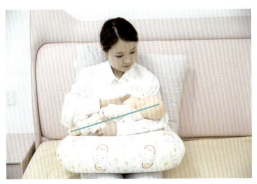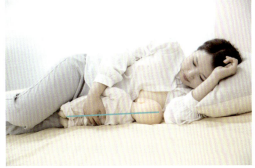

图 8-10　抱新生儿的要点

3. 托乳房方法

托乳房方法为 "C" 字形。母亲食指支撑乳房基底部，手掌靠在乳房下方的胸壁上，拇指放在乳房的上方，可轻压乳房上部，改善乳房形态，有利于新生儿含接（图8-11）。托乳房的手不要太靠近乳头。

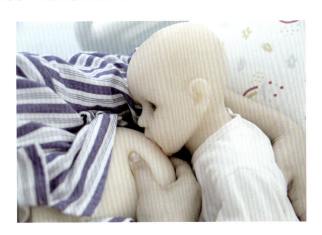

图 8-11　"C" 字形托乳房法

4.含接姿势

母亲用"C"字形方法托起乳房，用乳头轻轻触碰新生儿嘴唇，尤其是上唇，使新生儿产生觅食反射，待新生儿嘴张大时，让新生儿含住乳头及大部分乳晕（图8-12）。

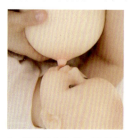

1.用手托住乳房，拇指在上，手指避开乳晕部位

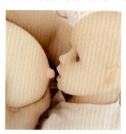

2.用乳头轻触新生儿嘴唇，使他张大嘴巴

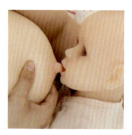

3.当新生儿张大嘴的瞬间，拉紧新生儿，将乳头及乳晕送入口中

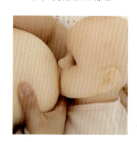

4.抱住新生儿，避免吸吮过程中乳头松开

图8-12　正确的含接方法

正确的含接要点：新生儿嘴张得很大，下唇外翻，嘴上方露出的乳晕比下方多，下巴贴近乳房。吸吮时，面颊饱满鼓起，慢而深地吸吮，下奶后能看到或听到吞咽声，喂奶过程中母亲乳头无明显痛感（图8-13）。

常见问题：新生儿含接时，下颌未贴近乳房，嘴张得不够大，下唇未外翻。吸吮时，面颊内陷，吸吮快而浅，可伴有"啧啧"声，吸吮过程中母亲感乳头疼痛，可导致乳头皲裂（图8-14）。

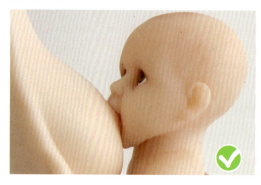

图8-13　正确含接

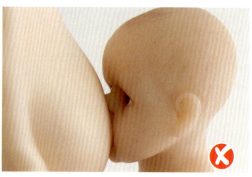

图8-14　错误含接

处理方法：新生儿含接不良时，应撤出乳头让新生儿重新含接。撤乳头方法：轻压新生儿下颌，待其嘴张大时撤出乳头，或让母亲用洗干净的小拇指从新生儿口腔一侧伸入，使新生儿口腔内负压消失，再轻轻撤出乳头。

5. 评估母乳喂养是否满足新生儿需求的方法

（1）新生儿大小便：出生后头几天新生儿的大小便次数跟出生天数基本一致。出生 2～3 天时，新生儿摄入相对较少，尿液浓缩，可出现粉红色尿盐酸结晶，应注意观察母亲乳汁分泌及喂养情况，随着母乳分泌的增加，新生儿摄入也随之增加，尿液逐渐增多，尿色变清，尿盐酸结晶消失。出生 6 天后，小便次数每天在 6 次及以上。出生后头几天为黑色或墨绿色胎便，随着摄入的增加，出生 3～5 天逐渐转变为黄色大便。若大小便次数少、大便转黄延迟，应评估新生儿是否存在摄入不足的可能（表8-2）。

表8-2 0～7 天母乳喂养新生儿摄入量判断

日龄	小便次数	大便次数	大便颜色
第 1 天（出生当天）	1	1	黑色
第 2 天	2	2	黑色或墨绿色
第 3 天	3	3	棕、黄绿、黄
第 4 天	4	4	棕、黄绿、黄
第 5 天	5	4	黄
第 6～7 天	6	4	黄

（2）新生儿体重：新生儿出生后 3～4 天内因大小便排出、摄入相对较少，体重下降约 5%～7%，属生理性体重下降，一般不超过出生体重的 10%。出生后 7～10 天体重恢复到出生体重，最迟不超过出生后 14 天。此后，体重持续增加，如体重增加不理想应查找原因，加强喂养。

（3）母乳分泌：产后头两天，母亲少量初乳分泌是适合新生儿需要的。随着新生儿对乳汁的需要量逐渐增加，产后 2～3 天，泌乳 II 期启动，母亲感觉乳房充盈，乳汁开始大量分泌。若产后 3～5 天母亲乳汁分泌未见明显增加，泌乳 II 期启动延迟，且伴有婴儿摄入不足表现，则应考虑是否需要补充喂养。

（二）挤奶技巧

1. 挤奶适应证

挤奶的适应证：母婴分离；母亲乳头原因或婴儿原因导致乳汁转移不良；乳房肿胀，通过婴儿吸吮无法疏通肿块时；母亲工作或外出等情况；通过手挤奶排出乳汁，促进并维持母乳分泌。

2.建立射乳反射

挤奶前，首先帮助母亲建立射乳反射，射乳反射对乳汁从乳房中流出起重要作用，可以减少挤奶过程中的困难。建立射乳反射的常用方法如下：

（1）帮助母亲树立信心：帮助母亲建立母乳喂养美好的想法和感情；如在母婴分离情况下，让母亲看新生儿的照片或视频等。

（2）喝热饮：喝一些热饮如牛奶、汤类，但不要喝咖啡和浓茶。

（3）热敷乳房：用热毛巾敷乳房或热水淋浴，并用手指轻轻揉搓或牵拉乳头，轻柔按摩或拍打乳房，也可用指尖从乳房根部向乳头方向轻轻拍打或用梳子梳理。

（4）按摩后背：母亲取坐位，身体前倾，双臂交叉放在桌边，并将头枕于手臂上，脱去上衣，使乳房松弛下垂；帮助者双手握拳，伸出拇指，在母亲脊柱两侧向下按摩，双拇指用力点压、按摩，以小圆周运动形式向下移动，方向为颈部到双肩胛旁，持续按摩2～3分钟（图8-15）。

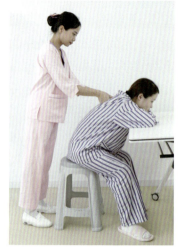

图8-15 按摩后背

3.挤奶方法与注意事项

手挤奶方便易学，没有成本，不损伤乳头。母婴分离情况下，母亲应尽早开始手挤奶，能产生更多的母乳。（详见第十章第二节手法排乳操作）

（三）吸奶器的选择、使用与清洁

吸奶器使用的基本原则是替代新生儿移出母亲乳汁和刺激乳腺，因此吸奶器应最大限度地模拟新生儿的吸吮速率、节奏及负压。

1.吸奶器的选择

（1）类型：吸奶器的类型有很多，包括手动或者电动、单边或双边、消费级或者医院级等（图8-16）。选择吸奶器的要求是适合母亲的乳头尺寸，并且不引起乳房疼痛。

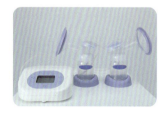 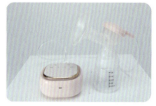 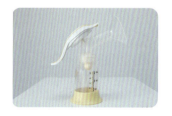

（A）双侧电动吸奶器　　　　　（B）单侧电动吸奶器　　　　　（C）手动吸奶器

图8-16 吸奶器的类型

（2）使用频率：吸奶器代替新生儿喂养的程度是选择吸奶器时需考虑的一个主要

因素。①健康足月儿母亲直接母乳喂养，吸奶器偶尔使用或短暂分离时使用；②母亲返回职场，根据工作时间需要使用吸奶器吸乳；③新生儿吸吮后母亲仍感觉到胀奶，可以用手挤奶或吸奶器移出乳汁。

2. 吸奶器使用指征

（1）维持泌乳量：维持母亲泌乳量，如母婴分离时；新生儿由于吸吮力不足、舌系带短等原因导致的乳汁转移不良时；母亲上班需背奶时。

（2）减缓流速：如母亲奶胀新生儿不能有效含接时，可以在母乳喂养前适当吸出部分乳汁以帮助有效含接。

（3）乳头凹陷：乳头凹陷的母亲可使用吸奶器吸出乳头，然后让新生儿含接。

3. 吸奶器使用方法

（1）清洗与消毒：使用前清洗双手与乳房，按照产品说明书安装吸奶器配件，保证密闭性，并进行清洗和消毒。

（2）选择合适的吸奶器喇叭罩：合适的吸奶器喇叭罩表现为，吸奶时乳头在喇叭罩的口内伸缩自如，乳晕会被稍稍拉动，吸奶后乳头变大，但不肿胀，颜色不变深，乳头感觉舒服，乳汁吸出较多。尺寸不合适的喇叭罩会导致乳头肿胀、乳汁吸出少。图8-17（A）：乳头太大，无法充分进入喇叭罩口内，需更换尺寸更大的喇叭罩；图8-17（B）：乳头可在喇叭罩口内自由移动；图8-17（C）：除了乳头，一部分乳晕进入喇叭罩口内，需更换尺寸更小的喇叭罩。

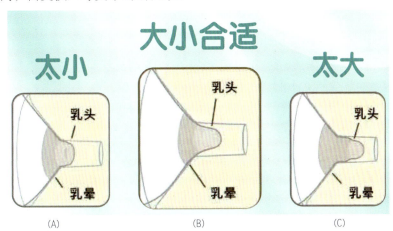

图8-17 不同喇叭罩尺寸

（3）正确的吸力：足月新生儿口腔负压在$-170 \sim -60$mmHg，吸力过大可造成乳头疼痛，吸奶时应遵循"最大舒适吸力"，从最小吸力开始逐渐增加，感觉稍有不适时应减低挡位。

（4）正确的手势：乳导管分布在皮下浅表位置，吸奶时用手掌托住乳房和吸奶器喇叭罩，保持密封，避免用力压迫乳房，影响乳汁流出。

（5）刺激喷乳反射：喷乳反射俗称"奶阵"。第一次乳汁释放开始后，几分钟后会退去，继续吸可能看到第二次乳汁释放。

4. 吸奶器的清洁

吸奶器首次使用前及每次使用后应按照说明书进行清洁。通常，每次使用后，应将接触乳房和乳汁部分的装置完全拆卸，并用专用的清洗容器尽快进行清洁。清洁步骤如下：①首先用水冲去残留在配件上的乳汁，然后使用温水和洗涤液清洗（1～2滴洗涤剂即可），然后使用流动水彻底漂洗每个配件，去除洗涤剂和残渣；②将洗净的配件置于干净的平面上，风干或用纸擦干。根据《家用／医院用吸奶器配件清洁指南》，吸奶器配件每天消毒一次，消毒次数过多会缩短配件的使用寿命。消毒方法可选择水煮、灭菌锅、微波炉消毒袋、家用消毒锅等。水煮时，避免配件碰到锅底或锅壁，否则容易导致吸奶器变形，影响吸乳效果。

（四）母乳储存、复温方法

1. 储存容器的选择

关于储奶容器，推荐选择储奶袋，避免使用金属制品，因为金属制品会吸附母乳中的活性因子，影响母乳的营养价值。储存中注意储奶袋的密封性，防止母乳变质。

2. 母乳储存的方法

新鲜母乳优于冷冻母乳，冷冻可导致母乳宏量营养素和能量不同程度的损失，因此推荐新鲜母乳，可使新生儿获取最佳的益处。

（1）母乳储存的要求：一是安全性，母乳中的致病微生物不能繁殖过快过多；二是生物活性，母乳的有效成分要尽可能保存，两方面必须平衡。

（2）母乳保存的温度：挤出的新鲜母乳，在25～37℃的条件下保存4小时，15～24℃的条件下保存8小时，2～4℃的条件下保存24～48小时，−18℃冷冻情况下保存3个月。

3. 母乳储存注意事项

（1）每次吸出的母乳分开保存，不建议将新鲜挤出的母乳和冷藏或冷冻的母乳混合，但可以将多次挤出的新鲜乳汁先冷藏在冰箱，达到同样的温度后混合。

（2）采集后的母乳应立即放入冰箱冷藏或冷冻保存，应确认容器密封，标签信息完整（姓名、奶量、挤奶日期）。遵循"先进先出"原则，将采集时间较早的母乳尽量放在容易取用的位置。注意：在冷藏母乳时，储奶容器应放置在冰箱冷藏室最内侧，而不能放在冰箱门处，以防温度波动过大导致母乳变质。因液体冷冻时体积增大，故储奶袋中母乳量不得超过最大容量的3/4，应留有适当空间以防母乳冷冻时膨胀。

（3）如有条件，选择单独的冷柜，家用冰箱使用单独一层储存乳汁，避免污染。

4. 储存乳汁复温方法

储存的乳汁需要正确解冻和加热。解冻乳汁的方法有许多，如将冷冻乳汁放到冷藏室缓慢解冻、将冷冻乳汁放到温水或者使用温奶器解冻。值得注意的是，冷冻乳汁放在冷藏室化开比直接使用热水化开导致的脂肪损失要少。新生儿对乳汁的温度喜好各不相同，绝大部分新生儿喜欢偏凉的乳汁。加热乳汁建议使用不超过 40℃的温水持续加热超过 20 分钟。如果放乳汁的容器被放置于超过 80℃的热水中，局部高温会使乳汁中生物活性蛋白变性和失活，脂肪的含量也会降低。

不建议使用微波炉加热乳汁，因为温度难以控制，乳汁局部高温可能会降低免疫因子的活性，也可能烫伤新生儿。一旦乳汁温度恢复到室温，抑制细菌生长的能力减弱，因此建议已经解冻后的乳汁持续冷藏不超过 24 小时，加热后的乳汁 2 小时内需要喝掉或者丢弃。完全解冻后的乳汁不建议再次冷冻。

第二节　人工喂养

一　人工喂养概述

（一）人工喂养的概念

人工喂养是指由于母婴疾病等客观原因，或者母亲主观上不愿意母乳喂养而选择兽乳（牛乳、羊乳等）或其他代乳品喂养新生儿，其中，牛乳是最常用的乳品。混合喂养是指当母亲乳汁不足不能满足新生儿需求量或因各种原因不能按时哺乳时，用牛乳或其他代乳品补充喂养。只要母婴情况允许，相比单纯的人工喂养，混合喂养对母亲的产后恢复和新生儿的生长发育更有利。

（二）适用对象

新生儿患有典型的先天代谢性疾病，如半乳糖血症等，应选择人工喂养。

母亲存在以下情况应选择人工喂养：① 母亲患有人类获得性免疫缺陷综合征（简称艾滋病）、人类T淋巴细胞病毒感染、结核病、急性乙肝和丙肝等病毒感染期间；母亲患有严重内外科疾病、严重精神病和先天性代谢疾病。② 母亲滥用药物、大量饮用酒精、吸烟、进行癌症治疗和密切接触放射性物质。

6 个月内的新生儿，母乳喂养时新生儿体重增长不满意时，应进行专业的母乳喂养评估，若为母乳不足，可选择混合喂养。

（三）人工喂养的优点与缺点

1.人工喂养的优点

（1）分担任务：在选择人工喂养的时候，家里其他的亲人也可以喂养新生儿，不需要母亲一个人来承担喂养的工作，这样能增加新生儿与其他亲人的亲密接触。母亲在与新生儿分离期间不用担心新生儿饥饿，可以使母亲摆脱喂奶的束缚，安心做自己的工作。

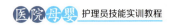

（2）掌握奶量：在喂养的时候能够清楚新生儿的吃奶量，从而掌握新生儿的食量。

（3）喂养方便：人工喂养期间，无论是母亲还是其他人，在任何时间、任何地点，只要新生儿表现出饥饿的状态，就能随时喂奶。

2.人工喂养的缺点

（1）动物的乳类缺乏各种抗体，新生儿较难获得免疫力，患感染性疾病和过敏性疾病的概率增加。

（2）营养不均衡：牛乳的不饱和脂肪酸和乳糖含量均低于人乳，缺少新生儿大脑发育所需的胆固醇；牛乳中的蛋白质以酪蛋白为主，不易被消化吸收，容易引发新生儿便秘；牛乳含磷多，磷易与酪蛋白结合，影响钙的吸收；牛乳中的铁不易被新生儿吸收，人工喂养新生儿易发生缺铁性贫血。

（3）容易污染：配方奶在配制过程中不能保证完全消毒，且在室温下有变质的风险，此外，奶瓶、奶嘴也容易受到变质奶液的污染，若消毒不彻底易引发新生儿腹痛、腹泻等各种肠道疾病。

（4）对于母亲而言，人工喂养增加了卵巢癌和乳腺癌的患病风险。

（5）配方奶与母乳相比，家庭支出费用更高。

二 人工喂养方法与注意事项

（一）配方奶的选择

配方奶是以母乳为标准参考婴幼儿营养需要，以兽乳（主要为牛乳、羊乳）、大豆蛋白或谷类食物等为基础原料，经过一定配方设计和工艺处理而生产的，用于喂养不同生长发育阶段和健康状况婴幼儿的食品。

目前，我国婴幼儿配方奶执行的国家标准为《食品安全国家标准　婴儿配方食品》（GB 10765—2021）。此标准规定了碳水化合物、蛋白质、脂肪、钙、铁、锌等矿物质和维生素等营养素的范围，但母乳中的营养成分含量和配比较复杂，且能根据新生儿生长发育的变化而变化，以目前的工业生产技术水平，仍不能生产出与母乳营养成分完全相同的配方奶。部分品牌配方奶会根据自己的生产技术水平外加入接近母乳水平的营养素，这些营养素只要符合国家标准，也能最大程度代替母乳满足新生儿的生长发育所需。

1.普通配方奶

2017年，国家食品药品监督管理总局发布的《婴幼儿配方乳粉产品配方注册标签规范技术指导原则（试行）》将配方奶粉分为3段：第1段新生儿配方奶粉适用于0～6月龄；第2段较大新生儿配方奶粉适用于7～12月龄；第3段幼儿配方奶粉适用于12～36月龄。

2.特殊医学用途配方奶

特殊医学用途配方奶是指针对患有疾病的婴幼儿的营养需求而设计制成的配方奶，它必须在医生或临床营养师的指导下使用。目前主要的特殊配方奶有以下几种。

（1）水解蛋白配方奶：可分为完全水解蛋白配方奶和部分水解蛋白配方奶，适用于对食物蛋白过敏的新生儿。部分水解蛋白配方奶相比完全水解蛋白配方奶口感稍好，易被婴幼儿接受。从水解蛋白配方奶换回普通婴幼儿配方奶时，需采用渐进式换奶方式或者使用部分水解蛋白配方奶过渡到普通婴幼儿配方奶。

（2）无乳糖配方奶：不管是人乳还是兽乳，都含有乳糖。部分婴幼儿对乳糖不耐受，饮用了含有乳糖的母乳或配方奶会引起腹泻，且长期不愈，这时可选择食用无乳糖配方奶。在腹泻痊愈后，也须采用渐进式换奶方式。

（3）氨基酸配方奶：将牛乳蛋白完全水解为氨基酸，既无牛乳蛋白也无乳糖，在预防蛋白质过敏方面效果更好。氨基酸配方奶适用于蛋白质过敏和乳糖不耐受的婴幼儿。

（4）早产儿配方奶：早产儿消化系统的发育较足月儿差，可选早产儿配方奶及母乳添加剂，待生长发育至正常，经儿科医生评估后更换成新生儿配方奶。

3.选购配方奶常见误区

误区一：越贵的配方奶越好。从配方角度来说，最重要的是配比合理，符合国家婴幼儿配方奶标准，而非越贵越好。此外，在选择配方奶时还要注意：①包装完好无损，包装袋上注明生产厂址、营养成分、生产日期、生产批号、保存期限以及使用方法等，保存期限最好是用钢印打，以防涂改；②配方奶外观应是微黄色，粉质颗粒均匀一致，没有结块，有淡淡的清香味，用温开水冲调后，溶解完全，静置后没有沉淀物，无分离现象；③罐装奶粉打开包装后尽量在一个月内吃完，盒装或者袋装奶粉最好在两周内吃完。

误区二：营养成分越多的配方奶越好。对于婴幼儿来说，最重要的是合适的营养成分配比和安全的喂养方式，那些增加的营养成分可能并没有起到真正的实际效果，有时反而会增加婴幼儿的营养负担。

误区三：进口配方奶一定优于国产配方奶。进口配方奶通常会根据当地人种、饮食结构、水土成分等因素来进行营养成分配比，因此盲目跟风购买国外进口配方奶不可取。

误区四：牛初乳优于一般牛乳。牛初乳对人类新生儿的免疫保护功能尚不能确定。此外，受产量限制，标注牛初乳的产品的有效成分需谨慎确认。

（二）配奶方法

医疗保健机构使用的所有新生儿配方奶、奶瓶和奶嘴均通过正规采购渠道购买。配奶工作由经过培训考核通过的专人负责完成，具体操作如下。

1.配奶前的准备

配奶环境明亮、整洁、通风，台面干净。配奶者衣着整洁，取下首饰，剪指甲，洗手，戴口罩。准备好配方奶粉、奶瓶、奶嘴、温开水（不同的配方奶粉对水温有不同的要求，应仔细阅读说明书）、水温计/温奶器、新生儿围嘴和纸巾。

2.配方奶的配制方法

（1）用干净双手取出奶瓶，手不触碰奶瓶口，奶嘴可以暂时放在干净的容器内。

（2）在奶瓶中倒入40℃左右的温开水，再放入规定比例的奶粉，将配制好的奶液滴数滴至手腕内侧，以不烫手为宜，以保证奶液的营养不被破坏。

（3）在放入奶粉时，要参考配方奶包装上的用量说明，按婴幼儿体重，用量匙按需取出奶粉放入奶瓶。严格按照产品说明书配制配方奶，取奶粉时每勺为一平勺（图8-18），既不要堆高，也不要压紧，用干净的筷子或者奶粉罐自带的刮板刮平（不要用手指去刮）。

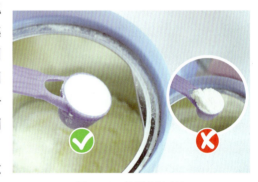

图8-18　取配方奶方法

（4）取出奶嘴，扣在奶瓶上旋紧，不要触碰奶嘴孔，盖紧奶瓶盖，防止摇晃时奶液从奶嘴孔溢出。

（5）用双手手掌夹紧奶瓶，朝水平方向轻柔地来回揉搓，确保奶粉完全溶解，不能上下用力摇晃或搅拌，以免产生较多气泡，使婴幼儿在喝奶时吞下大量空气，更容易引起腹胀和吐奶。

（6）配方奶尽量现配现用，一次未食用完的配方奶室温下可放置2小时，2小时内再次食用可使用温水或温奶器加热。如果要一次性配制多瓶，需要配制后加盖放冰箱冷藏保存，并在24小时内用完。

（7）不要使用微波炉加热奶液，否则会使奶液受热不均造成新生儿口腔烫伤，且容易破坏配方奶中的一些营养成分。不要将吃剩的奶液持续放在温奶器上保温，以免造成奶液变质。

（三）奶瓶喂奶方法

（1）喂奶前为新生儿更换纸尿裤，给新生儿戴上围嘴或垫上纸巾，告诉新生儿该吃奶了，这是一种情感交流的方式。

（2）测试奶温，滴几滴奶液在手腕内侧，以不烫手为宜（一般为38～40℃）。

（3）给新生儿取舒适体位，将新生儿抱起放在膝上保持半坐位，让新生儿的头部靠着喂奶者的肘弯处，背部靠着前臂处，以手臂环抱新生儿并用身体支撑新生儿（图8-19）。

（4）开始喂奶，喂完后擦干净新生儿嘴角奶渍，拍嗝。

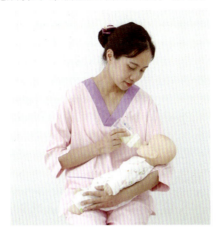

图 8-19　喂奶姿势

喂奶过程中随时观察新生儿面色、呼吸、吞咽等情况，如果新生儿出现停顿，可以尝试拍嗝后再次喂奶，不可强迫新生儿进食，以免出现呛咳。

避免呛咳的方法：① 选择恰当的喂奶时机。切勿在新生儿欢笑或哭闹时喂奶，也不要等新生儿已经很饿时才喂，否则容易引起呛奶；② 选择正确的喂奶姿势。喂奶时，新生儿不能平躺，应取半坐位或斜坡位，奶瓶底高于奶嘴，防止吸入过多空气；③ 控制奶液流速。奶嘴孔不宜太大，倒过来时奶液应成滴而不是成线流出。若喂奶时新生儿出现口周发青，应立即停止。对发生过呛咳的新生儿、早产儿，更应严密观察。

（四）奶瓶、奶嘴的选择、使用与清洁

1. 奶瓶的选择和使用

根据奶瓶的材质分为玻璃奶瓶、塑料奶瓶和硅胶奶瓶。玻璃奶瓶无毒，透明度高，易清洗，耐高温，但易碎。塑料奶瓶的材质可分为聚丙烯（PP）、聚醚砜树脂（PES）、聚亚苯基砜树脂（PPSU）等。PP奶瓶轻便、耐摔、易清洗，耐高温120℃，建议3～4个月更换一次；PES奶瓶和PPSU奶瓶耐热性更好，能耐高温180℃，建议6～8个月更换一次。硅胶奶瓶有母亲乳房实感，无毒，但透明度不够好，且价格较昂贵。

根据奶瓶的容量进行分类，一般有120ml、160ml、200ml和240ml四种。1月龄新生儿选择100～200ml容量的奶瓶，之后根据食量选择相应容量的奶瓶。不同容量的奶瓶应准备若干个，以免来不及清洗消毒。经常检查奶瓶，如果发现奶瓶内层有残留物质清洗不干净，或出现裂痕等情况，应及时更换。

2. 奶嘴的选择和使用

奶嘴的孔洞类型有圆孔、"Y"字形孔和"十"字形孔。奶嘴孔的大小以奶瓶倒置

时奶液呈滴状连续滴出为宜。在院期间的新生儿多采用圆孔奶嘴（图 8-20）。

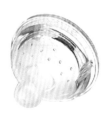
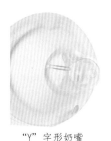
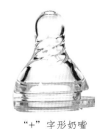

圆孔奶嘴

奶水自动流出
无法控制流出量

"Y"字形奶嘴

流量稳定，需要用力
吸吮才会有奶水流出

"+"字形奶嘴

流量稳定，依宝宝吸吮力
强弱控制奶水流量

图 8-20　不同形状孔奶嘴

奶嘴的材质有橡胶和硅胶两种。橡胶奶嘴质感近似母亲的乳头，但有橡胶的异味。硅胶奶嘴抗热、抗腐蚀、不易老化，没有橡胶奶嘴的异味，婴幼儿更容易接受。

奶嘴比奶瓶的使用期要短，而且由于使用不当或者频繁消毒等原因，更容易损坏。喂奶时，每次都要查看奶嘴有无破损，如已破损，需要马上更换。一般的奶嘴使用周期为 2～3 个月。

3. 奶瓶、奶嘴的清洗和消毒原则

配方奶中含有蛋白质、脂肪等非水溶性物质，这些物质容易携带致病菌，如果对奶瓶、奶嘴的清洁和消毒不到位会导致新生儿患鹅口疮，以及呕吐、腹泻等胃肠道疾病。

（1）每次喂奶后要及时清洗奶瓶、奶嘴，用专用的刷子和流动的清水彻底清洗奶瓶和奶嘴每个部位，以充分消除配方奶残渣，并且不妨碍消毒。

（2）根据奶瓶的材质选择不同材质的奶瓶刷。玻璃奶瓶建议使用尼龙刷头或硅胶刷头，塑料奶瓶和硅胶奶瓶建议使用海绵刷头或硅胶刷头。每次刷洗后应与奶瓶一起消毒并晾干。

（3）不同材质的奶瓶、奶嘴的消毒方法，应参照奶瓶制造商提示，常用方法是煮沸消毒法和蒸汽消毒法。住院期间奶瓶、奶嘴均由院方统一提供，并由中心供应室统一消毒。

（五）人工喂养的注意事项

1. 保持舀奶粉的小勺干燥

舀奶粉的小勺使用后，放回奶粉罐前应清洁擦干，避免罐内奶粉受潮、结块，导致奶粉发霉、变质。

2. 配制配方奶的用水选择

矿泉水含有矿物质，不适合婴幼儿使用。桶装水存在二次污染的问题，有些桶装

水是纯净水（包括蒸馏水），缺乏新生儿在生长发育过程中需要的矿物质。反复煮沸的水会产生大量亚硝酸盐和重金属物质，对人体尤其对新生儿是有害的。经过科学处理、卫生达标的煮沸后的自来水符合国家规定的卫生和食用标准，适合用于配制配方奶。

3. 配方奶摄入量估计

2012 年卫生部发布的《儿童喂养与营养指导技术规范》建议：新生儿的胃容量逐渐增加，出生后 3 个月内可不定时喂养（表 8-3）。新生儿之间存在个体差异，照护者应随时观察他们的食欲、体重、睡眠、大小便等，调整最适合新生儿的奶量和喂奶间隔时间。

表 8-3　配方奶摄入量

出生天数	1	2	3	4	5	6	7	8	9～28
摄入量/[ml/(kg·顿)]	4～6	6～8	8～10	10～12	12～14	14～16	16～18	18～20	20

4. 配方奶过敏

部分新生儿对配方奶存在过敏现象，表现为口周或眼睑部出现水肿、湿疹和荨麻疹等皮肤问题，以及胃肠道反应，如拒奶、呕吐、腹泻、粪便中带血等。严重的过敏反应可能引起频繁咳嗽流涕、血压降低、呼吸困难等危及生命的表现。当发现新生儿有过敏症状时，要停止喂哺过敏的配方奶，如果确认为牛奶蛋白过敏可以选择水解蛋白配方奶或氨基酸配方奶。

5. 喂水

人工喂养的婴幼儿是否需要喂水没有明确规定。如果严格按照说明书要求配制配方奶的浓度，奶液中的水分也能满足新生儿的需求，所以不用再额外补充水分。在炎热的季节，环境温度高，新生儿出现尿色黄、尿量少、体温升高时，可在两顿配方奶之间喂水，每日 2～3 次即可。

第三节　特殊新生儿的喂养

 早产儿

（一）早产儿喂养的特点

1. 影响早产儿母亲泌乳的相关因素

早产儿母亲因多种泌乳高危因素叠加而加重泌乳困难，是产后需要母乳喂养支持的重点人群。早产对泌乳的影响与以下因素相关：

（1）乳腺发育不全：早产儿母亲的乳腺发育过程因提前分娩而中断，导致乳腺发

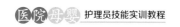

育不完全。但产后通过频繁吸吮刺激，乳腺能继续发育和活化，可以提高早产儿母亲的泌乳能力。母婴分离的早产儿母亲常可借助人工挤奶或吸奶器刺激活化乳腺。

（2）激素分泌紊乱：早产儿母亲通常合并其他问题，如糖尿病、妊娠期高血压、宫内感染、围生期大量失血等，可导致体内激素分泌与代谢紊乱，使乳腺分泌激活延迟或受损。

（3）母亲用药影响：早产儿母亲因妊娠期、分娩期的并发症而使用一些导致泌乳启动抑制或延迟的药物，进而引起母亲泌乳减少。

（4）早产儿吸吮力弱：早产儿先天神经系统及其他器官系统发育不成熟，合并慢性肺部疾病、颅内出血等疾病风险高，导致吸吮、吞咽和呼吸的协调性不佳，使早产儿经口喂养的有效性差且存在喂养风险。对母亲来说，缺少新生儿频繁有效的吸吮刺激和乳汁排空，导致泌乳启动和维持困难。

（5）心理及情绪因素：母亲因医源性压力（担心早产儿病情等）或哺乳/吸乳等问题，常产生负性情绪而抑制泌乳，从而降低泌乳量和哺乳/吸乳效率。

2.早产儿母乳喂养重要性

母乳是早产儿首选的营养来源，母乳成分具有特异性。母乳喂养除了能满足营养需求、预防过敏性疾病、预防儿童肥胖等，对早产儿更具有重要作用，如预防低体温、预防低血糖、增加安全感、降低感染率、降低坏死性小肠结肠炎发生率、改善神经发育等。所以母乳对于早产儿来说不只是一种绝佳的营养物质，更是一种临床治疗手段，母乳喂养对早产儿出生后的存活及生存质量至关重要。

3.早产儿母乳喂养的困难

相比较正常足月儿，在早产儿中建立母乳喂养通常会更加困难。因为早产儿发育不成熟，早产儿活力欠佳，在含接、吸吮和吞咽方面不协调。对于母亲来说，缺少早产儿频繁有效的吸吮刺激和乳汁排空，可导致泌乳启动和维持困难。因此，早产儿母亲需要更多的支持和帮助，以促进乳汁分泌，确保早产儿有足够的营养摄入。

（二）早产儿母乳喂养的支持措施

早产儿母亲更容易面临泌乳启动延迟或失败。给予早产儿母亲适当的支持和正确的指导，提供泌乳支持方案是早产儿母乳喂养的重要举措。

1.评估与健康宣教

母婴护理员需具备早产儿母乳喂养知识，要应用这些知识与早产儿父母进行有效的沟通，评估他们的需求，并能及时识别问题，为父母提供有针对性的健康教育和母乳喂养支持。可通过书面、口头、多媒体等多种宣教形式，提升宣教效果。家庭成员对早产儿母亲泌乳的支持非常重要，母婴护理员在帮助母亲的同时需要对家庭成员进行评估和宣教，如果早产儿母亲没能得到家庭的足够支持，会出现母乳喂养困难、过早离乳等问题。

2. 肌肤接触

袋鼠式护理（kangaroo mother care，KMC）是一种为早产儿提供与母亲的持续皮肤接触，并尽可能进行母乳喂养的护理方法。KMC已被证实是一种降低早产儿和低出生体重儿死亡率及并发症发生率的有效干预措施。母婴护理员应指导母亲及时进行有效的肌肤接触，母婴皮肤直接接触，既可刺激母亲分泌催产素和催乳素，使早产儿母亲的泌乳启动时间提前，还可以建立母婴之间感情的纽带，减少早产儿母乳喂养问题，增强母亲母乳喂养的意识和信心。早产儿通过听觉、触觉、前庭和热感觉系统接受温和刺激，既能促进神经体液调节和胃肠消化功能，还能增加早产儿主动觅食行为，更有利于母乳喂养。因此，建议早产儿生命体征稳定后即开始间断性或连续性的母婴皮肤接触。

3. 促进泌乳

（1）尽早吸吮或挤奶。鼓励产后1小时内早产儿就开始吸吮，提倡不受限制且按需母乳喂养。如果新生儿距离上一次喂养后4个小时而无饥饿迹象有必要将新生儿唤醒。很多早产儿在早期母乳喂养中并不能有效吸吮，可以用手挤初乳，用勺子、滴管或者其他设备直接喂给新生儿。

母婴分离或早产儿吸吮不完全的情况，应积极协助母亲产后1小时内尽早开始挤奶，通过吸奶器或手挤奶促进泌乳。对乳房的刺激频率和乳房排空程度直接关系到母亲的泌乳量，早产儿母亲至少3小时挤奶1次，每日挤奶8~10次，每次10~15分钟，泌乳量可以在产后14天达到750~1000ml。研究发现双边吸奶器比单边吸奶器吸奶效果更佳。

（2）记录吸乳日志。鼓励产妇记录吸乳日志以利于准确评估泌乳情况。可按照单位时间内泌乳量来计算24小时泌乳量，如距上次排空乳汁3小时后早产儿母亲的泌乳量有80ml，则24小时泌乳总量为640ml。除了吸乳日志，还需指导协助产妇做好新生儿大小便情况和体重的记录，便于了解母乳喂养状况。

4. 母乳强化

（1）母乳强化的原因。虽然母乳是新生儿的最佳食品，但早产儿存在喂养耐受性差、摄入有限、需求较高的情况，同时母亲健康状况、营养状况，母乳的收集、储存、加热等环节均可导致营养素含量的损失和波动，因此，常规母乳喂养往往不能满足出生体重较轻的早产儿对营养素的高需求，需要补充额外的营养素。几十年来，专供母乳喂养早产儿使用的母乳强化剂使用逐渐普遍，其成分和配比也逐渐完善。

（2）母乳强化剂的使用。母乳强化剂（human milk fortifier，HMF）或母乳营养补充剂是通过添加蛋白质、矿物质和维生素等营养成分到母乳中，实现增加母乳能量密度及营养素含量的添加物。HMF需加入母乳中使用，建议使用对象是出生体重<1800g

的早产儿，母乳喂养量达 58～80ml/（kg·d）。通常从半量强化开始，如早产儿需要全量强化喂养并且对母乳强化剂耐受性良好，建议 3～5 天内改为全量强化剂（标准强化）。由于加入母乳强化剂会增加母乳的酸度及渗透压，因此建议现配现用，尽可能在 1 小时内完成喂养，未使用部分需弃去。医生在综合评估早产儿体格发育情况（体重、身长、头围）后制定个体化母乳强化方案。

5. 人乳库

人乳库是为满足医疗需要而招募母乳捐赠者，收集捐赠母乳，并负责母乳的筛查、加工、储存和分配的专业机构。人乳库主要将捐赠人乳经过巴氏消毒法消毒，分配给由于各种原因导致母亲母乳供应不足或母亲患病情况下不能直接接受母乳的新生儿，特别是早产儿。人乳库的母乳，在早产儿和危重症患儿救治中发挥了很重要的作用。

二 多胎新生儿

（一）评估和健康教育

多胎新生儿（双胞胎、三胞胎等）通常更容易出现早产，为多胞胎提供母乳喂养，通常比喂养单胎面临的挑战更大。因为多胞胎母亲易出现合并症，影响早期母乳喂养和产乳，所以更需要选用配方奶或捐赠母乳进行补充喂养。良好的评估和宣教是非常重要的，在出生后早期，母婴护理员需要协助母亲用大量的时间来建立母乳喂养，评估和指导适合母亲的新生儿喂养模式，掌握同时喂养多个新生儿的方法，帮助母亲建立母乳喂养信心，同时对多胎母亲的家人进行宣教，以获取强大的家庭支持和鼓励。

（二）多胎新生儿母乳喂养支持措施

1. 交替哺乳和同时哺乳

（1）交替哺乳：刚开始多胎母亲可能更喜欢交替喂养，尽管需要更多的时间，但可以关注每一个新生儿，了解该新生儿的特点，确保正确的含接和吸吮。交替哺乳更易掌握，便于母亲开始学习哺乳技术，获得信心。

（2）同时哺乳：同时哺乳可以节省时间，母亲有更多的休息时间，新生儿之间互动好。适用于新生儿之间差异小、两个新生儿含接好、对喷乳反射适应程度好、母亲需要休息时、新生儿同时需要哺乳的情况。可以先从含接困难的新生儿开始，再同时喂养含接更熟练的新生儿。也可以先喂含接熟练的新生儿，建立喷乳反射后可以帮助到喂养困难的新生儿。

2. 完全按需喂养模式和部分按需喂养模式

（1）完全按需喂养模式：在产后初期，母亲根据每个新生儿的喂养需求进行交替母乳喂养。但是交替纯母乳喂养所有新生儿，会消耗很长时间，母亲会非常疲乏，所以完全按需喂养模式适合于新生儿喂养所需时间短或在产后建立母乳喂养模式初期时。此时家人要全力支持母亲，让母亲有更多的休息时间，母亲和新生儿在睡眠时可以安排家人在一旁进行看护。

（2）部分按需喂养模式：指一个新生儿有喂养暗示后，唤醒另外一个新生儿同时喂养，这样母亲休息时间会长一些；但缺点是熟睡的新生儿可能很难被唤醒而喂养不好。需要注意的是，如果新生儿的出生体重或生长方式不同，喂养模式和技术也可能不同。多胎喂养方式需要根据实际情况调整，如多胎新生儿目前是混合喂养，母亲的目标是纯母乳喂养，那可以先对一个含接好的新生儿进行纯母乳喂养，另一个新生儿混合喂养。

3.交换乳房

建议交换乳房喂养多胎，因为每侧乳房的产量是不同的，每个新生儿的吸吮力也是不一样的，保证每个乳房接受到来自所有新生儿的刺激相同，每个新生儿都能吃到两侧乳房的乳汁，但并不需要每次更换，可以每24小时交换乳房喂养。

4.多胎喂养体位

多胎喂养需要母婴护理员进行体位的指导和帮助，如同时喂养时第二个新生儿的体位摆放，以及分别喂养时，需有人照顾另一个新生儿。可帮助母亲把她需要的物品集中放在一个地方，以方便获取，如营养丰富的点心、水和饮料。哺乳的姿势要舒适和安全，能减少多胎母亲长时间哺乳后出现的疲劳和不适。多胎喂养体位可使用：①双侧橄榄球式：该体位较轻松、舒服，也方便引导两个新生儿含接乳房（图8-21）；②双侧摇篮式：两个新生儿的头躺在母亲的两个臂弯上，身体交叉躺在母亲的腹部，这个姿势用于新生儿能很好地控制自己的头部活动以及母亲有一定的哺乳经验后（图8-22）；③混合式：根据新生儿的个体差异和偏好选择一个新生儿摇篮式，一个新生儿橄榄球式（图8-23）；④半躺式：半躺位更易喂养多胎，尤其是母亲疲乏的时候（图8-24）。

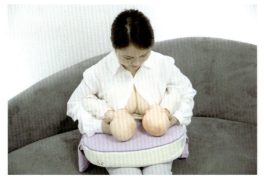

图8-21　双侧橄榄球式

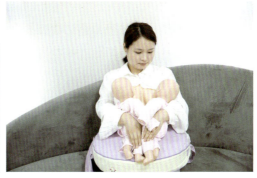

图8-22　双侧摇篮式

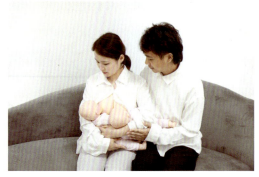

图 8-23　混合式

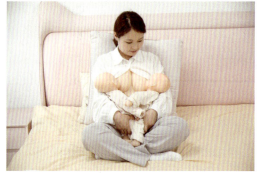

图 8-24　半躺式

三　含接吸吮困难的新生儿

（一）唇腭裂新生儿

唇腭裂新生儿由于口腔鼻腔相通，口内无法形成负压而影响吸吮。母婴护理员应对唇腭裂新生儿的母亲和照顾者尽早开始进行母乳喂养的健康教育，提高唇腭裂新生儿母亲母乳喂养的积极性，同时关注唇腭裂新生儿母亲的心理状况，减轻其心理压力，提高母乳喂养率。很多研究已证明，采用正确的喂养方法和技巧，唇裂新生儿和轻度腭裂新生儿是可以进行乳房喂养的。

1. 评估

评估包括以下几个方面：①出生时新生儿的评估：评估唇腭裂的畸形程度、畸形分类、全身一般情况等；②掌握新生儿每周营养摄入量和体重变化情况；③评估新生儿家长的喂养知识、喂养习惯及方法；④评估新生儿家长的心理状况，必要时给予支持性心理指导。

2. 母乳喂养支持措施

唇腭裂新生儿母乳喂养支持措施：①母亲可自己轻揉乳头，促使乳头突出，然后再让新生儿吸吮；②根据唇裂新生儿的特点，母亲怀抱新生儿与地面的角度应为45°，处于半竖直体位，或者竖直抱法，减少鼻腔倒流；③母亲侧卧喂奶时，新生儿切忌平卧，以免引起呛咳；④新生儿吸吮时可用手指堵住唇裂处，使唇裂处闭合，便于新生儿吸吮；⑤对伴有腭裂的新生儿吸吮母乳有困难时，可采用挤压方式喂奶，即人工挤压乳房，使奶液缓慢进入新生儿口腔；⑥若亲喂无法实现，可挤出/吸出乳汁，再用人工方法喂养，使用带有排气孔及节流器的"唇腭裂专用奶瓶、奶嘴"。

（二）舌系带过短新生儿

舌系带是新生儿张开嘴巴、翘起舌头时在口底和舌头之间一条薄薄的黏膜皱襞组织。舌系带过短属于先天性发育异常，表现为舌系带与舌腹或口底黏膜的附着点前移，使得舌前伸、上抬或左右摆动受限，婴幼儿期发病率较高，随着年龄的增长发病率逐渐降低。25%～44%舌系带过短新生儿存在母乳喂养困难，哺乳时新生儿乳头含接困难，可致乳头皲裂、乳头疼痛，影响产妇母乳喂养的信心，使母乳喂养率下降。应由医生进行评估，必要时转介专业的儿科医生予舌系带切开。

第四节　哺乳期常见问题及照护

 一 **乳房常见问题的预防与照护**

（一）乳头凹陷的照护

乳头凹陷指乳头未突出乳晕平面或凹陷乳晕平面以下，发生率为1.77%～11.20%，大多数为先天发育障碍所致。乳头凹陷是降低母乳喂养率的重要因素之一，常因新生儿含接困难，发生乳头皲裂、疼痛，新生儿因无法有效含接，造成摄入不足，乳汁排出不畅致乳房肿胀、堵奶等诸多问题，产妇产生焦虑、畏惧哺乳等心理，从而降低母乳喂养信心而放弃母乳喂养。

1.乳头凹陷分型

临床分为3型。Ⅰ型：乳头部分凹陷，能轻易用手挤出，挤出后乳头大小与常人相似，能保持突出状态，乳头颈存在；Ⅱ型：乳头完全凹陷于乳晕之中，可用手挤出，挤出后乳头较正常小，难以维持突出状态，多没有乳头颈；Ⅲ型：乳头完全埋在乳晕下方，无法使凹陷乳头挤出。有些凹陷乳头如Ⅰ型，在按压乳晕时能很好地向外运动、延展，新生儿也能很好地含接；有些凹陷乳头如Ⅲ型乳头，按压乳晕时乳头反而向内缩进，无法向外凸起，新生儿含接困难。

2.乳头凹陷干预措施

对于哺乳期母婴来说，不能单纯以乳头形状、高度、大小等来预判母乳喂养是否存在困难。乳头在妊娠期、哺乳期都会相应增大，新生儿的含接能力、新生儿口腔空间也有个体差异，并会随着新生儿的发育逐渐改善。无论何种乳头类型，都应在产后做到母乳喂养最佳实践，并提供持续支持，大多数乳头表现"异常"的母亲，都可以成功实现母乳喂养。乳头凹陷干预措施如下：

（1）早接触、早吸吮。产前建立母亲母乳喂养信心，指导哺乳技巧及方法。产后做好早接触、早吸吮，含接尽量在乳房未充盈前、乳晕松软时进行。如乳房进入充盈期，先挤出少量乳汁或采用反向按压使乳晕松软，利于含接。指导采取适合的哺乳姿势，帮助实现有效含接。

（2）在喂奶前，可通过牵拉乳头、乳头矫正器、吸奶器等的吸引帮助乳头突出。如仍无法实现有效含接，可以挤出母乳用小勺或小杯喂养。母亲通过使用吸奶器保持对乳房的刺激促进泌乳，吸奶器的负压吸引也有助于乳头条件的改善。同时仍应不断

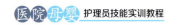

地进行母婴肌肤接触，并尝试让新生儿含接乳房。

（3）对于严重乳头凹陷，含接存在困难者，需要借助辅助乳头（亦称为乳盾）来帮助含接。使用乳盾时，应注意可能存在无法有效移出乳汁的风险，影响新生儿摄入，也影响后期母乳产量。应关注新生儿摄入是否充足，并指导母亲同时使用吸奶器或手挤奶的方式保持对乳房的有效刺激，促进并维持泌乳，吸出或挤出的母乳补充喂养新生儿，保证新生儿摄入。

乳头凹陷产妇较正常乳头产妇会遇到更多母乳喂养问题。因此，做好评估，对乳头凹陷孕产妇提供专业支持与指导，树立母乳喂养信心，分娩后指导适合的哺乳姿势及正确的含接技巧，给予个体化指导，对促进母乳喂养成功非常重要。

（二）乳头皲裂的预防和照护

乳头皲裂指由于新生儿含接不良导致乳头皮肤破损的现象，是哺乳期妇女常见的并发症。有研究显示乳头皲裂发生率在21%至50%不等。乳头皲裂会导致不同程度的疼痛，影响母乳喂养的持续时间，会很大程度降低母乳喂养率。

1. 乳头皲裂的原因

在开始哺乳的最初一段时间，因哺乳技巧不熟练，新生儿含接姿势不正确容易发生乳头疼痛、皲裂。乳头扁平凹陷、新生儿口腔问题、吸奶器使用不当等也可导致乳头疼痛、皲裂的发生。

2. 乳头皲裂的预防及处理

（1）指导适合的喂奶体位及正确的含接姿势：采取正确的含接姿势，帮助新生儿有效含接是避免乳头疼痛、皲裂的主要措施。喂奶时用乳头触碰新生儿嘴唇，引起觅食反射，当新生儿嘴张大时，很快地将新生儿靠近乳房，让其将乳头及大部分乳晕含入口中。对于含接困难者，可尝试不同的哺乳姿势，寻找适合的喂奶体位。有研究显示，采用半躺式哺乳姿势能有效减轻乳头疼痛和损伤。半躺式哺乳亦称为生物养育法，母亲可以很舒适地半躺，新生儿趴在母亲身上，身体紧紧地贴合在母亲温暖的胸部，激发新生儿寻乳含乳本能，促进新生儿更充分地含接乳头乳晕，实现有效含接。

（2）新生儿口腔问题处理：舌系带过短导致的喂养困难、乳头疼痛处理，见本章第三节。

（3）乳头皲裂与哺乳：乳头皲裂不影响哺乳，如母亲无法耐受亲喂时的疼痛，则可挤出或吸出乳汁喂养，待乳头修复后再回归亲喂。喂哺后可挤出乳汁或使用高纯度羊脂膏涂抹在乳头表面，促进乳头皲裂修复。

（三）乳房肿胀的预防和照护

乳房肿胀指乳汁产生增多或乳汁排出减少，乳房内乳汁淤积引起肿胀和变硬，可伴有触痛、乳房皮温升高、皮下静脉血管扩张等。乳房肿胀简称乳胀。乳胀可引起发热，但体温大多为中低热。严重的乳胀会引起乳房疼痛、变硬，婴儿衔接困难，排出乳汁受阻，若处理不当会诱发乳腺炎等问题。

1. 乳胀的原因

乳胀根据发生的时间可分为原发性乳胀和继发性乳胀。原发性乳胀属于生理现象，也称生理性乳胀，发生在产后最初几天，因分娩后乳房分泌大量乳汁，乳腺腺泡内和乳腺导管内乳汁充盈，同时乳房充血、淋巴液潴留导致乳房间质水肿，整个乳房均匀性肿胀、质地变硬、全乳房胀痛、拒碰。部分乳房会出现乳晕肿胀，使乳头含接变得更加困难。通常发生在产后 3～5 天，也有部分延迟至产后 9～10 天。

哺乳期其他时期出现的乳胀属于继发性乳胀。继发性乳胀原因很多，如新生儿含接不良，导致乳汁不能有效排出；哺乳间隔时间过长，导致乳汁淤积；乳房过度刺激，如过度使用吸奶器、按摩挤奶导致乳房过度泌乳等。

2. 乳胀的预防

（1）对孕产妇及家庭进行母乳知识宣教，让其了解母乳喂养对母婴的意义及母乳喂养方法，树立母乳喂养信心。

（2）做好"早接触、早吸吮、早开奶"，新生儿出生后即刻开始进行母婴肌肤接触，观察新生儿觅乳征象，指导母亲开始母乳喂养。做到顺应性喂养、按需哺乳，不限制哺乳时间和次数。母婴同室，教会父母如何识别新生儿喂哺迹象，及时回应新生儿喂哺需求。母婴分离者，尽早开始挤奶，每天至少 8 次，每次 20～30 分钟，坚持夜间挤奶。

（3）帮助母亲采用舒适哺乳姿势，对于母乳喂养困难者，评估原因，给予针对性指导，帮助实现有效含接和吸吮，促进乳汁有效移出。

3. 乳胀的处理措施

新生儿吸吮是最佳"通乳"方法，通过让新生儿频繁、有效吸吮，促进乳汁排出，是减轻乳胀最有效的措施，具体如下：

（1）生理性乳胀处理：让新生儿频繁、有效吸吮，随着水肿消退，乳汁排出，生理性乳胀一般在 24～48 小时逐渐好转，乳房变软。如母婴分离者，则挤奶促进乳汁排出。

（2）母婴同室，按需哺乳：根据新生儿需要进行母乳喂养，保证有效含接吸吮，促进乳汁有效移出。如肿胀侧乳房出奶不通畅，则可先让新生儿吸健侧，产生喷乳反射后再吸患侧。

（3）变换哺乳姿势：可采用让新生儿的下颌对着乳汁淤积的肿块方向，通过新生儿吸吮时舌体运动，促进堵塞部位乳管内乳汁的有效移出。

（4）母亲在喂哺新生儿同时，可用指腹或大小鱼际肌轻柔按摩乳房并往乳头方向轻轻推压，促进淤积部位乳汁的排出。

（5）哺乳或挤奶后可采用冷敷以缓解症状，减轻组织水肿，缓解乳房红肿热痛。

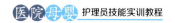

（四）乳房疼痛的预防和照护

乳房疼痛多见于乳汁淤积、乳房肿胀、乳腺炎等。乳头疼痛见于含接不当导致的乳头皲裂，占所有乳头疼痛原因的 90%。乳房长时间持续反复疼痛，不仅给产妇带来生理上的痛苦，还会影响其情绪、睡眠，是母亲终止母乳喂养的主要原因之一。

1. 乳头皲裂疼痛的预防及处理

（见本节乳头皲裂的预防和照护）

2. 乳头血管痉挛－雷诺综合征

（1）表现：乳头呈经典的三色变化（苍白、发绀、变红），乳头刺痛、灼痛，或放射至乳房，呈针刺样、抽搐样疼痛，伴或不伴乳头损伤，常发生在哺乳后或低温环境中。发生机制为乳头末梢小血管痉挛，引起局部组织缺血，继而引发乳头疼痛。

（2）预防及处理：①放松心情，避免紧张和压力；②在温暖环境中哺乳，保证产妇乳房、身体、手脚温暖和放松；③哺乳后可温热敷乳房疼痛处，以扩张局部血管；④可遵医嘱使用药物缓解乳头血管收缩的症状。

3. 其他减轻乳头疼痛的措施

（1）减少吸奶器使用，回归亲喂母乳。如有吸奶器使用指征者，选择大小合适的吸奶器罩杯，选择适合的负压，避免负压过大、吸力过强、吸奶时间过长，从而导致乳房损伤、乳头充血水肿疼痛。

（2）哺乳后撤出乳头时，不要强行硬拉乳头，可轻压新生儿下颏，撤出乳头，或母亲用洗干净的小拇指从新生儿口腔一侧伸入，使口腔负压消失，轻压新生儿下颏，再把乳头轻柔地撤出。

（3）不过度清洁乳头。乳头有细菌或真菌感染者根据医嘱使用药物。

（五）乳腺炎的预防和照护

哺乳期乳腺炎是在乳汁淤积的基础上引起的乳腺炎症反应，伴或不伴细菌感染。临床表现为乳房疼痛，排乳不畅，乳腺局部出现肿块，乳房可出现红、肿、热、痛，病变区域皮温升高，有压痛。全身症状包括发热，体温可达 39～40 ℃，伴寒战、出汗、头晕、乏力等症状。哺乳期乳腺炎是哺乳期妇女常见并发症，产后 6 个月内哺乳期乳腺炎的发生率约为 20%，常发生在产后 4～6 周。本病容易反复发作，处理不当病情加重可发展为乳腺脓肿，影响母婴健康，部分产妇常因此而放弃哺乳，是停止母乳喂养的重要原因之一。

1. 乳腺炎的预防及处理

（1）有效充分吸吮，按需喂养，保持乳汁分泌通畅，是预防及处理乳汁淤积、肿胀，防止乳腺炎、乳腺脓肿进展的最为关键措施。（详见本节乳房肿胀）

（2）避免对哺乳期乳房进行深部按摩。在母婴分离、新生儿含接困难、吸吮力弱等无法有效排出乳汁时，通过轻柔的乳房按摩、挤奶，刺激泌乳反射，促进乳汁排

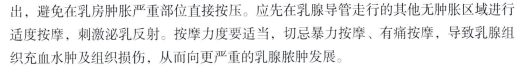

出，避免在乳房肿胀严重部位直接按压。应先在乳腺导管走行的其他无肿胀区域进行适度按摩，刺激泌乳反射。按摩力度要适当，切忌暴力按摩、有痛按摩，导致乳腺组织充血水肿及组织损伤，从而向更严重的乳腺脓肿发展。

（3）避免吸奶器的过度使用。有吸奶器使用指征者，选择大小合适的吸乳罩，吸乳时间不宜过长、负压不应过大，避免对乳房过度刺激，造成过度泌乳，增加堵奶风险。

（4）避免过度泌乳。按需喂养，不以"排空"乳房为目的，以达到母乳分泌与新生儿需求相平衡为目标，从而避免产量过高增加堵奶胀奶风险。

（5）乳房红肿热痛明显时，可采用冷敷乳房，以患者舒适为宜。体温高时，可遵医嘱使用对乙酰氨基酚或布洛芬缓解疼痛发热带来的不适。

（6）提供社会心理支持，宣传母乳喂养、哺乳期乳腺疾病相关知识，帮助寻找堵奶胀奶原因，提高战胜疾病的信心。

（7）无论何种类型的哺乳期乳腺炎，均不影响继续从患侧乳房进行母乳喂养。有效移出乳汁是乳腺炎治疗的重要手段。

2. 特殊乳管堵塞处理

（1）乳头白点：乳头末端的白点或水泡称为乳头白点或乳头白泡，为乳头孔导管内栓子堵塞或乳头皮肤堵住乳管开口所致。表现为乳头疼痛、敏感。出现乳头白点，一般不建议用针挑破白点，复发概率大，反复针刺会造成乳头损伤、疼痛。可在哺乳前温湿敷乳头白点，待软化后通过孩子吸吮，乳头孔中白色干酪样物质排出，乳头白点消失。若存在乳头白点但无明显疼痛，也不影响泌乳，未造成乳汁淤积，则无须特殊处理。

（2）积乳囊肿：因乳管狭窄或阻塞，大量乳汁聚集在囊状空腔中，出现积乳囊肿。表现为囊性、中等硬度的肿块，一般无疼痛、红斑等症状，除非发生感染。随着时间推移液体被部分吸收，囊肿内容物会变得浓稠。只有当积乳囊肿对母亲造成困扰时，才有必要进行穿刺抽吸或手术切除。

二　特殊情况下的母乳喂养

（一）母亲疾病与母乳喂养

1. 母亲病毒感染与母乳喂养

（1）乙型肝炎（简称乙肝）病毒（hepatitis B virus，HBV）感染：新生儿出生后12小时内（越快越好）注射乙肝免疫球蛋白和第1针乙肝疫苗，并在1月龄和6月龄分别接种第2针和第3针乙肝疫苗。HBV母婴传播几乎均发生于分娩过程中，而与母乳喂养无关，即病毒不是因为通过母乳喂养进入新生儿体内而引起的母婴传播。当母亲乙型肝炎病毒感染，仍然可以母乳喂养，即使母亲高病毒载量、乳头皲裂或出血、肝功能异常，新生儿存在口腔溃疡或其他损伤等，也不影响母乳喂养。

（2）丙型肝炎病毒（hepatitis C virus，HCV）感染：母亲丙型肝炎病毒感染，可以母乳喂养。因为至今对HCV缺乏免疫预防措施，所以在乳头皲裂、出血或新生儿口腔有溃疡或病损时，应暂停直接母乳喂养，乳汁可挤出消毒后喂养。

（3）甲型和戊型肝炎病毒感染：甲型和戊型肝炎病毒经消化道传播，几乎均为急性自限性肝炎。母亲甲型或戊型肝炎病毒感染，可以母乳喂养。母亲病情严重时，暂停母乳喂养，以利于母亲病情恢复。

（4）巨细胞病毒（cytomegalovirus，CMV）感染：CMV属于疱疹病毒属，母亲巨细胞病毒感染，可以母乳喂养。出生胎龄＜32周或出生体重＜1500g的早产儿，建议乳汁经消毒后喂养。

（5）其他疱疹病毒感染：母亲单纯疱疹或带状疱疹病毒感染时，如乳房无疱疹，可直接哺乳，但应避免新生儿与疱疹处接触，如乳房有疱疹，不能直接哺乳，乳汁经消毒后喂养。水痘病毒，主要通过飞沫经呼吸道传染，也可因直接接触疱疹浆液而感染，因此，母亲感染水痘病毒时，如分娩时发生的水痘尚未结痂或哺乳期发生的水痘，母婴应暂时隔离，避免直接哺乳。如乳房无水痘，挤出乳汁无须消毒；如乳房有水痘，则乳汁应消毒后再喂养。

（6）人类免疫缺陷病毒（human immunodeficiency virus，HIV）感染：如果无任何干预措施，HIV母婴传播率高达30%～50%，母乳喂养能引起HIV母婴传播。母亲感染人类免疫缺陷病毒尽可能完全人工喂养；因某种原因不能提供足够配方奶时，可纯母乳喂养6个月（最好经消毒后喂养）。禁忌混合喂养。

（7）流感病毒感染：流感病毒几乎不引起宫内传播，也不通过乳汁传播。母乳中的抗体和免疫因子提供给孩子保护，防止感染。当母亲感染流感病毒时，应注意防护，戴口罩，打喷嚏或咳嗽之前注意遮掩口鼻，用肥皂和水彻底清洗并擦干双手。在触摸新生儿或接触新生儿用物前，也应清洗并擦干双手。如果母亲病情重，无法进行乳房喂养新生儿，则可挤出母乳由他人喂养，无须消毒。

（8）新型冠状病毒（COVID-19）感染：目前的研究结果表明，母乳中未发现COVID-19活病毒，不应担心病毒通过母乳传播。母乳提供抗体保护，因此鼓励母乳喂养。当母亲直接母乳喂养时，建议保持手部卫生并用口罩遮住口鼻。当因病情无法亲喂母乳时，则挤出母乳由他人喂养，无须消毒。

（9）其他病毒感染：母亲感染登革热病毒，发病早期乳汁挤出后经巴氏消毒可间接喂养，发病10天后可直接哺乳。母亲感染寨卡病毒，可以母乳喂养，乳汁中存在病毒，但不引起新生儿感染，无须消毒。

2. 母亲结核杆菌感染与母乳喂养

未经正规治疗的活动性结核母亲需与新生儿隔离。经正规治疗14天后且痰结核菌阴性者，可直接哺乳。当存在乳腺结核、乳头或乳房破损时，避免直接哺乳，挤出乳汁消毒后再喂养。

3.乳房局部感染与母乳喂养

（1）乳腺炎：哺乳期乳腺炎是常见病，在母亲发生乳腺炎后继续哺乳，能促进乳汁排空，有利于控制炎症，减少进一步发展为乳腺脓肿的可能。使用抗生素期间，大部分药物属于哺乳期安全用药，仍可继续哺乳。

（2）乳腺脓肿：乳腺脓肿常常由乳腺炎发展而来，诊断主要根据临床表现和乳腺超声检查。脓肿引流是关键治疗，同时需要排空乳汁和使用抗生素。母亲患乳腺炎或乳腺脓肿时，可以继续哺乳。排出乳汁是乳腺脓肿重要的治疗手段。

4.预防接种与母乳喂养

哺乳期妇女接种所有的灭活疫苗（死疫苗），对新生儿均无不良影响，可正常哺乳。黄热病疫苗是减毒疫苗（活疫苗），可通过乳汁将活病毒传给子代，引起脑膜脑炎。因此，母乳喂养时，母亲不能接种黄热病疫苗，如果需要接种，必须停止哺乳。哺乳期接种其他减毒疫苗，均可哺乳。

母乳喂养是人类延续繁衍的重要环节，母乳喂养提供给孩子多重保护。停止母乳喂养，必须具有相应的指征，只有在确定母乳喂养带来的弊大于利时，才停止母乳喂养或暂停亲喂，挤出母乳喂养。

（二）母亲用药与母乳安全

哺乳期母亲也有患病可能，而生病之后的药物使用，不仅要考虑母亲的病情，还应考虑母乳中的药物对新生儿的影响。母亲用药而中断母乳喂养，会给母亲和新生儿带来很大困扰。突然中断亲喂，新生儿会表现不适，拒绝奶瓶或奶粉喂养，并且也因无法获得来自母乳中的抗体和免疫活性物质的保护，增加感染风险。哺乳期用药原则如下：

（1）哺乳期药物安全性分类：哺乳期药物安全性分类有很多种，国内引用较多的是由Hale主编的*Medications and Mothers' Milk*（第18版）一书中的分类法。根据对母乳喂养新生儿的危险程度分5个级别，即哺乳风险等级，作为哺乳期药物使用的风险评估工具。

（2）哺乳期常用药物：哺乳期女性使用抗菌药物，总体上青霉素类、头孢菌素类和大环内酯类抗菌药物在哺乳期安全性相对较好，这些抗生素不仅极少进入乳汁，而且也是婴幼儿常用的抗菌药物。但抗菌药物经乳汁导致母乳喂养新生儿潜在的不良反应也存在，尤其是青霉素类可引起过敏反应。另外，乳汁中抗菌药物在新生儿肠道被吸收前，还可干扰肠道内的正常菌群。因此，在为哺乳期女性开具处方抗菌药物时，虽不需要暂停母乳喂养，但要密切关注新生儿状况，特别是皮肤和消化系统的不良反应。

（3）大多数治疗性药物可在母乳喂养期间使用，2013 年美国儿科学会的临床报告重申，需权衡母乳喂养对母婴的益处与新生儿药物暴露的潜在风险。口服生物利用度较低或不会吸收入血的药物一般不影响母乳喂养的新生儿，如胰岛素、肝素、益生菌或者局部使用的药物等。通常胎儿在宫内暴露的药物高于经乳汁暴露量，因此妊娠期可安全使用的药物，哺乳期也可认为是安全的。

总之，虽然某些药物尤其是新药，在哺乳期的研究数据相对比较缺乏，但大多数药物在哺乳期使用是相对安全的。

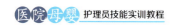

案例学习

> 产妇，张XX，32 岁，乙肝病毒携带者，阴道分娩，新生儿出生体重 3000g，新生儿出生 12 小时内给予乙肝免疫球蛋白和乙肝疫苗注射，产后安排母婴护理员王阿姨负责照护。产后第 1 天，王阿姨协助产妇进行母乳喂养，产妇主诉新生儿吸吮后乳头疼痛，王阿姨检查产妇乳头皮肤完整，并安抚产妇"孩子吸吮是个学习的过程，刚开始妈妈乳头都会有点疼痛，坚持几天就好了"，继续给予母乳喂养。产后第 2 天，新生儿吸吮后，产妇主诉乳头疼痛较昨日明显，王阿姨检查发现产妇乳头皲裂并伴有出血，考虑产妇为乙肝病毒携带者，王阿姨劝说产妇暂停母乳喂养，给予新生儿人工喂养。

1. 新生儿正确的含接方法

产妇乳头疼痛常见于新生儿含接不当导致的乳头皲裂，占所有乳头疼痛原因的 90%。产后第 1 天产妇主诉乳头疼痛时，王阿姨未考虑到产妇发生乳头疼痛的主要原因可能是含接欠佳，应调整新生儿含接姿势以帮助产妇解决乳头疼痛的问题。

2. 乙肝病毒感染的母乳喂养

母亲乙型肝炎病毒感染，仍然可以母乳喂养。新生儿出生后 12 小时内已完成乙肝免疫球蛋白和乙肝疫苗注射的双重免疫预防，具有免疫力，即使产妇乳头皲裂或损伤出血等，均可哺乳。王阿姨发现产妇乳头皲裂并伴有出血，擅自劝说产妇暂停母乳喂养，其做法是不正确的。

本章小结

哺乳期喂养对新生儿及早期儿童的发育具有非常重要的意义。本章主要阐述了母乳喂养、人工喂养、特殊新生儿的喂养，以及哺乳期常见问题及照护，包括泌乳生理过程、乳汁种类和营养成分、母乳喂养技巧、挤奶技巧、母乳储存、配奶方法、人工喂养技巧、母婴特殊情况下的喂养支持、哺乳期常见母乳喂养问题的处理等，梳理了母乳喂养成功的关键措施，哺乳体位，新生儿含接姿势，吸奶器具及奶瓶、奶嘴的选择、使用与清洁，乳房常见问题的预防与照护等。母婴护理员应具备足够的母乳喂养知识、能力及技能去帮助及支持母乳喂养，对母婴特殊情况下的喂养提供多样化、个体化的支持与指导，从而促进母乳喂养的成功，保障母婴安全。

思考题

1.母亲的哺乳体位有哪些？不同的哺乳体位分别适用于何种情况？

2.如何判断新生儿摄入量是否充足？

3.促进乳汁分泌的方法有哪些？

参考文献

[1] 米克，语．美国儿科学会母乳喂养指南 [M].魏伊慧，译．北京：北京科学技术出版社，2017.

[2] 任钰雯，高海凤．母乳喂养理论与实践 [M].北京：人民卫生出版社，2018.

[3] 姜梅，罗碧如．母乳喂养临床手册 [M].北京：人民卫生出版社，2021.

[4] 徐鑫芬，姜梅．母婴护理专科实践 [M].北京：人民卫生出版社，2019.

[5] 童笑梅，封志纯．早产儿母乳喂养 [M].北京：人民卫生出版社，2022.

[6] 中华医学会围产医学分会．母亲常见感染与母乳喂养指导的专家共识 [J].中华围产医学杂志，2021，24（7）：481-489.

[7] 魏凯，郭珩，辛华雯．哺乳期药物合理使用与用药风险评估[J].中华围产医学杂志，2019，22（7）：472-478.

（浙江大学医学院附属妇产科医院　金颖、肖云霞、刘宁宁、濮玉群、许莉莉、胡小黎）

第八章 教学资源　　　第八章 在线测试

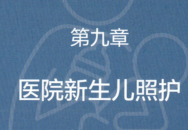

第九章

医院新生儿照护

🎯 **学习目标**

完成本章学习后，应能够达到如下目标：

识记 1. 足月儿和早产儿的分类。

2. 新生儿常见问题的发生原因。

3. 新生儿三类安全事件发生的原因。

理解 1. 足月儿和早产儿的生理特点及区别。

2. 新生儿常见问题的临床表现。

3. 新生儿窒息、跌落/坠床、烫伤的预防措施。

运用 1. 足月儿与早产儿的观察要点及照护措施。

2. 新生儿常见问题的日常照护措施。

3. 新生儿窒息、跌落/坠床、烫伤的急救措施。

新生儿指自胎儿娩出脐带结扎到28天之内的婴儿。新生儿各脏器功能发育尚未成熟，临床上根据孕周将新生儿分为足月儿和早产儿。新生儿免疫功能低下，体温调节功能较差，易感染，因此照护起来必须细心、科学、合理。母婴护理员应学会根据不同新生儿的生理特点给予其合适的照护措施，能正确识别其异常表现及体征，及时开展有针对性的照护。在院内时刻防范安全隐患，熟练掌握相应的急救技能，为新生儿及其家属提供安全可靠的照护。

第一节　足月儿和早产儿的生理特点与照护

一　足月儿的生理特点与照护

正常足月新生儿指出生时胎龄满37～42周，体重在2500g以上，无畸形和疾病的活产新生儿。

（一）外观特点

正常足月新生儿体重在2500g以上，身长在47cm以上，哭声洪亮，四肢屈曲，皮肤红润，胎毛少，全身有胎脂覆盖，耳廓发育良好，乳晕清楚，乳头突起，指（趾）甲达到或超过指（趾）端，整个足底有较深的足纹，男婴睾丸下降，女婴大阴唇覆盖小阴唇。

（二）生理特点

1. 体温

新生儿体温调节功能差，出生后因环境温度较宫内低而体温明显下降，如环境温度适宜，体温可逐渐回升，并波动在 36～37℃，如环境温度过高，可致脱水血液浓缩而发热（脱水热）。

2. 呼吸系统

新生儿呼吸中枢发育不成熟，呼吸肌弱，胸腔小，主要靠膈肌呼吸，故新生儿呼吸浅表，频率较快，约为 40 次/分，节律不规则。

3. 循环系统

新生儿出生后，循环系统发生巨大变化，心率快，波动范围大，可达 100～150 次/分，平均 120～140 次/分。

4. 消化系统

新生儿的胃呈横位，贲门括约肌不发达，幽门括约肌较发达，所以新生儿易呕吐、溢奶。新生儿第一次排大便多在出生后 12 小时内，为墨绿色黏稠的胎粪，3～4 天内排完。若 24 小时还未见胎粪排出，应检查是否存在肛门闭锁等消化道畸形。

5. 泌尿系统

新生儿一般于出生后 24 小时内排尿，如 48 小时仍无尿，需要查找原因。新生儿肾浓缩功能差，不能迅速处理过多的水和溶质，易出现脱水或水肿症状。

6. 血液系统

新生儿出生时血液中细胞数较高，胎儿血红蛋白（HbF）约占 70%，对氧有强的亲和力，故缺氧时往往发绀不明显。足月儿出生时，白细胞计数较高且以中性粒细胞为主，4～6 天后中性粒细胞与淋巴细胞相近，以后淋巴细胞占优势。

7. 神经系统

新生儿脑相对较大，重 300～400g，占体重的 10%～20%（成人仅占 2%）。足月儿大脑皮层兴奋低，睡眠时间长。新生儿视觉、听觉、味觉、触觉、温度觉发育良好，痛觉、嗅觉（除对母乳外）相对较差。足月儿出生时已具有原始的神经反射，如觅食反射、吸吮反射、握持反射、拥抱反射和交叉伸腿反射。

8. 免疫系统

新生儿特异性和非特异性免疫功能均差，易感染。胎儿可从母体得到对传染病如麻疹的免疫力而不易感染，而其他免疫力无法通过胎盘传给新生儿，且新生儿白细胞对真菌的杀灭能力较低，因此新生儿易患呼吸道、消化道感染和大肠埃希菌、金黄色

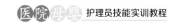

葡萄球菌败血症。

（三）常见的几种特殊生理现象

1. 生理性体重下降

新生儿出生后 2～4 天由于摄入量少、不显性失水及胎粪排出等原因可使体重下降 6%～9%，但一般不超过 10%，10 天左右恢复至出生体重。

2. 生理性黄疸

黄疸是症状，其本质是血液中胆红素升高，在皮肤和黏膜呈现黄色。足月新生儿生理性黄疸多于生后 2～3 天出现，5～7 天达高峰，可延迟到 2～4 周才消退（详见本章新生儿黄疸）。

3. "马牙"和"螳螂嘴"

"马牙"或称"板牙"，指在新生儿上腭中线和齿龈部位有散在黄白色、米粒大小隆起，数日或数月后可自然消退。"螳螂嘴"指口腔两侧的颊部各有一个利于吸吮的隆起的脂肪垫，不能挑破，以免感染。

4. 假性月经及乳腺肿大

由于胎儿在宫内从母体获得一定量的雌激素，一些女婴出生后 5～7 天会出现阴道少量出血，类似月经来潮，持续 1～3 天自止。同样原因，男婴、女婴皆可在生后 3～5 天发生乳腺肿胀，2～3 周后自行消退，一般不必处理，切忌挤压，以免继发感染。

5. 红斑和粟粒疹

新生儿出生后 1～2 天头部、躯干和四肢出现大小不等的红色斑丘疹，为"新生儿红斑"，1～2 天可自然消退。鼻尖、鼻翼、颜面部可见米粒大小的黄白色皮疹，称为"粟粒珍"，为皮脂腺堆积所致，可自然消退。

（四）足月儿照护与观察要点

1. 维持体温稳定

新生儿应处在阳光充足、空气新鲜、避免对流风的病室。

2. 保持呼吸道通畅

专人看护，注意观察鼻孔是否通畅，避免物品阻挡新生儿口、鼻腔或压其胸部。

3. 合理喂养

正常足月儿生后应早接触、早吸吮，一般生后半小时内即可让母亲怀抱新生儿使其吸吮，以促进乳汁分泌，并可预防新生儿低血糖。提倡母乳喂养，鼓励按需哺乳。若进行人工喂养，要遵循从小量渐增原则，以吃奶后安静、不吐、无腹胀和理想的体重增长为标准。

4. 脐部观察

脐带脱落前，要注意观察脐部有无渗血。脐带脱落后，要观察脐窝有无分泌物及

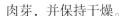

肉芽，并保持干燥。

5. 特殊情况观察

如新生儿出现面色、呼吸、睡眠、喂养、大便等异常情况，应及时告知护士。

（五）日常照护措施

1. 环境与保暖

新生儿娩出后立即采取保暖措施。根据新生儿个体评估、出生体重及生后日龄设定合适的环境温度，以维持体温稳定。新生儿正常体表温度为 36～36.5℃，正常核心（直肠）温度为 36.5～37.5℃。出生早期可给予的保暖措施有戴帽、母亲"袋鼠式"怀抱等，必要时可采用暖箱和远红外辐射床。新生儿室内应阳光充足、空气流通（避免对流风）。对于足月新生儿在穿衣盖被的情况下，室温维持在 22～24℃，相对湿度维持在 55%～65%。

2. 皮肤、脐部照护

刚娩出的新生儿皮肤褶皱处多有胎脂，对新生儿有一定的保护作用，不必急于去除，沐浴的频次可视新生儿的具体情况而定。保持脐部清洁、干燥，勿被尿粪污染。脐带在结扎后 3～7 天脱落，观察脐部有无渗液、渗血，若有，可用 0.2%～0.5% 聚维酮碘或 75% 酒精由脐根部向外擦洗，根据具体情况决定频次（异常情况需告知护士）。体温稳定后，可每日沐浴，保持皮肤清洁和促进血液循环。每次大便后，及时清洁臀部皮肤，注意动作轻柔，大便频繁且稀薄的新生儿，加强预防照护，可使用鞣酸软膏护臀，时常保持干燥，防止尿布性皮炎发生。

3. 合理喂养照护

正常足月儿在生后半小时即可抱给母亲喂乳，以促进乳汁分泌，并鼓励按需哺乳。无法母乳喂养的，根据医嘱选择适宜配方奶，按时按量喂哺，人工喂养还应注意选用适宜的奶嘴和奶瓶、奶瓶温度、喂哺时奶瓶的位置。每次喂奶后将新生儿竖抱，伏于照护者肩头，轻拍其背部，嗝出咽下的空气，取侧卧位休息，防止溢奶引起窒息风险。

4. 感染预防照护

养成勤洗手的好习惯，尤其接触新生儿前后，注意手卫生。尽量减少亲友探视，特别是患有感冒或有传染风险的人直接接触新生儿。避免在公共场所长待，防止交叉感染。新生儿使用的物品、衣服注意清洁，各类奶具使用后清洁消毒。积极按免疫计划完成疫苗接种，保护新生儿免受传染病侵袭。

（六）日常安全提醒

（1）促进母婴感情的建立，在母婴情况允许下，应早期将新生儿安放在母亲身旁，给予皮肤接触，鼓励早吸吮，促进感情交流，使新生儿得到良好的身心照顾。

（2）母婴同床，避免使新生儿受到意外伤害。应将新生儿单独睡在新生儿床上，

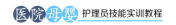

切忌新生儿颜面被遮挡，造成呼吸不畅。尽量给新生儿选用轻柔的被子。

（3）不要单独将新生儿留在室内，须有专人看护新生儿。

（4）若新生儿连续睡眠时间过长，则根据情况叫醒喂养。

（5）新生儿床头应稍抬高20°～30°，避免头低足高而出现食道反流引起呕吐窒息。

（6）亲喂母乳时注意观察新生儿吸奶情况，尤其注意吸吮、吞咽和呼吸是否协调，观察面色及喂哺状态，若出现呼吸急促或呛咳应及时停止，予以拍背，待呼吸平稳再进行喂哺。

（7）避免在哭闹时喂哺，应安抚稳定情绪后再进行吸吮或喂奶，防止奶液误入气道造成呛奶。

（8）新生儿日常保暖合适，避免过分包裹，不要喂奶后置于母亲腋下睡眠。

（9）在院期间，保证手腕带佩戴齐全，严禁独自将新生儿抱离父母或房间。若有医疗需要，抱离和抱回交接应和家长一起严格进行腕带身份识别，认真核对腕带上母亲姓名、新生儿性别和住院号。

二 早产儿的生理特点与照护

早产儿又称未成熟儿，指胎龄满28周至未满37周，器官功能未成熟的活产新生儿。胎龄小于28周者称为极早早产儿或超未成熟儿。按出生体重分为正常出生体重儿、低出生体重儿、极低出生体重儿、超低出生体重儿（表9-1）。近年来我国早产儿的发生率呈逐年上升趋势，且胎龄越小，体重越轻，死亡率越高。

表9-1 早产儿按出生体重分类

分类	出生体重（g）
正常出生体重儿	2500～3999
低出生体重儿	1500～2499
极低出生体重儿	1000～1499
超低出生体重儿	＜1000

（一）外观特点

与足月儿相比，早产儿在外观上呈现特有的体格特点（表9-2），体重多在2500g以下，身长不到47cm，哭声轻，肌颈软弱，四肢肌张力低下呈伸直状，皮肤红嫩，皮下脂肪少，胎毛多，耳廓软，耳舟不清楚（图9-1），指（趾）甲未达指（趾）端，乳晕不清、无结节或结节＜4mm（图9-2），足底纹理少，足跟光滑（图9-3），男婴睾丸未降或未全降，女婴大阴唇不能盖住小阴唇。

表9-2　正常足月儿与早产儿的外观特点比较

部位		足月儿	早产儿
皮肤		红润、皮下脂肪丰满和毳毛少	鲜红发亮、水肿和毳毛多
头发		分条清楚	细而乱
耳廓		软骨发育好、耳舟成形、直挺	软、缺乏软骨和耳舟不清楚
指（趾）甲		达到或超过指（趾）端	未达指（趾）端
跖纹		足纹遍及整个足底	足底纹理少
乳腺		结节>4mm	无结节或结节<4mm
外生殖器	男婴	睾丸已降至阴囊，阴囊皱纹多	睾丸未降或未全降
	女婴	大阴唇遮盖小阴唇	大阴唇不能遮盖小阴唇

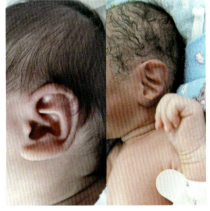

（A）足月儿　　　（B）早产儿

图9-1　足、早产儿耳廓

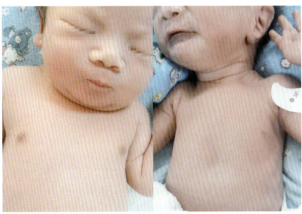

（A）足月儿　　　　　　（B）早产儿

图9-2　足、早产儿乳晕

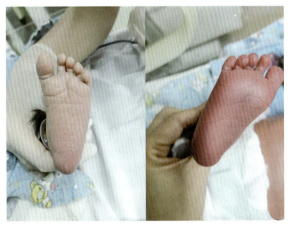

（A）足月儿　　　　　（B）早产儿

图9-3　足、早产儿足底足跟

（二）生理特点

1. 体温

早产儿体温调节功能差，基础代谢低，皮下脂肪少，易散热，自身代偿能力有限，产热不足，这些因素均易使早产儿出现体温不升。同时，因汗腺发育不成熟，当外界环境温度过高时亦可发生体温过高。

2. 呼吸系统

早产儿呼吸中枢及呼吸器官发育不成熟，呼吸浅快不规则，易出现呼吸异常，可表现为呼吸急促、三凹征（图9-4）、鼻翼翕动、呻吟和青紫等症状，有时并不一定伴有心率的变化。

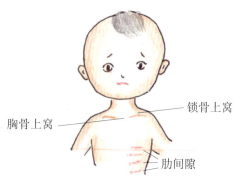

图9-4 三凹征

3. 循环系统

早产儿的心率平均为120～140次/分，血压偏低，因毛细血管脆弱，缺氧时易发生脏器出血。早产儿动脉导管开放较为常见，易引起肺水肿、呼吸衰竭、喂养不耐受、心力衰竭等。

4. 消化系统

早产儿胃肠道动力弱，易出现胎粪延迟排出。胃贲门括约肌松弛，吞咽协调能力差，易发生呛咳、呕吐、胃食管反流。胃容量小、消化功能不成熟，易发生喂养不耐受和坏死性小肠结肠炎。肝功能不成熟，生理性黄疸程度重，持续时间长，易发生胆红素脑病。

5. 泌尿系统

早产儿容易出现蛋白尿。一些疾病因素也容易影响酸碱平衡。当葡萄糖输入过多时，也会有尿糖出现。

6. 血液系统

早产儿先天储铁不足，会出现"生理性贫血"。胎龄越小，贫血持续时间越长，程度越重。体内凝血因子不足，也易引起出血。

7. 神经系统

早产儿各种神经反射差，吞咽、吸吮、觅食、对光反射等均不敏感。神经系统发育不完善及大脑发育不成熟，易出现惊跳和抖动。

8. 免疫调节

早产儿体内的非特异性与特异性免疫发育不够完善，免疫球蛋白含量较低，IgG和补体缺乏，极易发生各种感染。

（三）早产儿生长发育进展

早产儿出生后 2～4 天，由于摄入量少、不显性失水及胎粪排出等，可使体重下降 6%～9%，但一般不超过 10%，10 天左右恢复至出生体重。出生体重小于 1500g 的小早产儿，可试行微量肠道喂养。体重大于 1500g，胎龄大于 32 周，吸吮和吞咽良好的新生儿可经口喂养。早产儿一般在纠正胎龄 34～36 周以后吸吮、呼吸和吞咽才能协调。

早产儿体重增长的倍数较足月儿大。1 岁时，足月儿体重大致等于出生时的 3 倍，而出生体重在 1501～2000g 的早产儿体重可达出生时的 5 倍半，而出生体重在 1001～1500g 者可达 7 倍。

（四）早产儿照护观察要点

1. 维持体温稳定

按照世界卫生组织的定义，正常早产儿体温范围是 36.5～37.5℃。体温低于 36.5℃即为低体温；体温高于 37.5℃即为发热。①早产儿体温过高时需进行物理降温，物理降温的方式包括松衣被、降低室温（22～25℃）、温水浴（水温 35～37℃）等。如果效果不明显，可采用冷敷，但是不可以冰敷，不可以冷敷新生儿的脚掌、肚子等部位，也不用酒精擦拭降温。②早产儿比足月儿来说更容易发生低体温。当早产儿体温在 36～36.4℃，发生轻度低体温的时候，可以给早产儿使用预热的包被，给早产儿戴帽子，半小时后再次测量体温，当体温仍然低于 36℃时就需要及时就医。

2. 维持皮肤正常功能

① 每次大便后清洁臀部，防止红臀。② 衣服宜宽大质软。③使用监护仪时特别注意电极片和血氧饱和度探头对柔嫩皮肤可能造成的伤害，尽量减少与皮肤接触的面积。包裹探头时注意松紧度，既要接触好，又要避免影响血液循环。视情况更换电极片和探头的位置。④ 更换体位避免骨隆突处受压过久，尤其是耳廓处，以免造成皮肤压伤。

3. 黄疸观察

加强早产儿皮肤黄疸的观察。①早产儿生后 3～5 天出现黄疸，黄疸程度较足月儿重，消退也较慢，可延长至 2～4 周。生理性黄疸对于早产儿来说可能是病理性的，如果发现皮肤呈浅黄色，眼白微带黄色，口腔黏膜微黄，应该及时就医测量胆红素的情况；②新生儿出生后 24 小时内出现黄疸，且持续时间较长，黄疸色深呈橙黄色，就要及时就医治疗，不然容易发生核黄疸。

4. 保持呼吸道通畅

早产儿的胸廓呈圆桶状，常用腹式呼吸。新生儿正常呼吸次数是 40～60 次/分。在观察新生儿的呼吸时应：①注意观察呼吸节律是否规律，呼吸深度是否一致，胸廓两侧的呼吸活动是否对称，呼吸时有无异常气味，有无烦躁不安、鼻翼翕动、口唇发

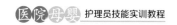

青等；②早产儿仰卧时可在肩下放置软垫，避免颈部弯曲，维持有效呼吸及呼吸道通畅；③早产儿易发生缺氧和呼吸暂停，经皮血氧饱和度以 90%～100% 为宜，如有缺氧症状应及时告知护士；④若早产儿发生呼吸暂停，可先给予物理刺激促进呼吸恢复，如抚背、摇床、弹足底等。

5. 排泄照护

早产儿相比于足月新生儿肠蠕动能力更弱，胎粪也比较少，易出现排便延迟，但在 24 小时内排便均属于正常，一般胎粪颜色为墨绿色黏稠糊状，一般在出生后 3～4 天内转为过渡性大便。

6. 合理喂养照护

早产儿的吸吮—呼吸—吞咽不协调，有效的吸吮和吞咽 34～36 周才能成熟。①经口喂养时经常会出现口唇发绀、SpO_2 下降等情况，此时应暂停喂奶，休息片刻，待新生儿充分呼吸、面色转红、SpO_2 恢复后再继续哺喂；②注意观察有无频繁呕吐、胃潴留、奶量不增或减少、腹胀等喂养不耐受的情况发生，警惕急性坏死性小肠炎；③吸吮能力差和吞咽不协调者可用鼻饲喂养，每次鼻饲前须确定胃管在胃内，必要时抽取胃内容物，观察胃内容物、颜色、性状。

7. 感染预防照护

早产儿免疫系统发育不够完善，极易发生各种感染。母婴护理员应做好：①注意观察新生儿的情况，如有发热、体温不升、腹泻、精神萎靡、面色发绀、咳嗽、呼吸暂停等情况应及时告知护士；②在护士指导下及时处理局部感染灶，如脐炎、鹅口疮、脓疱疮、皮肤破损等，防止感染继续蔓延扩大。

（五）早产儿的日常照护措施

1. 环境管理

环境管理，母婴护理员应做好：①室温一般控制在 24～26℃，相对湿度为 55%～65%，适宜的温度和湿度对早产儿尤为重要；②减少噪声的刺激，营造安静的环境，靠近早产儿时要降低音量；③减少光线的刺激，避免阳光直射，营造一个类似子宫内的幽暗环境，以保证早产儿的睡眠；④提供舒适照护，给予保护性措施避免人为操作对早产儿造成的伤害，提高其舒适度，用软布卷围成"鸟巢"环绕早产儿，可使其获得安全感、舒适感。

2. 合理喂养照护

尽早喂养，以防低血糖，首选母乳喂养。①与足月儿母乳相比，早产儿的母乳含有更多的蛋白质、必需脂肪酸、能量、矿物质、微量元素、IgA 等，可使早产儿在较短期恢复到出生体重。根据需要，在医生的指导下添加母乳强化剂。②不能母乳喂养的早产儿，采用早产儿配方乳为宜。③根据吸吮、吞咽、消化、吸收功能等情况，选择直接哺乳、胃管、奶瓶、静脉等不同的方式补充营养。

3. 睡眠支持

早产儿一般睡眠时间要保证在 20 小时左右，良好的睡眠是早产儿正常发育的重要条件。可根据早产儿的生活规律、睡眠周期、医疗需要制订一天的照护计划。

4. 皮肤照护

出生后可用纱布将头皮、耳后、面、颈、腋下及其他皮肤皱褶处的血渍擦干，洗澡及照护时观察皮肤状况。注意保护皮肤完整性。对于 28 周以下的早产儿早期可进行油浴给予皮肤保护。

5. 脐带照护

保持脐部清洁干燥。一般生后 1~2 周残端脱落，脱落前应注意脐部有无渗血，保持其不被污染。脱落后如有黏液或渗血，应增加消毒次数。

6. 感染预防照护

同新生儿照护感染预防措施。因早产儿免疫功能更弱，对感染的抵抗力低，需更警惕各种可能发生的感染。

7. 袋鼠式护理

袋鼠式护理又称皮肤接触式护理，是针对早产儿的一种发育支持性照护措施，即早产儿家长（母亲或父亲）以类似袋鼠、无尾熊等有袋动物照顾幼儿的方式，将只穿尿裤的新生儿放在妈妈（爸爸）裸露的胸腹部，进行皮肤与皮肤接触的一种照护方式。①袋鼠式护理可以让早产儿感受到妈妈的心跳及呼吸声，闻到母亲身上熟悉的味道，从而模拟子宫内的环境，让早产儿可以在母亲的拥抱和关爱中成长；②袋鼠式照护过程中需要观察早产儿的生命体征，若出现面色改变、呼吸急促、皮肤发花变冷，需随时停止。

8. 早产儿抚触

抚触可以促进早产儿生长发育（包括体格、智力），改善睡眠，增加机体免疫力，刺激消化功能。抚触的步骤：头面部→胸部→腹部→上肢→下肢→背部。室温适宜（26~28℃），抚触操作过程中如出现面色改变、呼吸急促、皮肤发花变冷，需随时停止。

（六）日常安全提醒

1. 保持良好的病室环境

由于早产儿体弱、免疫力低，居室要保持空气新鲜洁净，注意通风。母婴护理员应做好：①环境安静，光线柔和，并保持室内清洁卫生。②早产儿呼吸道稚嫩，良好的温度和湿度对呼吸系统有利，干燥季节可使用加湿器来增加室内湿度，使用空调时避免处于风口。③减少来访者，有感冒症状者，应避免接触新生儿。若妈妈感冒，喂奶时佩戴口罩。④新生儿床与护理员床距离适中，方便照顾，注意新生儿头部不要随意堆放衣物和玩具，以免堵住新生儿口鼻，引起窒息。

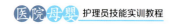

2. 采取合适的新生儿睡姿

早产儿各种睡姿产生不同的效果，仰卧位易观察胸廓运动，肢体活动自如；左侧卧位能减少食管反流的发生；右侧卧位能避免压迫心脏，有利于胃内食物顺利进入肠道；俯卧位有助于减少呼吸暂停的发生，促进胃排空，降低新陈代谢，改善睡眠状态，但有窒息的风险，需在监护下使用。早产儿头骨柔软，发育不全，各种睡姿应交替使用，促进颅骨发育，防止扁头的发生。

3. 合理保暖，预防捂热综合征

早产儿，体温调节功能还没有发育健全，在过冷或过热时不能很好地自我调节，对外界适应能力差，他们产热量较大，但出汗散热比较慢，如果家长把早产儿裹得太严，早产儿就难以散热，容易出现过热、缺氧。

第二节　新生儿常见问题与照护

一　新生儿黄疸

新生儿黄疸既可以是正常发育过程中出现的症状，也可以是某些疾病的表现，严重者可导致脑损伤。因此，新生儿出生后需要监测胆红素水平，出院前评估发生重症高胆红素血症的风险，并在出院后定期随访，给予适时的干预，是预防重症高胆红素血症的关键。

（一）新生儿黄疸的分类

1. 生理性黄疸

新生儿生理性黄疸是指新生儿早期由于胆红素代谢的特点，血清未结合胆红素增高到一定范围内，是新生儿正常发育过程中发生的一过性胆红素血症。由于新生儿出生后胆红素水平是一个动态变化的过程，且生理性黄疸的程度与许多因素有关，有些病理因素也难以确定，因此生理性黄疸的血清总胆红素（TSB）正常值没有统一的标准。

足月儿生理性黄疸多于生后2～3天出现，4～5天达高峰，7～10天消退。早产儿黄疸多于生后3～5天出现，5～7天达高峰，可延迟到2～4周才消退。黄疸程度轻重不一，轻者仅限于面颈部，重者可延及躯干、四肢和巩膜，粪便色黄，尿色不黄，其他情况良好。

2. 病理性黄疸

新生儿病理性黄疸是指血清胆红素水平增高或胆红素增高，可以是生理性黄疸的延续或加深，应积极寻找引起增高的病因。目前，国际上已不再强调确定新生儿黄疸是生理性还是病理性，更重视确定黄疸的干预值。

（二）新生儿黄疸的临床表现

新生儿高胆红素血症轻者皮肤黄染仅局限于面颈部，或可波及躯干、四肢和巩膜，一般情况良好。重者可导致胆红素脑病，临床分期及表现见表9-3。

表9-3　核黄疸的临床分期

分期	表现	持续时间
警告期	肌张力降低、反应低下、吸吮反射减弱或消失	12～24小时
痉挛期	肌张力增高、发热、抽搐等，呼吸不规则，严重者因呼吸衰竭而死亡	12～24小时
恢复期	肌张力恢复、体温正常、抽搐减少	2周
后遗症期	听力下降、眼球运动障碍、手足徐动、牙釉质发育不良、智力落后	终生

（三）新生儿黄疸的治疗原则

生理性黄疸一般不需要特殊治疗，注意尽早开始供给充足奶量，多可自行消退。①血清胆红素＞17μmol/L（10mg/dl）时，每天监测胆红素值，病理性黄疸应针对不同病因，采取相应的措施，治疗基础疾病；②提倡早喂养，诱导肠道正常菌群的建立，减少胆红素肠肝循环，保持大便通畅，减少肠壁对胆红素的再吸收；③降低血清胆红素，给予光照疗法或换血治疗；④保护肝脏，不用对肝脏有损害及可能引起溶血、黄疸的药物；⑤控制感染，注意保暖，供给营养，及时纠正酸中毒和缺氧；⑥适当用酶诱导剂，输血浆和白蛋白，降低游离胆红素。

（四）新生儿黄疸的日常照护——新生儿光疗照护

新生儿光疗是指采用光照疗法，降低新生儿血清未结合胆红素治疗新生儿黄疸的方法。母婴护理员应协助医务人员做好新生儿黄疸的蓝光治疗。

（1）光疗时，母婴护理员应做好：①新生儿光疗前，保持新生儿皮肤清洁，新生儿全身不涂抹乳霜、油和任何液体，以防止光线的照射引起灼伤，光疗前戴好松紧合适的小手套，防止因哭吵抓破皮肤（图9-5、图9-6）；②新生儿光疗后，协助医务人员检查全身皮肤有无破损及炎症，如出现异常反应及时报告医务人员（详见光疗一般照护）。

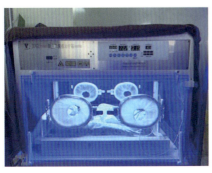

图9-5　光疗箱准备

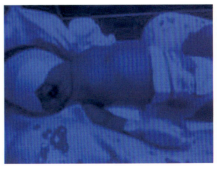

图9-6　光疗新生儿

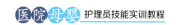

（2）光疗的并发症及其照护：光疗的并发症主要有皮疹、青铜症、发热、腹泻。①光疗时，由于组胺的释放，新生儿的皮肤会出现皮疹，暂停光疗后皮疹会消失。②光疗后，新生儿的皮肤、血清、尿液会出现深灰棕色的变色，称青铜症。这种现象可能的原因是光疗后产生的胆红素分解在皮肤上沉积，仅发生在伴有胆汁淤积的新生儿中，当光疗停止或胆汁淤积解除后，着色消失。③光疗时新生儿体温会随着环境温度的上升而出现发热，需每4小时测量体温，观察体温变化。④光疗后，可能会出现大便稀薄呈绿色，每天4～5次。主要原因是分解产物经肠道排出时，刺激肠壁引起肠蠕动增加。要注意观察新生儿出入量的平衡，记录大便的次数、颜色、性状。大便后及时更换尿布，防止红臀的发生。

光疗照护时要进行以下观察：

（1）精神状态观察：新生儿一般精神状态良好，若出现嗜睡、反应差、拥抱反应减弱等，要注意防止胆红素脑病的发生，严重者可致新生儿死亡。

（2）皮肤颜色观察：观察新生儿黄疸的颜色、部位变化，可判断黄疸的严重程度。若新生儿黄疸从巩膜、头面部逐渐扩散到四肢、手足心，且颜色加深，说明黄疸逐渐加重，应引起高度重视。

（3）喂养情况观察：生理性黄疸和母乳性黄疸不影响新生儿的饮食，若新生儿出现拒乳、喂养困难、吮吸无力等，应予以重视，及时治疗，防止核黄疸发生。

（4）粪便、尿液观察：观察新生儿粪便、尿液颜色的变化情况，尿液颜色变化反映黄疸轻重变化。新生儿溶血病引起的黄疸，尿液呈酱油色；粪便由浅黄转为白色，应考虑胆道闭锁引起的黄疸。所以，粪便、尿液观察有助于查找病因，及时诊断和治疗。

（5）生命体征观察：观察体温、脉搏、呼吸等变化，判断有无感染以及有无核黄疸的发生。

（五）日常安全提醒

新生儿发生黄疸应积极就诊，明确黄疸原因。病理性黄疸的病因不同，对症处理方式也不同。各类偏方的退黄手段存在安全隐患，家长不应盲目采取。黄疸新生儿应加强日常照护及喂养指导。①注意新生儿个人卫生，定期更换衣物，保持皮肤清洁；②适当进行户外活动，但要避免新生儿长时间地暴露在阳光下，适量补充维生素等；③按需喂养，保证奶量摄入，提倡早期喂养，诱导建立正常菌群，减少肠肝循环，保持大便通畅，减少肠壁对胆红素的重吸收；④对于母乳性黄疸新生儿，鼓励继续母乳喂养，尽可能不要用糖水或电解质溶液及配方奶试喂，可通过增加母乳喂养次数来增加母乳摄入量，不仅可预防早发型母乳性黄疸，还可刺激肠蠕动，增加排便次数，减少粪便中胆红素的重吸收。

二 新生儿吐奶

吐奶是指新生儿吞下的母乳或配方奶经咽部、口腔溢出口外，是新生儿期比较常见的现象，常表现为：①溢奶。溢奶一般以奶液从嘴角慢慢流出为主要表现，量不多，不伴有呕吐表现，多是由于吃奶后体位变化引起，多见于生理现象，不影响新生儿生长发育，6月龄后较少发生，一岁后不再出现。②吐奶。吃奶后奶液从口中急速返至口腔外，量比较大，有时会伴有呕吐表现，伴有较难受的不适表情。③呛奶。表现为边咳边吐且常伴有痛苦表情。伴有大量奶液从嘴里喷出，甚至还会从鼻腔流出，若呛入比较深的气管，有缺氧或窒息的风险。新生儿发生吐奶，首要处理是尽快保持呼吸道通畅，预防呕吐物进入气管发生呛咳风险。

（一）新生儿吐奶分类

1. 生理性吐奶

生理性吐奶常见于新生儿，是由于新生儿消化系统发育不全，如喂养不当、奶量过多、奶速过快、吞咽过急、吞入空气过多，以及配方奶配制浓度不当等都容易引起吐奶。90%的新生儿在7～8月龄后吐奶现象会逐渐改善，并逐渐消退，一般无须特殊治疗。

2. 病理性吐奶

病理性吐奶可以发生在各年龄段，常由于感冒、细菌感染、幽门狭窄、食管闭锁、肠闭锁、肠旋转不良、先天性巨结肠等引起的异常吐奶，一般吐奶呈现喷射样，往往还伴随其他症状，需要及时就医。

（二）吐奶的临床表现

1. 一般症状

新生儿吐奶的一般症状为：①恶心反应，然后吐一两口或连续吐数口奶；②无任何前驱症状，突然奶液或胃内容物自鼻腔或口腔大量喷射而出；③呕吐物大部分为奶液或少量凝乳块，部分可混有胆汁、血丝等；④呕吐物可有酸臭味。

2. 伴随症状

新生儿吐奶常见伴随症状为：①伴有消化道异常征象，如呕吐、腹胀、腹泻、血便、胎粪排出减少或没有胎粪排出等；②伴有呼吸异常征象，如呼吸困难、青紫甚至窒息；③伴有全身异常征象，如发热、精神萎靡、昏迷等。

（三）吐奶的应急处理

1. 立即停止喂奶

若吐奶发生在喂奶过程中，应暂时停止喂奶。喂奶后发生的正常溢奶，应将新生儿平躺，头偏向一侧或者侧卧位，以免奶液流入气管发生呛咳。

2.清除口咽奶液

用干净的手指缠上纱布伸入新生儿的口腔，清理奶液，避免吸气时再将吐出的奶液吸入气管。或者使用自动吸乳工具，将软管置入新生儿口腔咽部，吸出乳汁及呕吐物（图9-7）。

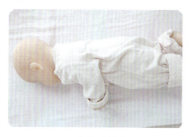
1.让孩子侧卧

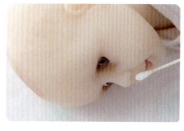
2.清理鼻腔

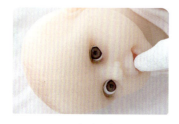
3.清理口腔

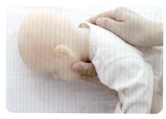
4.拍打背部

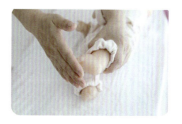
5.拍打脚底

图9-7　清除口咽奶液

3.观察面色，刺激呼吸

观察哭声及面色情况，如果哭声响亮，面色红润，说明呼吸缓解，没有大碍；反之，则需拍背或弹足底诱发大哭，反射性让气道内的奶液咳出，恢复正常的呼吸。

4.窒息复苏

若新生儿没有哭声，面色青紫，则说明窒息严重，需要立即呼叫护士协助抢救。

（四）吐奶新生儿日常照护措施

1.体位和姿势

注意哺乳或喂奶姿势，避免过平的躺卧体位，上半身可略高，瓶喂时更应注意奶瓶高于奶嘴，防止空气吸入。对于容易发生吐奶的新生儿，奶后可以采用头高脚低的体位或侧卧位，避免发生吐奶时呕吐物反流引起气道堵塞。

2.奶速和时机

选择大小合适的奶嘴，控制奶液的流出速度。亲喂时注意喷乳和新生儿吞咽保持协调，出奶过快可用手指有节奏地按压乳房以减缓出奶量。避免在新生儿哭闹时喂奶，以免吸进大量空气。避免由于吃得太快而呛奶。吃奶时应观察新生儿的面色。

3.奶量和频次

母乳喂养遵循按需哺乳，人工喂养的新生儿每次喂奶量要适量，一般每2～3小

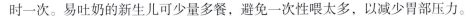

时一次。易吐奶的新生儿可少量多餐，避免一次性喂太多，以减少胃部压力。

4. 操作和观察

预防吐奶和吐奶处理，母婴护理员应做好：① 选择奶前更换尿布，尿布松紧适宜，避免腹部受压；② 奶后及时拍嗝，避免频繁翻动身体；③ 发生吐奶及时清理，避免奶液流入耳朵引起中耳炎；④ 观察新生儿有无腹隆、腹胀情况，吐奶后新生儿的面色及呼吸情况，呕吐物颜色及性状，若呼吸顺畅，哭声洪亮，脸色红润表示无大碍，若哭声变细弱、呼吸困难、面色青紫等应立即就医；⑤如果新生儿出现频繁吐奶，呕吐物颜色有异常且精神状态不佳等症状要引起重视，及时就医排除疾病因素。

（五）日常安全提醒

（1）母乳能促进胃肠激素的分泌，促使胃肠道更快成熟，母乳喂养的新生儿胃排空更快，消化更好。因此，优先选择母乳喂养，哺乳时以摇篮式姿势即坐位授乳保持头高脚低。

（2）在亲喂过程中，帮助新生儿正确衔乳，保证乳头和乳晕的大部分放进其嘴里，下唇外翻，类鱼唇样，口腔内形成负压，避免空气吸入。

（3）配方奶应现配现吃，注意配奶浓度准确，按照配方奶配制要求进行。奶温控制在40℃左右。

（4）必要时，喂哺中和喂哺后用空杯手轻拍新生儿背部5分钟以上，帮助排出吸入胃内的空气。

（5）注意识别以下危险信号，及时就医：①恶心，呕吐频繁，出现血性呕吐物；②吸吮–吞咽–呼吸不协调，喂养吞咽困难，喂养伴呼吸暂停，过度哽咽或反复咳嗽；③喂养时易激惹、哭闹、拒食等；④表情痛苦，体姿异常；⑤不能解释的体重2~3个月增长不明显或出现下降。

三 新生儿皮肤异常

皮肤是新生儿非常重要的器官，约占体重的13%。皮肤功能包括体温调节、防止毒素入侵和感染、维持水电解质平衡等。由于新生儿皮肤薄、屏障作用差，极易受损而导致局部或全身感染。因此，对新生儿皮肤进行科学合理的照护十分重要。

（一）新生儿皮肤特点

宫内外环境的不同，新生儿皮肤在出生后需要逐步适应外部比较干燥的环境。早产儿的皮肤比足月儿薄，极低出生体重儿甚至出现皮肤透明或凝胶状，角质形成能力弱，对外界刺激更敏感，且保水能力弱。足月儿与早产儿皮肤特点见表9-4。

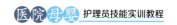

表9-4　足月儿和早产儿皮肤特点

项目	足月儿	早产儿
皮肤颜色	红润	鲜红发亮，褶皱多
皮下脂肪	饱满	少，易发生水肿
pH	相对酸性，平均 pH 6.34，生后 4 天内 pH 下降到约 4.95	不同胎龄早产儿的皮肤 pH 不同，生后第一天 pH 在 6 以上，第一周逐渐下降至 5.5，到生后 1 个月时下降至 5

（二）新生儿皮肤评估

1. 新生儿皮肤评估基本原则

每日 1 次或根据需要对新生儿全身表面皮肤进行评估。最佳评估时机是沐浴前后或抚触时。

2. 皮肤评估时观察的内容

（1）皮肤颜色：观察皮肤是否红润、苍白，是否有发绀、黄疸或其他异常，发生的部位、范围、程度和持续时间。

（2）皮损情况：观察有无红斑、丘疹、水疱、脓疱、风团、结节、肿物等原发皮损，以及有无出血点或糜烂、溃疡等继发皮损。

（3）皮肤弹性、厚度、完整性及湿润度。注意皮下脂肪的厚度，有无干燥脱皮等现象。

（4）黏膜情况：依次观察眼部眼睑结膜、鼻腔黏膜、口腔黏膜、乳晕、外生殖器及肛周等部位的黏膜，观察有无充血、出血、分泌物、色素异常、皮损等。

（5）褶皱部位：观察耳后、颈部、腋窝、腹股沟等有无皮肤异常。

（6）脐部情况：观察脐带有无脱落，有无红肿、出血、分泌物、赘生物等。

（7）臀部及外生殖器：观察有无红臀、皮损等。

（三）新生儿常见皮肤问题

1. 皮肤干燥伴蜕皮

新生儿皮肤干燥伴蜕皮是指在出生后发生在脚踝、脚底及手腕皮肤干燥粗糙，从而出现蜕皮的现象。脱皮是新生儿对环境的适应过程，这与离开母体的环境有关。

2. 粟粒疹

粟粒疹是指发生在新生儿鼻尖、鼻翼、颊、颜面等处长满黄白色的小疹子，大小约 1mm。粟粒疹是受母体雄激素的作用而使新生儿皮脂腺分泌旺盛、皮脂堆积而形成的。

3. 新生儿红斑

新生儿红斑是指出生后 1～2 天，在头部、躯干及四肢出现大小不等的多形性斑丘疹，1～2 天后自然消失。

4. 新生儿尿布皮炎

新生儿尿布皮炎（尿布疹）即红臀。新生儿红臀是指皮肤长时间接触粪便及尿液中的刺激物质，在潮湿环境中，皮肤与尿布表面不断摩擦使皮肤受损而出现臀部发红。尿布疹多发生于尿布区域皮肤，即臀部、肛周及会阴部等处，局部皮肤可出现潮红、红斑、丘疹，严重者可导致局部皮肤糜烂、小脓疱、溃疡，甚至感染。新生儿尿布皮炎分度及临床表现见表9-5。

表 9-5　新生儿尿布皮炎分度及临床表现

分度	临床表现
Ⅰ度	局部皮肤潮红，伴少量皮疹，范围小
Ⅱ度	皮肤红，范围大，皮疹破溃，伴蜕皮
Ⅲ度	皮肤红，范围广，伴皮疹，皮肤发生较大面积糜烂、表皮剥脱及渗液

5. 间擦疹

间擦疹是指由于皮肤皱褶处汗液不易蒸发，局部湿热，加之皮肤间相互摩擦，引起的发红、糜烂的皮肤急性炎症。通常多见于出生后不久的新生儿以及肥胖的新生儿，好发于颈部、腋窝、腹股沟、阴囊与大腿之间。皮肤清洁不到位和环境炎热是诱发的因素。

6. 血管瘤

新生儿血管瘤也称为先天性血管瘤，是由胚胎期间的血管组织增生而形成的，以血管内皮细胞异常增生为特点，发生在皮肤和软组织的良性肿瘤，80%发生于面颈部，是一种较为常见的先天性疾病。新生儿血管瘤的发病率为4%，大部分新生儿出生后1周至数周发病，最早期表现为充血性、擦伤样或毛细血管扩张性斑片，可突起或不突起于皮肤，与周围皮肤边界较清晰，压之可褪色或不褪色，解除压力后颜色可恢复。

7. 新生儿湿疹

新生儿湿疹是新生儿时期最常见的皮肤问题，由多种内外因素引起的皮肤炎症，与遗传过敏体质及外界环境有关，可发于头面部、颈部、躯干、四肢。主要症状起初为红斑或红丘疹，之后可发展为小水疱、糜烂、渗液、结痂等，局部有痒感和灼热感，新生儿会哭闹和睡眠不安。如反复发作，易演变为慢性湿疹（图9-8）。

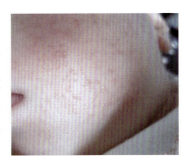

图 9-8　新生儿湿疹

8. 新生儿脂溢性皮炎

新生儿脂溢性皮炎多发于皮脂腺分布稠密的部位，如头皮、前额、眉间、双颊、鼻唇沟，有时也会发生于眼睑、上胸部及脐窝处，表现为红色斑片，表面有黄色油腻

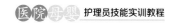

性鳞屑，少数会继发真菌或细菌感染。

（四）新生儿日常皮肤照护

1. 正常新生儿沐浴

新生儿常采用盆浴，沐浴中可能导致体温过低、呼吸窘迫、生命体征不稳定、耗氧量增加等，因此新生儿第一次沐浴时间推迟至出生 24 小时以后，第 1 次沐浴应在温度和心肺状况保持稳定 2～4 小时后。盆浴沐浴操作方法：将新生儿除头、颈部以外的整个身体放入清水中，如果皮肤破损，有条件者应使用无菌水。沐浴时环境温度维持在 26～28℃，水温维持在 38～42℃，每次沐浴 5～10 分钟。常规 2 天沐浴 1 次，特殊情况下可增加或减少沐浴频次。

2. 早产儿沐浴

早产儿沐浴采用襁褓式沐浴或盆浴，这样能更好地维持沐浴后的体温稳定。襁褓式沐浴操作方法：调节水温为 38～40℃，将新生儿用柔软的毯子包裹后，清洗面部及头部，然后将肩部及以下部位浸泡在水中，依次清洗颈部、上肢、胸腹部、背部、下肢、会阴部。清洗过程中仅暴露清洗部位，洗完后立即将新生儿包裹入干燥预热的毛巾中。沐浴时间不超过 5 分钟。

3. 去除胎脂

胎脂具有重要的作用，如维持体温恒定、保护皮肤免于细菌感染和促进伤口愈合等。出生后第 1 次沐浴前，无特殊原因不必刻意去除胎脂。

日常进行皮肤清洁时，避免使用 pH 偏碱性的肥皂等清洁剂进行擦浴和沐浴。

（五）皮肤问题的照护

1. 皮损照护措施

照护皮损新生儿时，母婴护理员应做好：①沐浴时水温不宜太高，以 38～42℃为宜，不可过度使用新生儿皂或其他清洁品，切忌用毛巾或手用力搓或撕下皮屑，应让其自然脱落，以防引起皮肤损伤而形成感染。在医务人员指导下适当使用新生儿润肤产品，涂抹动作轻柔，以免损伤皮肤。②对于有尿布皮炎的新生儿，建议白天每 2～3 小时更换一次干净的尿布，晚上至少要更换一次。新生儿大便之后，应立即更换尿布。清洗臀部时，使用新生儿专用一次性较棉布更柔软的湿巾，减少尿布皮炎的发生和经皮水分丢失。每次臀部清洗后应涂抹含凡士林或氧化锌的护臀膏，既可预防尿布皮炎，又能促进已患尿布皮炎的皮肤愈合。选择吸水性强、干爽型纸尿裤或清洁干燥的尿布。穿戴纸尿裤时，注意不要包裹太紧，以免影响局部空气流通，减少水分的排出和吸收。③抗生素药膏可能增加对尿布皮炎的刺激性而加重局部皮损，因此不推荐常规使用抗生素药膏预防和治疗尿布皮炎，仅考虑在局部感染时遵医嘱使用。④当新生儿皮肤出现尿布皮炎时，暴露臀部皮肤能使臀部皮肤干燥，减少与尿布的摩擦，促进皮炎愈合。每日暴露臀部皮肤时间不少于 5 小时，暴露方法：取俯卧位暴露臀部皮肤，垫会阴垫，有条件者可粘贴水胶体敷料于双膝皮肤，防止压力性损伤。

2. 皮疹照护措施

照护皮疹新生儿时，母婴护理员应做好：①禁止挤破皮疹，避免发生局部感染；②增减衣物适当，切忌过度保暖。采取母乳喂养的新生儿，家长在饮食方面需注意避免食用牛奶、乳制品、海鲜、羊肉以及辛辣刺激性食品，尽量避开过敏原。牛奶蛋白过敏的新生儿应遵医嘱改食氨基酸配方粉或深度水解蛋白配方粉。

3. 血管瘤照护措施

照护血管瘤新生儿时，母婴护理员应做好：①保持皮肤清洁干燥。血管瘤处的皮肤非常敏感，溃疡是最常见的并发症，所以应保持患处皮肤的清洁和干爽，防止由于潮湿和污渍引发的感染，甚至出血。如出现局部感染或形成溃疡，应及时报告护士。②禁止摩擦患处。若摩擦患处，可导致血管瘤向外扩散，影响新生儿外貌，甚至会导致出血，因此应做好患病部位的防护，如选择宽松且柔软的衣物，避免衣物频繁摩擦。沐浴后，应使用柔软的纸巾轻轻沾干，禁止来回摩擦。

密切观察并及时修剪新生儿指甲，避免抓挠皮肤造成破裂出血。

（六）日常安全提醒

母婴护理员应剪短手指甲。若新生儿血管瘤处因摩擦或磕碰出现破损或溃疡等情况，应使用无菌纱布对出血点进行持续压迫，不可放松，并及时告知护士。

头颈、腋窝、会阴及其他皱褶处的皮肤应注意保持清洁、干燥。

四 新生儿脐部异常

脐带是母体与胎儿之间联系的重要枢纽，主要由两条动脉和一条静脉组成，它的作用是保证胎儿在母体内获得营养物质、氧气，转运代谢物等。刚出生新生儿脐带是新生儿与外界联系的重要窗口，也是一种伤口，所以脐部护理对新生儿尤为重要，很多细菌、病菌、真菌等会通过此通道进入新生儿体内，易引起局部或全身感染。

（一）新生儿脐部的正常变化

新生儿出生后 24 小时脐带残端会有点潮湿，呈蓝白色，随着血管内血液的凝固和空气的风干，脐带会变成实性条索样，一般在出生后 7～10 天自然脱落。脱落后的创面轻微湿红，经 14～18 天逐渐恢复正常皮色。

（二）脐部异常原因

1. 产前感染

产前感染即胎儿在宫内发生的感染。胎儿也许会因孕妇患有妊娠综合征、心脏病、贫血等疾病而导致其在母体内发育不良或免疫功能不足，或因胎膜早破、产前出血、会阴护理不当等原因直接造成胎儿在母体内就已经出现感染。

2.产时感染

产妇在临近分娩时，可能会出现胎膜早破、羊水污染、产程异常、难产或因手术过程中消毒不达标、脐带残留过长等因素而发生感染。这种情况的出现一方面与地区医疗水平等客观因素相关，另一方面与护士以及产妇自身的重视程度不够有关。

3.产后感染

新生儿脐带异常在产后发生率较高，主要是由产后照护不当、消毒不规范以及洗婴室、产房等外界环境引起。同时，照护人员、产妇及其家属自身也可能携带细菌，当其接触新生儿皮肤、物品或衣物时，细菌会在新生儿身上残留并滋生，使其发生脐带感染，尤其是免疫功能低下新生儿、早产儿、高危儿和多胎儿更容易发生脐带感染。

（三）脐部异常的临床表现

1.脐炎

新生儿脐部出现流水和脓性分泌物，脐轮皮肤区域出现红肿，去除脐窝痂以后出现脓性分泌物。

2.脐肉芽肿

当新生儿的脐带脱落后，如果脐带根部的创面受到爽身粉、血痂等外界异物的刺激产生感染，会在局部出现小的肉芽组织，表面湿润并且出现少量黏液或分泌物，并且随着时间的延长也不愈合。

3.脐茸

当新生儿的脐带脱落后，如果创面出现红色、表面光滑湿润的黏膜样肿物，外形像小息肉，并有少量分泌物。

4.脐瘘

当新生儿的脐带脱落后，脐正中位置有黏膜样物质，并且中心有孔，孔中有肠内物，流出液带有臭味，脐周的皮肤有糜烂现象，这种情况属于脐瘘症状。该种症状是由于胚胎时期卵黄管与脐部相通、卵黄管没有闭合造成的。

5.脐疝

脐疝是新生儿常见情况，新生儿的脐部有一个半圆形或者圆形的肿物，新生儿哭闹时会增大，安静后又会恢复。该种情况的发生主要是由于新生儿的脐部腹直肌鞘没有合拢，当新生儿腹压升高的时候，腹膜、肠管等在该部位凸起。

6.脐湿疹

由于新生儿过敏等会造成肚脐以及周围的皮肤出现皮疹，主要表现为丘疹、糜烂，以及渗出、脱屑等症状。

（四）脐部异常照护措施

1.脐炎照护

新生儿的脐部分泌物出现臭味后，需要及时告知护士，协助进行消毒处理，对其进行清洗并根据具体情况采用抗生素干预。如果新生儿出现了发热、精神状态差、吃奶差的情况，要警惕是否有败血症的情况，要及时告知医务人员。

2.脐肉芽肿等照护

出现脐肉芽肿、脐茸要及时进行医疗干预，一般使用烧灼或者电灼等干预能得到改善，如果使用以上方法没有效果，需采用手术切除。出现脐瘘需要马上进行手术。比较小的脐疝在新生儿1岁左右时会自行消退痊愈，若脐疝较大，需要医疗干预。

3.脐湿疹照护

出现脐湿疹可以使用硼酸液进行外洗或涂氧化锌进行干预。

（五）脐部感染的照护

1.及时清理脐部

母婴护理员在护士指导下进行脐部清理，可使用聚维酮碘或酒精在肚脐处由内向外进行擦拭消毒。在每次帮助新生儿更换尿布时，要及时检查脐部是否干燥，如果有潮湿的情况需要重复使用聚维酮碘或酒精擦拭。

2.避免尿液等污染肚脐

新生儿的纸尿裤不能过长，避免在尿湿以后污染伤口。可以选择留出脐带空间的纸尿裤，并要及时更换。

3.保证脐部干燥、通风

脐部保持干燥和通风，如果发现新生儿肚脐有潮湿的情况，要及时使用无菌棉签擦拭干净。平时选择穿柔软、透气的衣服以减少脐部摩擦。

4.脐部照护

脐带断端应暴露在空气中，并保持清洁、干燥，以促进脐带断端脱落。

（六）日常安全提醒

（1）新生儿沐浴后，避免洗澡水积在脐窝底部，且务必消毒到脐窝深处。此外，如果新生儿肚脐四周皮肤出现红肿、异味或渗血等异常情况，则暂停给新生儿洗澡。

（2）脐带未脱落前每天至少消毒1次，脱落后继续消毒至无分泌物为止。如分泌物较多，可酌情增加消毒次数直至脐部干净。

（3）脐带脱落时间一般为出生后1～2周，但每个新生儿有差异，脐带残留也有长短粗细之分。脐带脱落时，个别新生儿会有少量出血的情况，如果消毒后没有明显的局部出血现象，一般增加消毒次数即可。

（4）如脐部出血较多、有脓性分泌物且有臭味，肚脐周围皮肤红肿、皮温升高等情况，应及时告知护士。

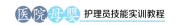

五　新生儿低血糖

血糖是新生儿大脑代谢供能的唯一途径，因此一旦新生儿出现了低血糖便会引起脑细胞代谢出现较为严重的障碍，从而导致中枢神经受到损伤，对新生儿造成不可逆的伤害；另外，新生儿低血糖也可导致窒息、硬肿症、缺氧等严重后果，从而影响新生儿的健康。因此，确保新生儿的血糖水平处于正常范围和稳定状态是保障新生儿健康的重要环节。目前认为，凡全血血糖＜2.6mmol/L都可诊断为新生儿低血糖症。

（一）产生新生儿低血糖的原因

1.新生儿原因

新生儿原因主要有：①葡萄糖产生过少而需要量不断增加、能量摄入不足、代谢率高、糖原异生作用低下、先天性代谢缺陷等都是导致新生儿低血糖的原因；②葡萄糖消耗异常增加，如糖尿病母亲新生儿、Rh溶血病、新生儿胰岛细胞增生症等。

2.产妇原因

产妇原因主要有：①母乳喂养的次数和时间不足，新生儿拒绝母乳喂养，引起新生儿摄入未及时添加；②产妇乳汁不能满足新生儿需要时没有乳制品；③产妇身体状态出现异常，导致乳汁分泌减少。

3.喂养原因

喂养原因主要有：①开奶时间延迟。一般新生儿生后30分钟内就要进行母乳喂养；②母亲乳量少。因喂养不足也会影响新生儿对能量的需求，导致低血糖发生。

（二）新生儿低血糖的表现

新生儿低血糖临床表现缺乏特异性，以无症状表现居多，部分有症状的低血糖新生儿可表现为反应差、少哭少动、食欲缺乏、嗜睡、低体温、喂养困难、呼吸暂停、发绀等，诊断主要依靠动态血糖监测。

（三）新生儿低血糖的治疗

应根据新生儿特点及早定期测定新生儿血糖。根据血糖值作出相应处理。对持续或反复低血糖者，除对症治疗外，应寻找病因，积极治疗原发病。

（四）新生儿低血糖的观察及预防

1.新生儿低血糖的观察

因新生儿低血糖无特异性表现，对高危儿的观察重点在于动态血糖监测，对低危儿的观察重点在于新生儿的一般表现，若出现反应差、大汗淋漓、体温降低等异常表现，要警惕是否发生低血糖，及时告知护士。

2.新生儿低血糖的预防

（1）严密观察新生儿的生命体征和一般状况，警惕发生低血糖的征象。

（2）新生儿出生后，在允许的情况下早吸吮、早接触。教会产妇正确的母乳喂养方法，早开奶、勤喂哺。如果产妇出现乳汁量不足，不能满足新生儿的机体需要量，则应该根据具体情况对新生儿添加配方奶粉，直到产妇乳量分泌充足，方可停止乳制品的补充。早产儿由于身体较弱，吸吮能力相对较差，可进行管饲喂养。

（3）新生儿体温调节功能尚未发育完善，出生后若未及时保暖，会导致机体体温异常降低，进一步导致新生儿代谢量增加，易引发低血糖。因此，要加强对新生儿的体温监测，如体温较低，则适当调高室温，加盖包被保暖，从而降低新生儿低血糖发生的风险。

（五）日常安全提醒

新生儿低血糖是围生期新生儿常见病之一，对新生儿危害较大。低血糖的临床表现隐匿，所以要警惕和及时发现低血糖的发生。临床发现新生儿喂养困难、淡漠、嗜睡、异常哭声、颤抖、震颤、激惹、肌张力减低、惊厥、呼吸暂停等，应警惕新生儿低血糖的发生并及时告知护士。

日常照护新生儿的主要是父母及母婴护理员。母婴护理员要充分起到协助和健康教育的作用，协同父母家人合理喂养，严密观察，出现异常情况及时告知护士，避免新生儿低血糖的发生。

六　新生儿呼吸异常

新生儿呼吸异常是新生儿出生建立正常呼吸后，由于各种原因引起的呼吸急促或缓慢、节律不整、吸气相与呼气相比例失调、出现三凹征和鼻翼翕动等表现。新生儿呼吸中枢发育未成熟，呼吸肌发育不完善，容易出现呼吸异常。

（一）新生儿呼吸的特点

新生儿一般正常呼吸频率为 30～60 次 / 分，由于新生儿的鼻腔、咽部、气管都比较狭小，肺发育不完善，呼吸中枢发育未成熟等，易出现呼吸节律不齐甚至呼吸暂停。在正常情况下，新生儿呼吸节奏可长短不一，两次呼吸间可有短暂停止（5～10秒），后又自主恢复，这种呼吸模式会不断循环出现，尤其在入睡后更为明显，被称为间歇性呼吸，一般不伴有缺氧的临床体征。

（二）新生儿呼吸异常的分类

新生儿呼吸异常通常分为以下几种：①呼吸缓慢，指呼吸频率在 30 次 / 分以下，相比较周期性呼吸或呼吸暂停来说是规则的；②呼吸增快，指生后 1 小时以后呼吸频率大于 60 次 / 分，是呼吸系统疾病的早期表现；③周期性呼吸，是呼吸暂停（5～10秒）和通气（10～25 秒）的循环呼吸，平均呼吸频率为 30～40 次 / 分；④呼吸暂停，是指呼吸暂停时间超过 20 秒，伴有心率减慢（＜100 次 / 分），或出现青紫、血氧饱和度降低和肌张力下降。

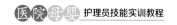

（三）新生儿呼吸异常的原因

1.围生期相关因素

围生期相关因素包括：①孕母疾病，如心肺疾病、缺氧、出血、休克、血压异常等均能使宫内血流减少，导致胎盘缺氧缺血；②孕母严重贫血导致胎儿心肺功能衰竭；③孕母糖尿病可能导致早产；④胎盘异常，脐带脱垂或者臀位产导致脐带被压迫、胎盘疾病、胎盘前置或者胎盘早剥等影响胎儿肺的发育，导致窒息；⑤胎膜早破预示胎儿有发生感染的危险，比如肺炎、败血症、脑膜炎等；⑥母亲治疗用药而造成新生儿呼吸中枢抑制；⑦分娩时应用催产素引起胎儿宫内活动过多，出生时易出现呼吸困难表现；⑧难产、脐带绕颈、颅内出血或胎盘胎儿面出血导致中枢神经系统抑制和低氧血症。

2.胎儿因素

胎儿因素包括：①新生儿窒息、血容量减少导致发生进行性呼吸困难；②胎粪或羊水吸入导致呼吸道阻塞、肺不张和严重的肺部感染；③先天性缺陷，如膈疝、肺发育不良、呼吸道畸形等因素导致呼吸中枢系统受抑制，影响正常的呼吸运动；④颅内出血，出血部位涉及呼吸中枢。

3.相关合并症因素

相关合并症因素包括：①溶血性疾病导致贫血，降低血液携氧能力；②感染的应激增加身体的需氧量，影响肺泡表面活性物质的生成。

（四）呼吸异常的临床表现

新生儿发生呼吸异常一般会出现吸凹、鼻翼翕动、呻吟、发绀等异常症状。根据呼吸异常的程度新生儿体征上会有不同的临床表现。

1.呼吸困难

早期表现为呼吸频次增加、呼吸浅表、急促，进而表现为鼻翼翕动，进一步加重时可以看到三凹征（即锁骨上窝、胸骨上窝及肋间隙3个部位同时凹下），同时出现面色及口周发青，严重时出现呻吟样呼吸或呼吸暂停。新生儿病情进展快，应尽早发现及时告知护士。

2.呼吸暂停

正常新生儿有时会出现不规则呼吸，但并不伴有心率和面色的改变，称为周期性呼吸。而呼吸暂停是指呼吸停止时间更久，同时出现心率减慢，每分钟少于100次，并出现发绀和肌张力降低。

3.窒息

胎儿娩出后，1分钟无呼吸或仅有不规则、间歇性、浅表呼吸者，可诊断为新生儿窒息。新生儿窒息的主要原因是呼吸中枢抑制、损害或呼吸道阻塞。

（五）呼吸异常的识别及照护措施

1. 呼吸异常的识别

（1）新生儿呼吸增快伴青紫表现。出现病理性呼吸增快，可伴有口唇、面色或四肢青紫，一般提示是呼吸系统和心脏方面的疾病。

（2）新生儿呼吸增快伴呻吟表现。出现病理性呼吸增快伴音调拉长的连续哼声，是呼吸困难的表现。

（3）新生儿呼吸增快伴三凹征。吸气时出现的三凹征，多见于肺部疾病，如肺炎、气道狭窄等。

（4）新生儿呼吸暂停。没有胸廓起伏，呼吸停止时间大于20秒，常见于早产儿和中枢神经系统疾病。

2. 照护措施

（1）一般照护：按照早产儿常规监护和照护，包括保持适宜的环境温度、安静的环境、合适的体位，减少不必要的操作及不良刺激。

（2）病情观察：严密监测生命体征，观察病情变化情况及新生儿的肤色变化，及时告知护士，协助心电监护、血氧饱和度及呼吸监测。

（3）呼吸支持：若发现新生儿出现呼吸暂停，应立即予以托背、弹足底等触觉刺激，并告知护士，协助护士做好保持呼吸道通畅的措施。

（4）体位支持包括：① 采用鸟巢式环境，适当将新生儿头部抬高15°～30°，吃奶后行左侧卧位，防止发生胃食管反流，预防出现呼吸暂停；② 定时更换体位，包括俯卧体位、仰卧体位、侧卧体位等，每2小时一次，避免胸廓单一侧持续受压，纠正缺氧状态；③ 在行仰卧体位时，可在新生儿肩下垫一小枕，将头部稍微往后仰；④ 行俯卧体位时，将头偏往一侧，躯体呈蛙状，双上肢放在身体两侧；⑤协助护士加强巡视，严密监测心电及血氧饱和度变化，以免发生意外。

（六）日常安全提醒

对于早产儿或有高危因素的足月儿均应严密观察呼吸。配置心电监护仪的早产儿，母婴护理员通过观察数值判断新生儿是否发生呼吸困难，一旦发现异常及时告知护士。

七　新生儿头颅血肿

新生儿头颅血肿是常见的产伤之一，多见于顺产分娩时胎头在下降过程中受产道挤压、牵拉或器械助产致骨膜下血管破裂而形成的局部血肿。头颅血肿往往在出生后就出现，也可在数天后才开始明显。多见于头颅顶部，一般局部头皮正常，触之有明显波动感。血肿小的能逐渐自行吸收，血肿大的容易机化硬块。

（一）头颅血肿病因

分娩过程中任何会导致胎儿头部受压的情况，如胎位异常、胎头下降过快、引产

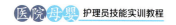

助产、助产手法粗暴或新生儿自身凝血等问题，都有可能导致骨膜下血管破裂而发生头颅血肿。

（二）头颅血肿的临床表现

头颅血肿常位于头顶部，枕、颞、额部少见，常为一侧性，少数为双侧或多侧。由于骨膜下出血缓慢，血肿多在生后数小时或 2～3 天才明显，一周内达最大范围，以后逐渐吸收。血肿界限清楚，有波动感，局部患处皮肤颜色无改变，个别新生儿的血肿局部皮色发红。头颅血肿吸收较慢，因血肿大小不同，其吸收时间也不同，一般可在 2 周～3 个月消退。

（三）头颅血肿的照护措施

（1）密切观察血肿的变化。母婴护理员要对新生儿的实际情况以及血肿变化进行全面的观察，协助护士对血肿进行测量并做好记录，同时应密切观察新生儿头围、皮肤的色泽与张力的变化。

（2）密切观察生命体征。注意新生儿面色、呼吸、血压、心率等的变化，观察有无出现面色苍白、心动过速、血压下降等失血性休克的表现。如出现异常，及时告知护士。

（3）体位照护。根据新生儿血肿的部位采取合适的体位，以健侧卧位为主。若血肿发生在头顶部，可采取平卧位或侧卧位；若血肿部位在枕部，可采取侧卧位；若血肿部位发生破损，应协助护士严格按照无菌要求处理。

（4）预防压力性损伤。采用棉垫或海绵垫垫于受压局部，定时翻身，动作轻柔，特别防止耳廓和头皮的压力性损伤。

（四）日常安全提醒

（1）保持新生儿安静，避免剧烈哭吵。

（2）头部制动，尽量减少搬动或刺激新生儿，照护操作最好集中进行。

（3）切忌局部按摩或热敷。

（4）血肿处禁止进行头皮静脉穿刺。

第三节　新生儿安全防范

 一　新生儿窒息

新生儿窒息是指新生儿出生后不能进行正常的自主呼吸，是引起新生儿死亡和智力障碍的主要原因之一。凡影响胎儿或新生儿气体交换的因素，均可引起窒息，如羊水胎粪污染、脐带脱垂等。窒息可发生于产前、产时，也可发生于产后。大多数窒息发生于产程开始后。一经确诊，需立即协助护士进行复苏治疗，如果是轻度窒息，新生儿经复苏后多可好转，如果是重度窒息，新生儿可能伴有各种并发症，需进行长期的康复训练。

（一）新生儿窒息的分类

新生儿Apgar评分（Apgar score）于1953年由美国麻醉科医生Apgar博士提出，用以判断有无新生儿窒息及窒息的严重程度，评估内容包括新生儿皮肤颜色、心率、对刺激的反应、肌张力和呼吸五项指标，临床根据生后1分钟的Apgar评分将窒息分为轻度窒息和重度窒息，轻度窒息即出生时Apgar评分4～7分，重度窒息即出生时Apgar评分0～3分。重度窒息新生儿神经系统受损的风险较大。

（二）新生儿窒息的原因

窒息的本质是缺氧，凡是影响胎儿、新生儿气体交换的因素均可引起窒息。新生儿窒息多为胎儿窒息的延续，常发生于产程开始后，发生原因如下：①产前因素，包括胎盘因素、脐带因素、胎儿因素、分娩因素等；②产时因素，包括头盆不称、宫缩乏力、臀位、使用产钳、胎头吸引，产程中使用麻醉药、镇痛药或催产药，急诊剖宫产、早产、羊水胎粪污染等；③产后因素，包括严重呛奶，气道受压或肿瘤、异物等导致新生儿呼吸道堵塞。

（三）新生儿窒息的临床表现

1.胎儿宫内窘迫症状

胎心率、胎动有异常变化，早期表现为胎动增加，胎心率加快（≥160次/分）；晚期表现为胎动减少或消失，胎心减慢或停搏，羊水被胎粪污染呈黄绿色或墨绿色，提示胎儿宫内缺氧。

2.新生儿窒息症状

面部与全身皮肤淤紫或皮肤苍白，口唇暗紫；呼吸浅表或不规律，无呼吸或仅有喘息样微弱呼吸；心跳不规则，心率<100次/分，且弱，对外界刺激无反应，肌张力松弛，喉反射消失等。

（四）新生儿窒息的预防措施

（1）协助护士加强围产保健，及时处理高危妊娠。

（2）协助护士加强胎儿监护，对宫内缺氧胎儿，协助取胎儿头皮血进行血气分析，以估计宫内缺氧程度。

（3）密切监测临产孕妇，避免难产。

（4）了解复苏技术。

（五）新生儿窒息的院内复苏急救

当新生儿因呼吸道堵塞突发严重窒息时，及时的应急处理非常重要。海姆立克急救法是较常用的也是较有效的急救方式，母婴护理员熟练掌握该方法很有必要。

（1）施救者一只手托住新生儿的下颌骨处（以免气道弯曲），将其面部朝下，保持头低脚高，另一只手在新生儿背部肩胛骨连线中点处拍打5次。将新生儿翻转成面部朝上，依然保持头低脚高，检查有无异物从口中排出。

（2）若异物仍未排出，可将新生儿仰面放置在施救者腿上，保持头朝下，脚朝上，施救者的一只手托住新生儿的头颈，尽量避免脖子弯曲（以免气道弯曲），施救者另一只手的食指和中指快速压迫新生儿两乳头连线中点处5次，检查异物是否排出。反复操作上述几个步骤，直到异物排出（图9-9）。

（3）急救的同时，呼叫病区护士，注意不要放弃抢救，直到救援人员赶到为止。

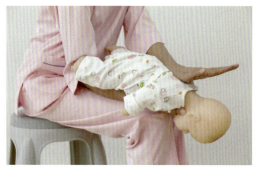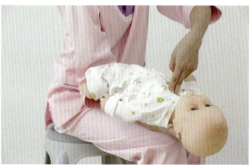

图9-9　新生儿窒息适用的急救方法

二　新生儿跌落/坠床

新生儿跌落被定义为"医务人员、父母、家庭成员或访客抱着的新生儿掉落或从该人的手、胳膊、膝盖等滑落的情况"。无论孩子落在哪个表面，也无论跌倒是否会造成伤害，都被视为跌落。

（一）新生儿跌落/坠床的常见症状

新生儿跌落/坠床的常见症状为：①皮外伤。头部损伤是坠床常见症状。新生儿头朝下坠落时，前额或者后脑勺着地会导致肿块的形成，母婴护理员要及时告知护士。②中枢神经系统损伤。中枢神经系统损伤时出现精神不佳、吃奶不佳，甚至四肢活动异常。此时，母婴护理员要及时告知护士。

（二）新生儿跌落/坠床的原因

新生儿跌落/坠床的主要原因为：①照护力量安排不足；②缺乏安全意识和责任心，违反照护操作常规；③管理监督不到位。

（三）跌落/坠床的预防措施

（1）母婴护理员要做好日常宣教工作，做好安全风险评估，向家属示范床档及护栏的使用，巡查时若有未提起床档的家长先协助提起并随时提醒。

（2）告知家长不要抱着孩子在大床上睡觉，要将孩子放在小床上睡觉以避免坠床的发生。发现孩子睡大床，要协助把新生儿放在小床上，并随时告知家长放在大床上是不安全因素。

（3）加强巡视，检查床档是否存在松动，若有松动应及时维护。操作完毕应及时拉上床栏。

（4）怀抱新生儿时需随时随地注意防止新生儿从手中滑脱发生意外，特别是避免发生头先着地的情况。

（5）对于烦躁哭闹新生儿适当给予约束或安抚。

（6）认真做好监护工作，母婴护理员应时刻把新生儿处于自己的视线内。如果有事需暂时离开，要做好防护措施。避免侥幸心理，时刻把新生儿安全放在第一位。

（四）跌落/坠床的急救措施

跌落/坠床的急救措施见图9-10。

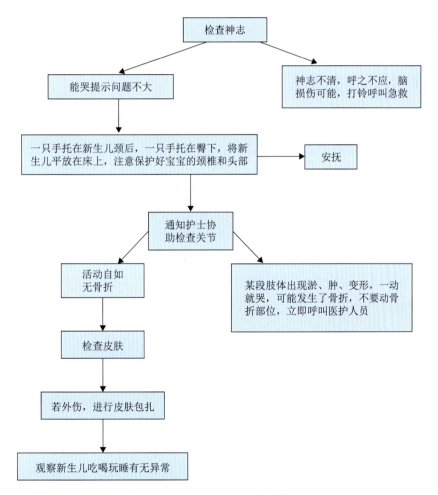

图9-10　跌落/坠床的急救措施

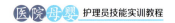

（五）跌落／坠床后续观察及照护

1. 肢体运动

观察是否有出现肢体等运动障碍。在意外跌落或坠床后，可先不随意搬动新生儿，仔细观察 20 秒左右，同时告知护士，协助确认是否有肢体等运动障碍。如果新生儿没有出现活动性出血和运动障碍，可以直接抱起新生儿直到新生儿哭闹停止。

2. 神经系统

观察神经系统是否有异常表现，如哭闹不止、尖叫、嗜睡和异常动作等。如果出现或怀疑出现异常，及时告知护士。如果没有出现神经异常问题，关注新生儿着地位置有没有出现血肿。如出现血肿，在护士指导下用冷毛巾进行冷敷，以减少出血量，如果 3 天后还未吸收，可以用热毛巾热敷。

3. 出血

观察有没有活动性出血，若有，应立即进行局部按压止血，并及时告知护士。面对意外时，必须科学、镇静地处理。坠床后，有些损伤可能是隐匿的，抱新生儿动作要轻、幅度应小，以免隐匿的损伤扩大，如脊柱裂缝损伤在抱起过程中可能造成横断伤。

三 新生儿烫伤

新生儿烫伤是指由各类情况下的高温造成的热烧伤。新生儿由于没有自我保护能力，若照护者发生疏忽，易受到烫伤，如洗澡时、冲配奶粉时或者接触到附近正在加热的物品时。因此，对于有关新生儿烫伤预防及处理知识的普及尤为重要。

（一）新生儿烫伤的程度分级

新生儿烫伤的程度分级：①轻度烫伤：总面积在 10% 以下；②中度烫伤：总面积在 11%～20% 或三度在 5% 以下或二度烫伤在头面部、手、足、会阴部；③重度烫伤：总面积在 21%～50% 或三度在 5%～15% 或合并有呼吸道烫伤、大面积软组织损伤、骨折、肾功能衰竭；④特重烫伤：总面积在 50% 以上或三度在 15% 以上。

（二）新生儿烫伤的原因

常见新生儿烫伤的原因主要有：①给新生儿洗澡时，水温高于标准温度；②喂奶时，被温奶的热水烫伤；③使用热水袋取暖；④抱着新生儿去厨房炒菜被热锅烫伤；⑤解冻母乳时水过热。

（三）烫伤的预防措施

1. 预防洗澡烫伤

先放凉水，再放热水，试水温后再洗，用手肘内侧感觉温度合适或有条件者用水温计进行测量，水温夏天保持在 36～38℃，冬天保持在 38～40℃。不要抱着新生儿去拿热水壶倒水，应远离热水壶。

2.预防喂奶烫伤

人工喂养需要温奶时，一般将奶瓶放置在温奶器中，温奶过程不要抱着孩子，以免被温奶的热水烫伤。温奶后，抱着新生儿喂奶时，注意避免让新生儿碰到热水杯。

3.预防取暖烫伤

原则上，不使用热水袋进行取暖。若要用热水袋，盛一半凉水再对一半热水，水温调至50～60℃，以手背不烫的感觉为宜，水量以 1/3～1/2 满为宜。拧紧塞子前先将热水袋中的气体排出，用布擦干热水袋表面的水，将热水袋倒提起来检查无漏水后，再装入布袋中。热水袋要放在离新生儿有一定距离的被褥下，不能与新生儿的皮肤直接接触。最好不要用电热毯给新生儿取暖。

4.加强母婴护理员对烫伤的危机意识

（1）应加强烫伤知识学习，提高防范意识，了解和掌握新生儿烫伤的危险因素和预防急救措施。

（2）不要把温度过高的物品放在新生儿碰得到的地方。

（3）任何时候都不要让新生儿独处，一定要有专人看护。

（四）新生儿烫伤的应急处置

新生儿烫伤的急救顺序：冲、脱、泡、盖、送。①冲。小烫伤，迅速将烫伤部位浸泡于冷水中，或以流动冷水冲洗30分钟以上，以便快速降低皮肤表面温度。②脱。充分冲洗后，如烫伤部位有衣物应在冷水中去除，必要时剪开衣物，有粘连部分可暂时保留，忌硬脱。有水疱的避免弄破，尽量保持皮肤完整性，有利于屏蔽细菌，减少感染风险，加快伤口愈合。③泡。在去除伤口衣物后，可继续浸泡于冷水中10～30分钟，有助于缓解受伤部位疼痛。④盖。外露的烫伤部位可用干净的无菌纱布覆盖，保持伤口清洁，减少感染。⑤送。新生儿发生烫伤，及时告知护士，协助护士做好应急处置。禁止使用各类土方法处理烫伤部位和伤口，以免造成污染导致感染（图9-11）。

（五）烫伤后观察及照护

1.心理照护

由于烫伤突然发生，家长缺乏应对的心理准备，会产生自责、焦虑心理，新生儿烫伤产生的痛苦又不能用语言表达，因此应及时告知家长烫伤情况和处理办法，让家长积极配合治疗。

2.病室管理及照护措施

保持病室环境整洁安静，通风透气，空气新鲜，每天空气消毒1～2次，室温控制在28～32℃，必须严格执行无菌技术操作规程。同时限制陪护人员人数，指导陪护人员注意个人卫生。

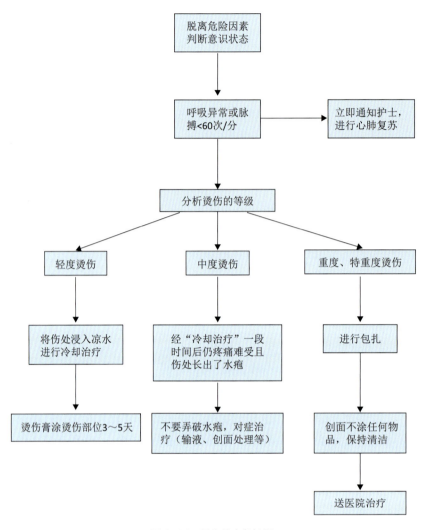

图 9-11 烫伤的应急处置

3. 发热照护

新生儿烫伤后均有不同程度的发热，常以物理降温为主，如冰敷、戴冰帽等。母婴护理员应密切观察体温变化并记录，通过体温变化了解创面有无合并多重细菌感染。

4. 皮肤照护

协助护士每天换药一次，如果渗液较多要及时更换纱布。创面包扎时松紧要适宜。新生儿创面生肌结痂过程中常伴有瘙痒，易被抓伤，要做好相应的防护措施，给新生儿剪指甲，戴手套，必要时适当约束。另外，被大小便污染的床单被套要及时更换。

5. 疼痛照护

可按医嘱适当给予镇静、镇痛剂以减轻新生儿疼痛。同时，治疗照护操作集中进行，减少新生儿的紧张躁动而致创面疼痛加重。保证新生儿有良好的睡眠环境，有充足的睡眠。

案例学习

> 新生儿，黄XX，足月顺产产钳分娩，出生后头部左侧有一 2cm×3cm 血肿，评估一般状态好，随母回病房。2 天前开始出现皮肤发黄，吸吮和喂养均正常，排便 2～3 次/天，出生后 5 天，皮肤发黄加重，身体及眼白也有黄染，行光照疗法。

1. 新生儿头颅血肿观察及日常照护

新生儿头颅有血肿，除常规体征观察外，还应加强头颅血肿相关并发症的观察。①密切观察血肿的变化。母婴护理员要协助护士对血肿的直径采用软尺进行测量并做好记录，同时应密切观察新生儿头围、皮肤色泽与张力的变化。②密切观察生命体征。注意新生儿面色、呼吸、血压、心率等的变化，观察有无出现面色苍白、心动过速、血压下降等失血性休克的表现，如出现异常及时告知护士。③做好日常安全照护，如保持新生儿安静，避免剧烈哭吵。头部制动，尽量减少搬动或刺激新生儿，切忌局部按摩或热敷等。

2. 生理性黄疸观察和光照疗法照护

足月儿生理性黄疸多于生后 2～3 天出现，4～5 天达高峰，持续 7～10 天消退。黄疸程度轻重不一，轻者仅限于面颈部，重者可延及躯干、四肢和巩膜，粪便色黄，一般情况良好。

光照疗法是降低黄疸的方法之一。母婴护理员应协助护士做好光疗照护。①光疗前准备：保持新生儿皮肤清洁，新生儿全身不涂抹乳霜、油和其他任何液体，防止光线的照射引起灼伤；光疗前新生儿戴好松紧合适的小手套，防止新生儿因哭吵抓破皮肤。②光疗后的照护：协助医务人员检查新生儿全身皮肤有无破损及炎症，如出现异常反应及时报告医务人员。

✖ 本章小结

新生儿照护是婴幼儿正常生长发育的重要环节。本章介绍医院新生儿照护的基本内容，主要阐述足月儿和早产儿的概念及生理特点、新生儿常见问题、新生儿安全防范等。梳理了新生儿黄疸、吐奶、皮肤异常、脐部异常、低血糖、呼吸异常及头颅血肿等常见症状、出现原因和照护要点，新生儿窒息、跌落/坠床、烫伤防范等。母婴护理员应具备新生儿的生理特征、照护要领和安全防范措施等知识和技能，从而胜任新生儿照护工作。

❓ 思考题

1. 新生儿吐奶应急处理方法有哪些?

2. 新生儿呼吸支持的体位有哪些？

3. 如何预防新生儿跌落/坠床？

参考文献

[1] 张玉侠. 实用新生儿护理学 [M]. 北京：人民卫生出版社，2015.

[2] 崔焱，仰曙芬. 儿科护理学 [M]. 6 版. 北京：人民卫生出版社，2017.

[3] 邓代慧. 如何防止新生儿呛奶 [J]. 家庭医学（下半月），2022（4）：27.

[4] 姜莹莹. 新生儿脐带感染的护理分析 [J]. 中国冶金工业医学杂志，2021，38（3）：356.

[5] 李海微. 优质护理在新生儿脐部护理中的应用效果 [J]. 继续医学教育，2020，34（6）：90-92.

[6] 费金莉. 纯母乳喂养发生新生儿低血糖的护理干预[J]. 实用临床护理学电子杂志，2020，5(12)：44+64.

[7] 於涵，刘玉容，阿不都尼比·阿不都吉力力，等. 新生儿低血糖病因分析[J]. 智慧健康，2022，8（7）：17-19.

[8] 宋夏子. 新生儿低血糖的影响因素及预后状况分析 [J]. 中国妇幼保健，2023，38（5）：885-888.

[9] 邹倩雯，张志清，黄建花. 68 例新生儿低血糖患儿的护理措施分析 [J]. 中国现代药物应用，2019，13（8）：211-212.

[10]邵肖梅，叶鸿瑁，丘小汕.实用新生儿学[M]. 5 版. 北京：人民卫生出版社，2019.

（上海交通大学医学院附属国际和平妇幼保健院　李红、饶琳、何莹）

第九章 教学资源　　　第九章 在线测试

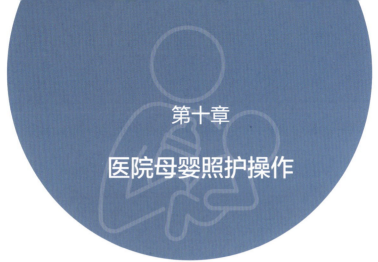

第十章

医院母婴照护操作

学习目标

完成本章学习后，应能够达到如下目标：

识记 1. 各项操作的目的。

2. 各项操作的注意事项。

理解 各项操作准备。

运用 各项操作流程及步骤。

医院母婴照护操作是母婴照护工作中的重要组成部分。提高母婴护理员的操作能力，能为母婴提供放心、安全、优质的照护服务。母婴护理员应学习及掌握新生儿日常照护操作、新生儿喂养操作、产妇照护操作要领，以提高母婴照护操作技能，提供优质照护服务。

第一节 新生儿日常照护操作

一 新生儿抱放操作

（一）目的

掌握新生儿正确抱、放方法，避免因操作不当造成新生儿各种意外伤害。

（二）操作步骤

1. 操作前准备

（1）母婴护理员准备：着装整洁，脱去饰品，修剪指甲，洗净并温暖双手，佩戴口罩。

（2）物品准备：婴儿床。

（3）环境准备：环境整洁、安全。

2. 抱起不同睡姿新生儿的操作步骤

抱起不同睡姿新生儿常用的方法有托抱法、环抱法、橄榄抱法。

（1）抱起仰卧位新生儿操作步骤：①母婴护理员伏下身体，一只手在新生儿身体的远端，拇指放在新生儿腋下，四指放在肩关节上方轻轻地抓握住新生儿的肩部使新生儿身体微微侧向母婴护理员；②另一只手轻轻放入新生儿头部下方，拇指和食指打

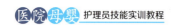

开分别放在新生儿耳朵后方，掌根放于新生儿肩部，固定头、颈、肩微微抬起约一个手掌的高度；③将握肩部的手放开，从新生儿身体近端头颈部插入、穿过背部到达对侧，在身体远端髋部后固定，用托头、颈、肩的手小心地把新生儿头部转放到自己的肘关节处，然后慢慢地从下方抽出手并把手转移到新生儿臀部；④头、颈、肩、腰、臀固定好后，母婴护理员慢慢抬高身体，用肘关节、前臂、手掌轻柔地将新生儿身体贴紧母婴护理员胸腹部环抱。

（2）抱起侧睡位新生儿操作步骤：①母婴护理员伏下身体，一只手放在婴儿的头和颈部，固定好头、颈、肩；②另一只手从新生儿身体近端放到臀部下方，固定好腰臀后母婴护理员慢慢抬高身体；③将托住新生儿头和颈部的手慢慢移向自己对侧的肘关节；④把新生儿头部送到肘关节处，固定好后沿后背滑到新生儿臀部，用肘关节、前臂、手掌轻柔地将新生儿身体贴紧母婴护理员胸腹部环抱。

（3）抱起俯卧位新生儿操作步骤：①母婴护理员伏下身体，一手四指并拢，拇指打开，放在新生儿头、颈、肩处，前臂贴近新生儿的后背；②另一只手四指并拢、拇指打开，从下方托住新生儿下颌，前臂贴近新生儿胸腹部，双手同时轻柔地用力翻转新生儿；③新生儿仰卧时把托下颌的手放开托住新生儿臀部，母婴护理员慢慢抬高身体；④将托住新生儿头和颈部的手慢慢移向自己对侧的肘关节；⑤把新生儿头部送至肘关节处，固定好后从新生儿背部滑至臀部，用肘关节、前臂、手掌轻柔地将新生儿身体贴紧母婴护理员胸腹部环抱。

3. 新生儿抱法（抱姿）

常用新生儿抱姿有托抱法、环抱法、橄榄抱法。

（1）托抱法步骤：适用于短时间或短距离移动新生儿。母婴护理员用一只手轻轻放在新生儿的头部下方，用手托住新生儿的头、颈、肩，避免颈部后仰。用另外一只手托住新生儿的臀部和腰背部。让新生儿身体侧边或者小腿贴近母婴护理员身体加以固定确保安全［图10-1（1）］。

（2）环抱法步骤：母婴护理员左手臂微微弯曲，将新生儿头颈部放在母婴护理员的肘窝处。左手臂托住新生儿肩背部，右手抱住新生儿腰臀部，将新生儿紧紧靠近母婴护理员的身体［图10-1（2）］。

（3）橄榄抱法步骤：适用于给新生儿做头、面部清洁时。母婴护理员用手掌托住新生儿的头颈部。手臂支撑新生儿肩、背、腰臀部，使其处于同一水平面。将新生儿紧靠母婴护理员身体侧边，并用手臂将新生儿在侧腰部夹紧加以固定确保安全［图10-1（3）］。

4. 新生儿放下步骤

新生儿放下步骤：①母婴护理员将新生儿轻轻抱离身体，弯腰，慢慢靠近床面；②将新生儿身体的下半部分轻柔放下后抽出托住腰臀部的手；③将新生儿身体的上半

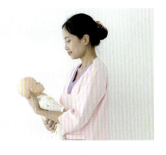

1.托抱法

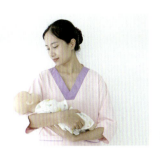

2.环抱法

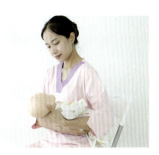

3.橄榄抱法

图 10-1　新生儿抱法

部和头部轻柔放下，用另一只手调整固定头颈部后轻轻移去双手；④调整新生儿体位（图 10-2）。

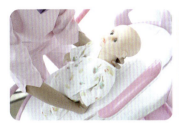

1.放下新生儿臀部

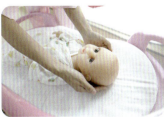

2.放下新生儿头部

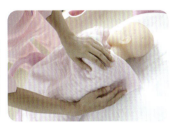

3.调整新生儿体位

图 10-2　新生儿放下步骤

（三）注意事项

（1）抱、放新生儿时动作缓慢而平稳，避免忽快忽慢，确保每一个过程都平稳、安全。

（2）抱、放新生儿时双手支撑新生儿头、颈、肩及腰臀部，避免损伤。

（3）抱起后新生儿身体要和母婴护理员身体充分贴合，避免新生儿手、脚被折压。

（4）抱起新生儿后不进行其他操作。

（5）出生 8 周以前，为了避免对新生儿脊椎的损伤，宜横抱，尽量避免竖抱。

二　新生儿包裹操作

（一）目的

适当的包裹可以消除新生儿的不安，利于保暖，促进睡眠，同时可以支撑新生儿的身体，便于抱放。

（二）操作步骤

1.操作前准备

（1）母婴护理员准备：着装整洁，脱去饰品，修剪指甲，洗净并温暖双手，佩戴口罩。

（2）物品准备：婴儿床、包裹毯、棉柔巾。

（3）环境准备：环境整洁安全，温度适宜。

2.新生儿包裹步骤

（1）根据季节选择厚度合适的包裹毯，将包裹毯平铺在操作台上，上角向下对折约15cm，边缘要留足够包裹新生儿身体的宽度。

（2）将新生儿放在对折角上，包裹毯边角位于耳垂下方。

（3）将新生儿的右手臂平放在身体的右侧，拉起包裹毯的右角向左裹，确保新生儿的右手臂和整个身体全部包裹进，把包裹毯超出部分折起，塞进新生儿左侧身体腋下后平铺在后背及臀部，松紧适宜，新生儿的左手臂需外露。

（4）将新生儿的左手臂平放在身体的左侧，拉起包裹毯的下角在新生儿脚下方留一个手掌的宽度后往上折盖住新生儿的左肩，超出部分折起来塞进新生儿左肩下后平铺在后背，松紧适宜。

（5）将包裹毯的左角向对侧拉，从前面裹住新生儿的身体，把包裹毯超出部分塞进新生儿的背部，塞好、固定（图10-3）。

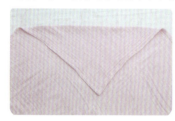
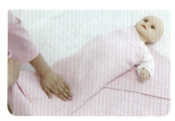

1.铺好包裹毯　　　　　2.包裹新生儿一侧身体　　　　3.向上折起包裹毯

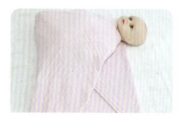
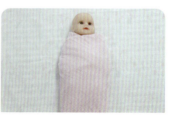

4.包裹毯下角平铺在新生儿后背　　　5.包裹新生儿

图10-3　包裹新生儿

（三）注意事项

（1）包裹前检查纸尿裤是否清洁，避免包裹后不易发现纸尿裤潮湿而引起红臀。

（2）操作时保护好新生儿关节和颈部，避免损伤。

（3）动作轻柔，翻身的角度不易过大，以避免吐奶、溢奶。

（4）包裹松紧要适度，以免包裹过紧引起新生儿不适，限制新生儿自由活动，或者出汗引起皮肤问题。

（5）包裹后应注意观察新生儿呼吸和反应是否正常。

（6）提倡使用宽松、柔软的棉质包裹毯，让新生儿体位呈自然体态，保持上肢、下肢和臀部呈"W"形，便于上肢伸展及下肢活动。

三　新生儿穿脱衣服操作

（一）目的

保持新生儿躯体皮肤清洁、干燥、温暖，促进新生儿舒适度。

（二）操作步骤

1.操作前准备

（1）母婴护理员准备：着装整洁，脱去饰品，修剪指甲，洗净并温暖双手，佩戴口罩。

（2）物品准备：婴儿床、清洁的衣服、大毛巾、棉柔巾、纸尿裤。

（3）环境准备：环境整洁安全，温度适宜。

2.脱上衣及裤子步骤

（1）新生儿平躺在婴儿床上，母婴护理员打开裤子系带，轻轻托起新生儿臀部，将裤子下拉至新生儿大腿处，一只手伸入裤腿，握住新生儿膝关节，稍弯曲膝部，另一只手抓住裤脚下拉脱去裤腿。另一侧裤腿操作同前。

（2）解开上衣扣子和系带，母婴护理员用一只手轻轻地握住新生儿肘关节，另一只手把上衣衣袖从下向上拢起，然后轻微弯曲新生儿肘部将衣袖下拉、脱掉。注意不要硬拉新生儿的手臂。

（3）母婴护理员用手托住新生儿头颈，稍抬高身体，把脱下的衣袖从身下移到对侧。

（4）用相同的方法脱去对侧衣袖。

（5）用预先准备好的大毛巾裹住新生儿，注意保暖。检查纸尿裤，如有大小便及时清洗更换（图 10-4）。

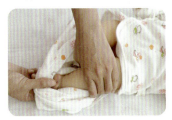

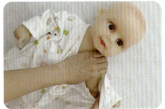
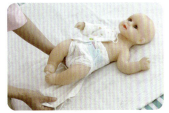

1.脱裤子　　　　　　　2.脱上衣袖子　　　　　　3.脱上衣

图 10-4　新生儿脱衣服操作

3.穿上衣及裤子步骤

（1）取出清洁的衣裤，检查衣裤有无线头、破损。

（2）母婴护理员一只手从衣袖口伸入握住新生儿的腕部和手肘，另一只手轻轻地把袖子上拉至新生儿肩部，整理好衣襟。

（3）用一只手托住新生儿臀部，稍抬高身体，另一只手把对侧衣袖从身下拉出铺平；用同样方法穿好对侧衣袖。

（4）整理领口，绑好系带，检查松紧度。

（5）把一只裤腿从上向下拢起，母婴护理员一只手从下往上伸入后握住新生儿的踝部拉好裤腿；另一侧裤腿操作同前。

（6）母婴护理员一只手轻轻托起新生儿臀部，另一只手把裤腰提好。

（7）整理裤子，绑好系带，检查松紧度（图10-5）。

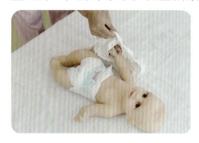
1.穿上衣衣袖

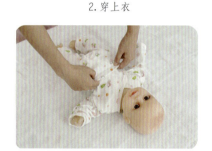
2.穿上衣

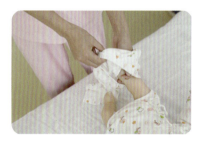
3.穿裤子裤腿

4.穿裤子

图 10-5　新生儿穿衣服操作

（三）注意事项

（1）脱衣裤时先脱裤子，后脱上衣。穿衣裤时先穿上衣，后穿裤子。

（2）穿衣服之前要检查衣服有无线头、破损等影响穿戴的问题。

（3）穿脱衣裤时动作要轻柔、平稳，避免损伤新生儿关节或增加溢奶的风险。

（4）穿脱衣裤时要观察新生儿有无异常，包括皮肤状况、呼吸和肢体反应等。

（5）穿脱衣裤时要注意保暖，以防新生儿受凉。

四　新生儿臀部清洗操作

（一）目的

保持新生儿臀部清洁，增进舒适，预防感染。

（二）操作步骤

1.操作前准备

（1）母婴护理员准备：着装整洁，脱去饰品，修剪指甲，洗净并温暖双手，佩戴口罩。

（2）物品准备：专用小盆、温水、纸尿裤、纸巾、棉柔巾（湿纸巾）、护臀霜、棉签等。

（3）环境准备：环境整洁安全，温度适宜。

2.臀部清洗步骤

（1）母婴护理员动作迅速而轻柔地打开纸尿裤。

（2）观察大、小便是否有异常，如无异常将纸尿裤折叠后放于臀部下方。

（3）试水温，棉柔巾沾水拧到不滴水再开始依次擦洗。

男宝依次清洗：①先擦前面：擦洗阴阜→阴茎→阴囊→肛门；②再擦后面：臀部→腹股沟→肛门；③最后用棉柔巾吸干臀部水分。

女宝依次清洗：①先擦前面：擦洗阴阜→腹股沟→阴唇→尿道口、阴道口→肛门；②再擦后面：臀部→腹股沟→肛门；③最后用棉柔巾吸干臀部水分。

（4）撤掉污染的纸尿裤，包好清洁纸尿裤（图10-6）。

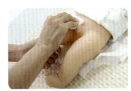
1.擦洗阴阜

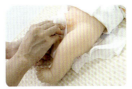
2.擦洗后纸巾置于纸尿裤内

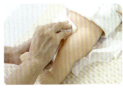
3.擦洗腹股沟

4.擦洗生殖器

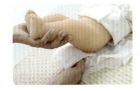
5.擦洗臀部

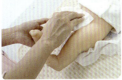
6.吸干水分

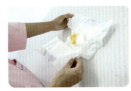
7.整理脏污纸尿裤

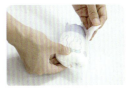
8.包好纸尿裤

图10-6　臀部清洁

（三）注意事项

（1）用专用盆清洗臀部，清洗从上往下，由前往后，避免往返擦拭。

（2）操作过程中注意保暖，操作时动作轻柔，注意保护新生儿关节。

（3）清洗时注意肛门、腹股沟、阴囊、阴唇等皮肤褶皱处的清洗和擦干。

（4）酌情使用护臀膏。

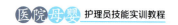

五 新生儿更换纸尿裤操作

（一）目的

保持臀部清洁，增进舒适，预防感染，减少红臀发生。

（二）操作步骤

1.操作前准备

（1）母婴护理员准备：着装整洁，脱去饰品，修剪指甲，洗净并温暖双手，佩戴口罩。

（2）物品准备：婴儿床、隔尿垫、纸尿裤、纸巾、棉柔巾（湿纸巾）、污物桶等。

（3）环境准备：环境整洁安全，温度适宜。

2.更换纸尿裤步骤

（1）垫好隔尿垫，解开污染的纸尿裤粘胶后直接粘在纸尿裤上，以防损伤新生儿皮肤。

（2）左手托起双腿（拇指和中指握住新生儿的两只脚踝，食指放在双踝之间），轻轻将腿和臀部抬起。右手取纸巾从前向后擦去腹部、腹股沟、会阴、臀部等处的污物，将污染的纸尿裤向内对折，垫于臀下。

（3）按新生儿臀部清洗操作流程，清洗新生儿臀部。

（4）左手提起双腿，轻轻将腿和臀部抬起，右手取出臀下污染的纸尿裤，包裹好放入污物桶内。

（5）将清洁纸尿裤打开置于臀下，带粘胶面朝下，拉起纸尿裤前部向上覆盖新生儿腹部后拉平，从后往前固定好粘胶。脐部残端未脱落前，从纸尿裤上方往下折暴露出脐部。调整纸尿裤两侧防漏花边，检查腰部松紧度。

（6）整理新生儿衣物以及其他物品（图10-7）。

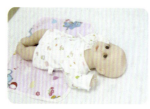
1.垫好隔尿垫

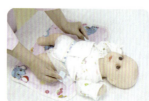
2.折好纸尿裤粘胶

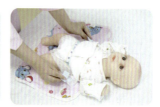
3.打开纸尿裤

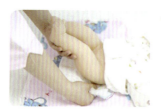
4.垫入干净纸尿裤

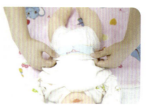
5.检查纸尿裤松紧度

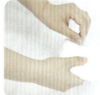
6.包好脏污纸尿裤

图10-7 更换纸尿裤

（三）注意事项

（1）注意室内温度，动作迅速、轻柔、熟练，注意保暖，以免新生儿受凉。

（2）操作过程中避免接触纸尿裤内部。

（3）男婴纸尿裤前方略高，女婴纸尿裤后方略高，避免纸尿裤遮盖脐部，保持脐部的清洁和干燥。

（4）更换纸尿裤时，若发现新生儿会阴或臀部皮肤出现皮疹、水疱、糜烂或渗液等症状，及时通知护士、家属。

六　新生儿面部清洁操作

（一）目的

清除新生儿面部污垢，防止细菌的生长繁殖，促进血液循环，增加新生儿舒适感。

（二）操作步骤

1.操作前准备

（1）母婴护理员准备：着装整洁，脱去饰品，修剪指甲，洗净并温暖双手，佩戴口罩。

（2）物品准备：专用小盆、小毛巾、温水、润肤露。

（3）环境准备：环境整洁安全，温度适宜。

2.面部清洁步骤

（1）备水，母婴护理员用手腕试温。

（2）新生儿取仰卧位。将柔软湿热的小毛巾折成正方形，分别轻擦新生儿眼部（由内向外）、鼻部、口唇、面颊及耳部。每擦洗一个部位，小毛巾更换一个面。五官擦洗顺序：①眼睛：内眼角→外眼角。②鼻子：近侧鼻翼→鼻根→对侧鼻翼→回到近侧鼻翼；③嘴巴：近侧下嘴角→下巴→上唇→回到近侧嘴角；④面部：眉心→太阳穴→鼻翼→脸颊→下巴；⑤耳朵：内耳廓→外耳廓。

（3）涂抹润肤露。

（三）注意事项

（1）使用新生儿专用面盆和小毛巾，并要求定期消毒。

（2）小毛巾需挤干水分，避免水进入眼睛、嘴巴、耳朵等部位。

（3）操作时观察新生儿反应，及时识别面部异常。

七　新生儿抚触操作

（一）目的

促进亲子情感交流，促进新生儿神经系统的发育，提高免疫力，促进消化和吸

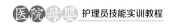

收，减少哭闹，增加睡眠。

（二）操作步骤

1.操作前准备

（1）母婴护理员准备：着装整洁，脱去饰品，修剪指甲，洗净并温暖双手，佩戴口罩。

（2）物品准备：婴儿床、大毛巾、纸尿裤、湿纸巾、清洁的衣服、抚触油。

（3）环境准备：环境整洁安全，温度适宜，可播放轻柔的音乐。

2.新生儿抚触步骤

母婴护理员在温暖掌心涂抹适量抚触油［图10-8（1）］，双手按顺序抚触。

（1）头面部抚触步骤：①两手拇指由眉心沿眉弓上缘向外滑动，止于太阳穴，然后依次向上做至发际；②两手拇指由下颌中央分别向外上方滑动，止于耳前；③四指并拢，用指腹从前额中央发际插入，向后经枕骨粗隆绕至耳后乳突处轻压后停止。每四拍完成后插入发际时外移一指，通过4～6次移动可抚触整个头［图10-8（2）］。

（2）胸部抚触步骤：食指、中指并拢，用两指腹（或手掌外缘）由肋缘下端腋中线部位经胸前向对侧锁骨中点滑动。两手交替进行，应避免接触新生儿乳头［图10-8（3）］。

（3）腹部抚触步骤：①右手四指并拢，由小儿右下腹→右上腹→左上腹→左下腹滑动，左手按照同样方向，左右手交替进行，避开脐部；②右手在小儿左腹由上往下画一个英文字母"I"，接着由右至左画一个倒写的英文字母"L"，然后由右至左画一个倒写的英文字母"U"，用关爱的语调向婴儿说"我爱你"［图10-8（4）］。

（4）上肢抚触步骤：①双手抓上肢近躯干端，虎口向外，边挤边滑向远端（腕关节处），拇指止于小儿掌心；②由近端向远端搓揉大肌肉群和关节；③两手拇指交替于小儿手掌侧由腕部向四指根部按摩；④两手拇指置于小儿掌心，两手交替用四指腹由腕部向指头按摩手背；⑤用拇指和中指捏住小儿手指，食指上方起固定作用，由指根部捏向指头［图10-8（5）］。每个手指做4拍。

（5）下肢抚触步骤：①双手抓下肢近躯干端，虎口向外，边挤边滑向远端，拇指止于小儿脚掌心；②由近端向远端搓揉大肌肉群和关节；③两手拇指交替于小儿脚掌侧由腕部向四趾根部按摩；④两手拇指置于小儿脚掌心，两手交替用四指腹由腕部向趾头按摩脚背；⑤用拇指和中指捏住小儿脚趾，食指上方起固定作用，由趾根部捏向趾头［图10-8（6）］。每个脚趾做4拍。

（6）背部抚触步骤：①小儿呈俯卧位，双手拇指沿小儿背部脊柱两侧由上往下轻轻打圈按压滑向骶尾部；②双手并拢四指腹由脊柱两侧水平滑向两侧［图10-8（7）］。每4拍后向下移动一指直至骶尾部。

（7）臀部抚触步骤：①两手大鱼际或掌心分别按住小儿臀部左右侧向外侧旋转按

摩4拍；②两手掌心交替沿前额及脊柱轻轻按摩至屁股，重复4次［图10-8（8）］。

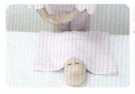 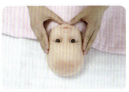 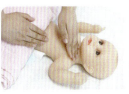 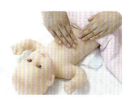

1.涂抹抚触油　　　　　2.头面部抚触　　　　　3.胸部抚触　　　　　4.腹部抚触

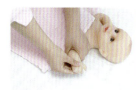 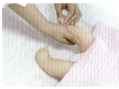 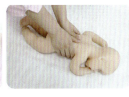 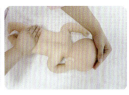

5.上肢抚触　　　　　6.脚部抚触　　　　　7.背部抚触　　　　　8.臀部抚触

图10-8　抚触

（8）整理新生儿衣物，处理用物。

（三）注意事项

（1）抚触时间选择在沐浴后及哺乳间为宜，根据新生儿身体及精神状态决定抚触时间，每个部位抚触4~6次，以15~20分钟为宜。

（2）抚触油不宜使用过多，且应避开新生儿眼睛。

（3）抚触时应注意观察新生儿全身情况，发现异常情况停止抚触并告知家属。

（4）抚触时注意保暖，手法力度适宜，可播放音乐，灯光要柔和，注意语言和情感交流。

（5）不要强迫新生儿保持固定姿势，若新生儿哭闹厉害应停止抚触。

（6）避开前囟门、乳头、脐部，有脐部感染、皮肤病的新生儿不宜进行抚触。

八　新生儿体重测量操作

（一）目的

关注新生儿体格发育情况，了解喂养是否充足。

（二）操作步骤

1.操作前准备

（1）母婴护理员准备：着装整洁，脱去饰品，修剪指甲，洗净并温暖双手，佩戴口罩。

（2）物品准备：电子秤、治疗巾（护理垫）。

（3）环境准备：环境整洁安全，温度适宜。

2.测量体重步骤

（1）检查电子秤性能后开启，待显示器数字显示"0.00"进入稳定状态。

（2）在电子秤上铺好治疗巾，按"去皮键"，使显示归零。

（3）迅速、轻柔地脱去新生儿衣物及纸尿裤。

（4）母婴护理员一只手托住新生儿头颈部，另一只手抓紧新生儿双脚踝，轻轻地将新生儿仰卧于电子秤台面中间，两手分别置于新生儿头、足部给予保护，以免新生儿发生意外（图10-9）。

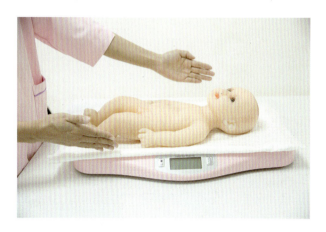

图10-9　新生儿体重测量

（5）当新生儿安静或电子秤显示值跳动最小时，两手短暂离开新生儿并快速读数。

（6）穿好新生儿衣服及纸尿裤，准确记录体重数值。

（三）注意事项

（1）测量体重的时间最好安排在每日相同时间，喂奶前或者喂奶后40分钟左右进行。

（2）测量的体重数值如果相差过大，应重新测量。

（3）测量体重时应避免新生儿身体晃动。

第二节　新生儿喂养操作

一　母乳喂养操作

（一）目的

促进母乳喂养，满足新生儿生长发育需求。

（二）操作步骤

1. 操作前准备

（1）产妇及新生儿准备：①产妇排空膀胱，取舒适体位；②新生儿清醒状态，更换好纸尿裤。

（2）母婴护理员准备：着装整洁，脱去饰品，修剪指甲，洗手并温暖双手，佩戴口罩。

（3）物品准备：枕头（哺乳枕）、踏脚凳、毛巾、浴巾、热水、奶杯、加奶管、靠背椅等。

（4）环境准备：环境安静、舒适，调节室温至24～26℃，采光效果良好，注意保护隐私，必要时用屏风遮挡。

2. 母乳喂养步骤

（1）协助产妇取合适体位，必要时用温水擦洗乳房和乳头。

（2）选择适宜的哺乳姿势。摇篮式（坐式）、侧卧式适用于大多数哺乳产妇；橄榄球式（环抱式）适用于双胎、新生儿含接有困难、有乳房积乳或有乳管堵塞的产妇；交叉式适用于早产儿、伤残儿等（详见第八章第一节中的"母乳喂养体位"）。

（3）母乳喂养技巧。新生儿的脸对乳房，鼻尖对乳头，新生儿身体紧贴母亲身体。产妇将拇指及其余四指分别放于乳房上、下方，呈"C"形托起整个乳房。用乳头轻碰新生儿的嘴唇，使新生儿建立觅食反射，当新生儿的口张到足够大时，将乳头及大部分乳晕含在新生儿嘴中。新生儿下唇向外翻似"鱼嘴"（图10-10）。新生儿面颊鼓起圆形，慢而深地吸吮，有时突然暂停，能看到吞咽动作或听到吞咽声音。观察产妇、新生儿体位和面部表情，如有不适及时调整（详见第八章第一节中的"母乳喂养的体位与技巧"）。

（4）哺乳结束时用食指轻轻向下按新生儿下颌，避免在口腔负压情况下拉出乳头而导致疼痛或皮肤受损（图10-11）。

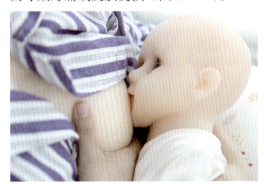

图 10-10　母乳喂养

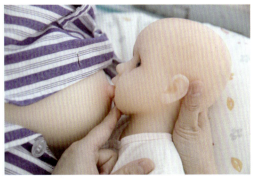

图 10-11　正确离乳

（5）哺乳结束后，在产妇乳头及乳晕上涂抹少许乳汁或乳头保护霜，预防乳头皲裂。

（6）新生儿拍奶嗝后使其侧卧于婴儿床。

（7）协助产妇整理衣物，取舒适体位，整理环境。

3. 其他喂养方式及步骤

（1）杯喂。①杯喂时母婴护理员需托好新生儿头、颈、肩，使其保持直坐位或半坐位，坐在母婴护理员的大腿之间，新生儿的身体侧边贴近母婴护理员身体；②把装有奶的小杯放在婴儿唇边，倾斜杯子使奶刚能碰到婴儿的口唇，杯子轻轻放在婴儿的下唇上，杯子边缘碰到婴儿上唇的外面；③婴儿变得警觉起来，睁开眼，张开嘴，低出生体重儿开始用舌头将奶舔进口中，足月儿或较大的婴儿则吸吮使奶流入口中；④务必注意不要将奶倒入口中，只要把杯子放在唇边，让婴儿主动吸吮；⑤当婴儿吃饱后，会闭上嘴不再吸吮。

（2）乳旁加奶。①加奶管：协助产妇调整体位、新生儿正确含接。在装有液态奶的奶杯中放进一次性导管。导管从新生儿吮吸的嘴角边慢慢插入，长度大约突出乳头位置2～3mm（图10-12）。②加奶器：协助产妇调整体位（坐姿），把装有液态奶的奶瓶挂在两乳之间，用绳子绑好挂在脖子上，并调整好位置（瓶颈位于两乳之间）。哺乳结束后清洗、消毒加奶器（图10-13）。

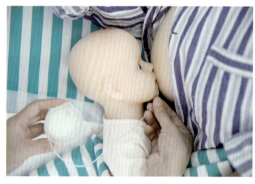

图10-12　加奶管加奶

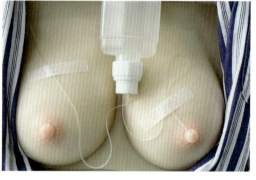

图10-13　加奶器加奶

（三）注意事项

（1）产妇可选择任何一种舒适的体位，放松身体。喂奶时动作轻柔，注意保暖。

（2）新生儿包裹不能太厚，不要与产妇身体贴合。如果天气较凉，可以给新生儿加盖毯子。

（3）做到早开奶，按需哺乳，坚持夜间哺乳。

（4）喂养过程中注意观察产妇和新生儿体位和表情，发现不适及时调整。

（5）哺乳时吸完一侧，再吸另一侧。如乳量较多，每次可吸吮一侧乳房，下次哺乳时再吸吮另一侧，做到有效吸吮。

（6）忌用肥皂水、酒精等刺激性物品清洗乳头。

（7）杯喂时不可直接将奶液倒入新生儿口中（灌食），否则会导致呛奶，并对吸吮训练无益。

（8）使用加奶管或加奶器时，一次性导管位置必须位于新生儿吮吸的嘴角边，切忌放在上下嘴唇位置。

二　产妇吸奶器操作

（一）目的

收集乳汁，缓解奶胀，保持泌乳。

（二）操作步骤

1. 操作前准备

（1）母婴护理员准备：着装整洁，脱去饰品，修剪指甲，洗手并温暖双手，佩戴口罩。

（2）物品准备：枕头（哺乳枕）、吸奶器。

（3）环境准备：环境整洁安全、温度适宜，注意保护隐私。

2. 吸奶器操作步骤

（1）协助产妇调整体位（坐姿或半卧位），可热敷、按摩乳房，促进乳腺管顺畅。

（2）选择合适的吸奶器喇叭罩，将乳头放置于吸奶器喇叭罩中间（图10-14）。

（3）用手掌托住乳房和吸奶器喇叭罩，保持密封，避免用力按压乳房（图10-15）。

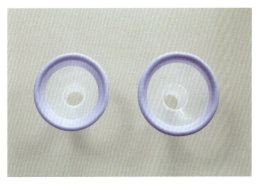

图 10-14　不同口径喇叭罩

（4）选择吸奶模式：开始使用快节奏、小吸力的按摩模式按摩40秒左右，逐渐调整为慢节律，吸力适当增加，最后选择最大舒适负压。

（5）吸奶持续时间：单边乳房吸3~5分钟后或看到奶流变慢，换另一侧乳房，如此反复数次。每次吸奶时间持续20~30分钟为宜。

（6）协助产妇整理衣物，取舒适体位，整理环境。

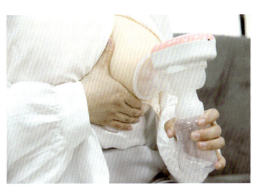

图 10-15　吸奶器使用

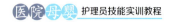

（7）清洗、消毒吸奶器。

（8）正确储藏乳汁。

（三）**注意事项**

（1）使用吸奶器前要检查吸奶器性能，并确认清洁。

（2）选择合适的吸奶器喇叭罩（根据乳头根部大小，并确保乳头可以在喇叭罩内自由移动）。

（3）喇叭罩紧贴皮肤，避免用力下压，防止皮肤浅表部位的乳腺管受压。

（4）吸力适当，以免产妇有不适感。

（5）如果吸奶器吸奶不顺畅，可联合使用手法挤奶。

（6）母婴分离的产妇每天需挤奶8～12次。

（7）生理性奶胀明显时，不建议使用吸奶器，以免造成乳晕水肿、乳头损伤等。此时采用冷敷、反向按摩和手法挤奶较为合适。

三　手法排乳操作

（一）**目的**

缓解乳涨和乳汁淤积，刺激觅乳反射，促进泌乳。

（二）**操作步骤**

1. 操作前准备

（1）母婴护理员准备：着装整洁，脱去饰品，修剪指甲，洗手并温暖双手，佩戴口罩。

（2）物品准备：清洁容器、毛巾。

（3）环境准备：环境整洁安全、温度适宜，注意保护隐私。

2. 手法排乳步骤

（1）母婴护理员洗净双手，并温暖双手，选择舒适的站姿或坐姿。

（2）轻柔地按摩乳房，热敷乳房3～5分钟。

（3）一只手呈"C"字形握住乳房，拇指放在乳头下方6点钟处，食指、中指与其相对放在乳头上方12点处，其他手指自然摆放（注意避免将手指分开）。拇指食指距离乳头根部3～4cm的距离。另一只手拇指和食指放在距乳头根部1.5～2.0cm处，两指相对。拇指和食指朝向胸壁方向轻轻下压，压力应作用在拇指和食指间乳晕下方的乳房组织上。依各个方向按照同样方法压乳晕，压乳晕的手指不应有滑动或摩擦式动作（图10-16）。

（4）单边乳房至少挤3～5分钟，直到乳汁减少，然后挤另一侧乳房，如此反复数次，直到乳汁排空。每次挤奶时间持续20～30分钟为宜。

（5）手法排乳完成后，在乳头上涂抹乳汁起到保护作用。

（6）协助产妇整理衣物，取舒适体位，整理环境。

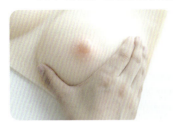
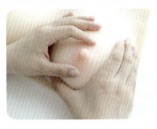
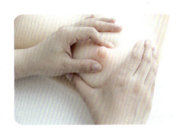

| 1."C"字形握乳房 | 2.两指相对 | 3.轻压胸壁，两指对挤 |

图 10-16　手法排乳

（三）注意事项

（1）避免用力挤压、揉搓乳房和乳头，手指不能在乳房皮肤上做滑动摩擦。拇指与食指用力时对齐，不能错位。

（2）手挤奶时，产妇有疼痛感说明手法不正确，应调整手法。

（3）母婴分离情况下，产后 6 小时即可进行手法排乳，每间隔 2～3 小时挤一次奶，夜间坚持挤奶。

（4）操作时注意保暖，并保护产妇隐私。

四　新生儿溢奶、吐奶、呛奶的处理操作

（一）目的

保持清洁，促进舒适，保持气道通畅，防止新生儿窒息的发生。

（二）操作步骤

1.操作前准备

（1）母婴护理员准备：着装整洁，脱去饰品，修剪指甲，洗净双手，佩戴口罩。

（2）物品准备：棉柔巾、清洁衣物。

（3）环境准备：环境整洁安全。

2.新生儿溢奶、吐奶、呛奶处理步骤

（1）溢奶、吐奶的处理步骤：①母婴护理员一手打开呈"C"字形托住新生儿下颌，另一手轻翻肩、颈部使其侧卧；②用空心掌轻拍后背；③见奶液从嘴角流出后，将奶液擦净；④用侧卧的姿势安置好新生儿［图 10-17（1）］。

（2）呛奶的处理步骤：①母婴护理员立刻按床头呼叫铃；②母婴护理员一手打开呈"C"字形托住新生儿下颌，前臂贴于新生儿胸腹部；③另一手轻抬臀部使其翻身，头低脚高，趴卧在母婴护理员前臂；④空心掌向下、向前微微用力拍新生儿后背；⑤新生儿哭出声或吐出奶液后，将新生儿侧放在小床上安抚，清除嘴角奶液；⑥配合医护人员检查、评估是否要进行进一步处理［图 10-17（2）］。

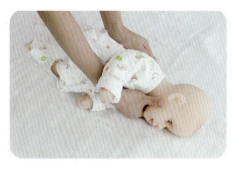
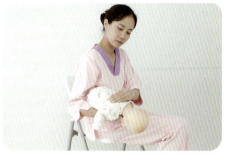

1.新生儿溢奶、吐奶处理　　　　　　　　2.新生儿呛奶处理

图10-17　新生儿溢奶、吐奶、呛奶处理

（3）及时用棉柔巾清理奶渍，用温水清洁皮肤，更换衣物，避免奶渍长时间积聚造成皮肤感染。

（三）注意事项

（1）喂哺过程中、结束后，尽量使新生儿保持安静状态。

（2）避免平躺喂哺，喂哺后轻拍奶嗝。

（3）发现溢奶、吐奶，立即将新生儿头部偏向一侧或取侧卧位。若出现面部青紫、憋气、呼吸困难等现象，立即通知医护人员。

（4）紧急呼救后，医护人员到来前，母婴护理员要先采取必要的救护措施。

（5）在叩击新生儿背部时要固定好新生儿，且不能用力过猛。

（6）处理过程中，新生儿头部不能竖起高于腿部。

（7）严重吐奶、呛奶救护成功后，记录并汇报。要继续做好新生儿观察。

五　新生儿拍嗝操作

（一）目的

安抚新生儿情绪，训练新生儿颈部力量，减少新生儿吐奶、溢奶的发生。

（二）操作步骤

1.操作前准备

（1）母婴护理员准备：着装整洁，脱去饰品，修剪指甲，洗净双手，佩戴口罩。

（2）物品准备：小毛巾。

（3）环境准备：环境整洁安全。

2.拍嗝操作步骤

（1）竖抱拍嗝操作步骤：①母婴护理员用一只手托好新生儿头、颈、肩，另一只手托好腰、臀，用托抱法把新生儿托抱在胸口；②"肩迎手送"，把新生儿下腭放在与托臀部的手同侧的肩头，下腭微微抬高；③将托臀的胳膊直接滑到新生儿臀部，用肘关节夹住臀部；④用另一只手掌根贴在肩胛骨下缘，做空心掌状从下至上有节奏地轻轻拍，直至嗝被拍出［图10-18（1）］。

（2）环抱拍嗝操作步骤：①母婴护理员用环抱式抱起新生儿；②将新生儿肩膀抬高，手肘抬高；③托臀的手腕外翻（类似看手表的动作），暴露新生儿后背；④另一只手用手臂和手腕托好新生儿腰、臀；⑤用空心掌有节奏地轻轻拍，直至嗝被拍出［图10-18（2）］。

（3）坐位拍嗝操作步骤：①让新生儿坐在母婴护理员两腿之间；②手打开呈"C"字形，拇指和食指托住婴儿的下颌，掌根贴在前胸，小臂支撑使其身体前倾大约80°，并略微抬高下腭；③用另一只手掌根贴在肩胛骨下缘，做空心掌状从下至上有节奏地轻轻拍，直至嗝被拍出［图10-18（3）］。

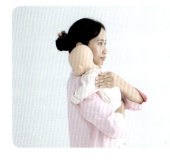 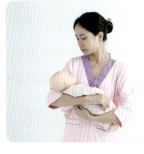 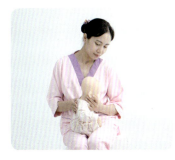

1.竖抱拍嗝　　　　2.环抱拍嗝　　　　3.坐位拍嗝

图10-18　新生儿拍嗝操作

（4）嗝被拍出后，取右侧卧位把新生儿轻轻放于婴儿床上，头偏向一侧，腰、臀垫一小软枕，预防溢奶。

（三）注意事项

（1）以腕部的力量轻拍，避免力度过大。

（2）注意不要捂住新生儿的口和鼻。

（3）准备好小毛巾，搭于肩部防止吐奶。

（4）如果在拍打多次之后仍没出嗝，应考虑先抚摸，换位置后再拍打。

（5）端坐式的时候母婴护理员大腿和小腿呈90°，两腿并拢，防止新生儿滑落。

（6）新生儿拍嗝一般3～5分钟，不应长时间竖抱。

第三节　产妇照护操作

一　擦身清洁操作

（一）目的

清洁产妇皮肤，促进血液循环，预防产褥期感染的发生。

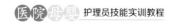

（二）操作步骤

1. 操作前准备

（1）母婴护理员准备：着装整洁，脱去饰品，修剪指甲，洗净并温暖双手（必要时戴手套），佩戴口罩。

（2）物品准备：脸盆、水温计、浴巾、毛巾、纸巾、纸杯、腹带、产褥垫、清洁衣裤、内裤、袜子、一次性手套、40～45℃温水。

（3）环境准备：拉上窗帘或屏风，调节室温为24～26℃，保持环境整洁安全，无对流风。

（4）解释：与产妇沟通，说明擦身的目的及注意事项。

2. 擦身清洁步骤

（1）母婴护理员手持式持巾［图10-19（1）］。

（2）擦洗面部、颈部操作步骤：眼睛（由内向外）→鼻翼→嘴→额→脸颊→耳廓及耳后→下颌→颈部。具体方法：①由内眼角到外眼角擦洗眼睛；②由一侧鼻翼向上到鼻根，再到另一侧鼻翼擦洗鼻子；③由一侧下嘴角到对侧下嘴角，转到上唇部，回到下嘴角擦洗口部；④眉心到太阳穴、鼻翼，再到脸颊，最后到下巴，在脸上以"3"字形分别擦洗两侧面部；⑤先擦洗内耳廓，再擦洗耳后背，轻抬产妇下巴，最后把颈部擦洗干净。以同样的方法擦洗对侧耳、颈部位。

（3）擦洗乳房、胸部操作步骤：①铺上浴巾，解开产妇衣扣暴露胸腹部；②打开一侧被角按乳头→乳晕→乳房体"8"字形擦洗两侧乳房，合上被褥；③向下拉开被褥，"T"字形由一侧肩部到颈部，再到另一侧肩部，从颈部向下擦洗乳沟；④擦洗完毕取出浴巾，合上被褥［图10-19（2、3）］。

（4）擦洗腹部、身体侧边操作步骤：①向下拉开被褥，并以浴巾遮盖产妇身体；②由下向上打开浴巾，擦洗腹部（如剖宫产要避开切口）；③抬起产妇对侧上肢擦洗腋下、身体侧边，用相同方法擦洗近侧腋下及身体侧边［图10-19（4）］；④擦洗完毕取下浴巾，合上被褥。

（5）擦洗上肢及背部操作步骤：①打开近侧被褥，协助产妇脱下衣袖；②抬起产妇手臂按肩→臂→手的顺序擦洗［图10-19（5）］；③协助产妇翻身侧卧，自上而下擦洗后颈→背部→臀部［图10-19（6）］；④擦洗完毕更换清洁上衣，先穿对侧，后穿近侧，合上被褥。协助产妇翻身平卧。

（6）擦洗下半身操作步骤：①由下向上掀开被褥折好放于产妇腰部，协助产妇脱下裤子暴露下半身并铺好护理垫［图10-19（7）］；②按顺序擦洗：大腿→膝关节→腘窝→小腿→脚踝［图10-19（8）］；③擦洗完毕，协助产妇穿好清洁裤子，先穿对侧，后穿近侧；④撤去护理垫，合上被褥。

（7）床上泡脚操作步骤：①更换脸盆和温水，铺好产褥垫；②由下向上掀开被褥折好，放于产妇大腿部；③协助产妇屈膝，两脚略微分开放在床上；④取出干净的产褥垫，铺在产妇脚下；⑤取装有温水的脸盆放在两脚之间，托起产妇两只脚先后置于水中浸泡。按照脚跟→脚面→脚底→脚趾→脚趾缝→脚后跟的顺序将产妇双脚搓洗干净［图 10-19（9）］；⑥搓洗结束后托起产妇双脚，用毛巾擦去多余水分，撤去脸盆；⑦为产妇按摩双脚，穿好袜子，合上被褥［图 10-19（10）］。

（8）协助产妇取舒适体位，整理床单位，清理用物。

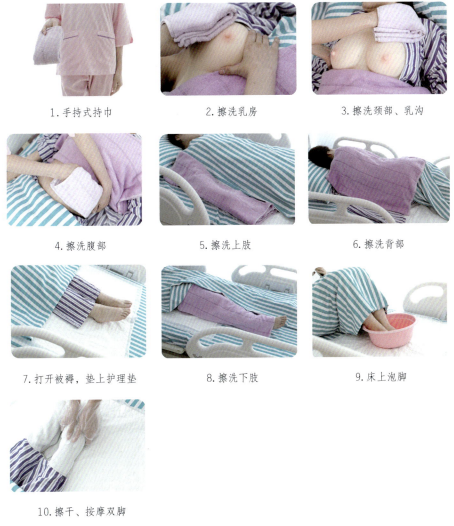

1.手持式持巾　　　2.擦洗乳房　　　3.擦洗颈部、乳沟

4.擦洗腹部　　　5.擦洗上肢　　　6.擦洗背部

7.打开被褥，垫上护理垫　　　8.擦洗下肢　　　9.床上泡脚

10.擦干、按摩双脚

图 10-19　擦身清洁

（三）注意事项

（1）擦洗身体前需协助产妇排空大小便。

（2）注意保护产妇隐私，减少不必要的暴露。

（3）注意保暖，保持水温，及时更换或添加热水，避免产妇受凉。

（4）擦洗过程中及时与产妇沟通，随时观察产妇有无异常，若产妇出现面色苍白、寒战等情况，应立即停止擦洗并采取保暖措施。

（5）擦洗上半身、下半身、双脚要更换脸盆和温水。

（6）协助产妇翻身前把床栏拉起防坠床，翻身过程中避免拖、拉、拽，防止擦伤皮肤。

（7）若为剖宫产产妇擦洗身体，要避开腹部切口，以免打湿。

（8）若为长发产妇，帮助整理头发，并在头顶束成发髻。

二 会阴清洁操作

（一）目的
对外阴及周围皮肤进行清洁、消毒，增加舒适，防止感染。

（二）操作步骤

1. 操作前准备

（1）母婴护理员准备：着装整洁，脱去饰品，修剪指甲，洗净并温暖双手，戴一次性手套，佩戴口罩。

（2）物品准备：专用脸盆、护理垫、毛巾、棉柔巾、便盆、40～45℃温水。

（3）环境准备：拉上窗帘或屏风，调节室温为24～26℃，保持环境整洁安全，无对流风。

（4）解释：与产妇沟通，说明会阴清洁的目的及注意事项。

2. 会阴清洁操作步骤

（1）打开近侧被褥折好盖在远侧腿上，脱去近侧裤腿，协助产妇屈膝打开双腿，暴露会阴（图10-20）。

（2）顺产产妇：①第一遍擦洗：由外向内、自上而下擦净外阴部的分泌物、血迹等，擦洗顺序为阴阜→大腿内侧→大阴唇→小阴唇→尿道口→阴道口→会阴→肛门；②第二遍擦洗：由内向外、自上而

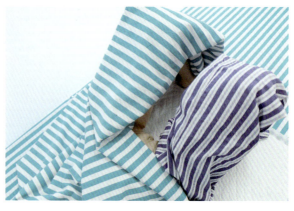

图10-20 暴露会阴

下擦洗，擦洗顺序为尿道口→小阴唇→大阴唇→大腿内侧→会阴→肛门；③用纸巾擦去皮肤表面多余水分，更换护理垫，协助产妇穿好裤子。

（3）剖宫产产妇：导尿管未拔除前，也按上述步骤清洁会阴，但要注意不要碰及伤口。

（4）整理床铺，清理用物。

（三）注意事项

（1）会阴清洁用物一用一丢，切不可重复使用。

（2）按照顺序擦洗，避免逆行感染。

（3）为剖宫产产妇清洁会阴时注意保护腹部切口，避免打湿感染。如有留置导尿管，擦洗过程中防止导尿管被牵拉、扭曲、受压。

（4）注意观察产妇会阴部有无水肿，伤口有无红、肿等炎症发生，观察恶露有无异味，尿道口有无分泌物，如有异常，及时告知医护人员。

三　协助产妇起床操作

（一）目的

协助产妇离床活动，避免跌倒风险。

（二）操作步骤

1. 操作前准备

（1）母婴护理员准备：着装整洁，脱去饰品，修剪指甲，洗净并温暖双手，佩戴口罩。

（2）产妇准备：穿戴好衣物，确认无头痛、头晕等症状。

（3）环境准备：环境整洁安全，地面无水渍、无障碍物。

（4）解释：向产妇及其家属解释起床活动的意义，以取得配合。

2. 搀扶产妇起床操作步骤

（1）协助起床操作步骤要遵循"三个一分钟"原则，即①摇起床头，大约45°角，使产妇靠坐在床上一分钟；②一手从产妇颈部穿过扶住肩部，另一手托好产妇膝关节，协助产妇坐在床边一分钟；③一手托在产妇腋下，另一手扶住手臂，协助产妇站立一分钟（图10-21）。

（2）确定产妇无头晕等不适情况方可活动。

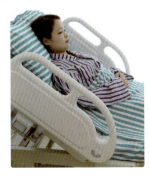 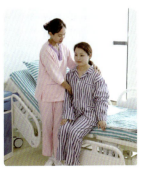 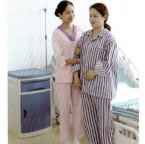

1. 摇起床头　　　　　2. 搀扶产妇坐在床边　　　　3. 搀扶产妇床边站立

图10-21　协助产妇起床

（三）注意事项

（1）协助产妇起床活动前要检查周边环境，确定无障碍物、无水渍，避免碰伤或滑倒。

（2）遵循起床"三个一分钟"原则，最好在与产妇确认无头晕等不适后再进行下一步操作。

（3）气温较低时，起床前要给产妇穿好外套，避免着凉。

（4）如产妇比较虚弱，需让家属在一旁协助。

四 协助产妇如厕操作

（一）目的

满足排泄需要，避免跌倒、晕厥的风险。

（二）操作步骤

1.操作前准备

（1）母婴护理员准备：着装整洁，脱去饰品，修剪指甲，洗净并温暖双手，佩戴口罩。

（2）产妇准备：穿好衣服。

（3）环境准备：卫生间环境整洁安全，地面无水渍、无障碍物。

（4）物品准备：一次性手套、马桶垫、干纸巾、湿纸巾、卫生巾。

2.协助产妇如厕操作步骤

（1）按照协助产妇起床操作步骤，将产妇缓慢搀扶到卫生间，打开排气扇。

（2）母婴护理员协助产妇面向自己，嘱其双手扶住自己的肩部。帮助产妇脱去裤子，扶好产妇腰部，协助其慢慢坐于铺好马桶垫的坐便器上（图10-22）。

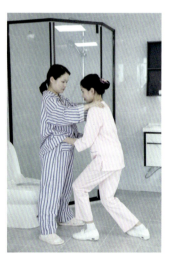

（3）便后，戴好手套，协助产妇身体前倾，擦净肛门，穿好裤子。

（4）冲净马桶，洗手，搀扶产妇回房间。

（三）注意事项

（1）产妇排便过程中，母婴护理员不可中途离开。如产妇要求母婴护理员离开，需让家属在一旁陪伴。

图10-22 协助产妇上卫生间

（2）如产妇比较虚弱，需让家属在一旁协助，便秘时要嘱产妇不要太用力。

（3）卫生间地面干燥无水渍。

（4）便后起身要慢，避免直立性低血压引起头晕、晕厥等不适。

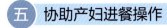

五 协助产妇进餐操作

（一）目的

为产妇创造进餐条件，满足机体营养需求。

（二）操作步骤

1. 操作前准备

（1）母婴护理员准备：着装整洁，脱去饰品，修剪指甲，洗净并温暖双手，佩戴口罩。

（2）产妇准备：穿好衣服，洗净双手。

（3）环境准备：环境整洁、无异味，温度适宜，光线充足。

（4）物品准备：餐桌、餐具、湿纸巾、毛巾、水杯、温开水、吸管、一次性纸杯、水盆等。

2. 协助进餐操作步骤

（1）询问产妇有无进餐意愿，询问是自行进餐还是需要母婴护理员喂食。

（2）协助产妇取坐位或半卧位，洗净双手，胸前铺上毛巾。

（3）摆放好餐桌，取湿纸巾擦干净桌面。备齐进餐用具，将食物摆放在合适位置。

（4）对于自行进餐的产妇，母婴护理员应在旁边给予协助。先让产妇进食少量的汤水，再进食固体食物。叮嘱产妇小口进食，注意食物温度，有无骨头、鱼刺等。

（5）对于需要喂食的产妇，母婴护理员要用手腕内侧贴紧餐盒试温，确定温度合适后开始半勺半勺地喂食。有骨头、鱼刺的食物，要先用筷子剔除，避免被卡住。

（6）进餐结束后给产妇温水漱口。母婴护理员在一旁承接漱口水。

（7）为产妇洗净双手，擦干净嘴角。撤去餐具，清理食物残渣，将餐桌擦净、归位（图10-23）。

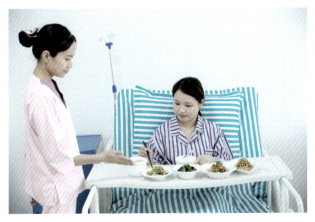

图 10-23 协助产妇进餐

（三）注意事项

（1）产妇自己进餐时母婴护理员也需在一旁协助。

（2）需确认食物、茶水温度适宜。

（3）需要喂食的产妇在进餐时，喂食速度不可过快，需小口喂食。有骨头或鱼刺的食物要剔除并叮嘱产妇细嚼慢咽，以免卡住。

（4）进餐时不应和产妇说笑，以免发生呛咳。

（5）进餐后让产妇靠坐休息 20 分钟，以免引起胃部不适。

本章小结

本章主要阐述了新生儿日常照护、新生儿喂养操作和产妇照护操作，梳理了母乳喂奶操作、吸奶器操作、新生儿溢奶吐奶处理操作、新生儿呛奶处理操作、产妇床上清洁擦身操作、协助产妇起床操作、协助产妇进餐操作等的操作准备、操作流程和操作注意事项。母婴护理员应熟练掌握母婴照护各项操作技能，为孕产妇及新生儿提供科学化、程序化、标准化的照护服务。

思考题

1.阐述新生儿臀部清洗操作流程。

2.陈述手法排乳时的注意事项。

3.陈述会阴擦洗顺序。

参考文献

[1] 徐鑫芬，姜梅.母婴护理专科实践 [M].北京：人民卫生出版社，2019.

[2] 胡斌春，陈雪萍.医疗护理员培训教程 [M].杭州：浙江大学出版社，2022.

[3] 全国现代家政服务岗位培训专用教材编写组.高级母婴护理师培训教材 [M].2版（修订本）.北京：中国工人出版社，2015.

［浙江大学医学院附属妇产科医院　金颖、张蓉

喜爱宝（浙江）健康管理有限公司　李欣燃］

第十章 教学资源　　　第十章 在线测试

附录　评分标准

附录一　新生儿日常照护操作评分标准

一、新生儿抱、放考核评分表

项目	分值	操作步骤及要求	评分等级				得分	备注
			A	B	C	D		
操作前准备	12	母婴护理员准备：着装整洁，脱去饰品，修剪指甲，洗净并温暖双手，佩戴口罩	4	3	2	1-0		
		环境准备：地面无水渍、无障碍，环境安全	4	3	2	1-0		
		新生儿准备：穿戴整齐（包好包被），注意保暖	4	3	2	1-0		
操作步骤	抱起新生儿 30	抱新生儿之前，轻轻呼唤或轻拍包被	10	8	6	5-0		
		检查纸尿裤，必要时及时更换	10	8	6	5-0		
		操作者伏下身体，托起新生儿头颈部，一手直接从新生儿后颈部往下延伸至背部，将新生儿头颈部靠在肘关节，另外一只手托起臀部，抱起新生儿靠近操作者身体（不同抱姿要符合相应的要求）	10	8	6	5-0		
	放下新生儿 30	操作者伏下身体放低新生儿，先将新生儿臀部放到床上，然后用托臀的手托住新生儿头颈部，轻轻将另一只手从新生儿身下抽出，把头放在床上	10	8	6	5-0		
		放下后，将新生儿头偏向一则，取右侧卧位，腰臀部垫一小软枕	10	8	6	5-0		
		盖好被服，注意保暖	10	8	6	5-0		
总体得分	10	动作轻柔、熟练	5	3	2	1-0		
		操作过程中关注新生儿情况，能灵活处理相关事项	5	3	2	1-0		
注意事项	18	抱起新生儿时动作要稳要轻，托好新生儿头、颈、肩的同时要托牢臀部	6	4	2	1-0		
		抱新生儿时不要大力上下晃动，以免损伤脑组织	6	4	2	1-0		
		被服避免盖得过高，以防棉被堵住口鼻引起窒息	6	4	2	1-0		
考核日期：		考核老师：				合计得分：		

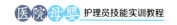

二、新生儿包裹考核评分表

项目	分值	操作步骤及要求	评分等级 A	B	C	D	得分	备注
操作前准备	12	母婴护理员准备：着装整洁，脱去饰品，修剪指甲，洗净并温暖双手，佩戴口罩	4	3	2	1-0		
		物品准备：婴儿床、包裹毯、棉柔巾	4	3	2	1-0		
		环境准备：环境整洁安全，温度适宜	4	3	2	1-0		
操作步骤	50	选择适当的包被或毯子	5	4	3	2-0		
		将一条毯子在平坦的地方呈菱形铺平，将新生儿放在毯子的中央，让头对准顶端。将毯子一端搭在新生儿肩膀上，对角盖过他的身体，将余端塞在新生儿身体下面	15	10	5	4-0		
		拉起毯子下端隔一只手掌的宽度，往上折盖住新生儿的肩，超出部分折起来塞进新生儿肩下后平铺在后背，松紧适宜	15	10	5	4-0		
		将剩余的一侧毯子向对侧拉，从前面裹住新生儿的身体，把包裹毯超出部分塞进新生儿的背部，塞好、固定	15	10	5	4-0		
总体得分	20	动作轻柔、熟练	10	8	6	5-0		
		操作过程中关注新生儿情况，能灵活处理相关事项	10	8	6	5-0		
注意事项	18	包裹前要检查纸尿裤是否清洁，避免包裹后不易发现纸尿裤潮湿而引起红臀。	6	4	2	1-0		
		包裹时松紧要适度，让新生儿体位呈自然状态	6	4	2	1-0		
		操作时要保护好新生儿关节和颈部，避免损伤关节	6	4	2	1-0		
考核日期：		考核老师：			合计得分：			

三、新生儿穿脱衣考核评分表

项目	分值	操作步骤及要求	评分等级 A	B	C	D	得分	备注
操作前准备	12	母婴护理员准备：着装整洁，脱去饰品，修剪指甲，洗净并温暖双手，佩戴口罩	4	3	2	1-0		
		物品准备：婴儿床、清洁的衣物、大毛巾、棉柔巾、纸尿裤	4	3	2	1-0		
		环境准备：环境整洁安全，温度适宜	4	3	2	1-0		

续表

项目	分值	操作步骤及要求	评分等级				得分	备注
			A	B	C	D		
操作步骤	脱上衣、裤子 20	新生儿平躺在婴儿床上，打开裤子系带，托起臀部，将裤子下拉至大腿处，一只手伸入裤腿，握住新生儿膝关节稍弯曲膝部，另一只手抓住裤脚下拉脱去裤腿；另一侧裤腿操作同前	5	4	3	2-0		
		解开上衣扣子和系带，用一只手握住新生儿肘关节，另一只手把上衣衣袖从下向上拢起，然后轻微弯曲新生儿肘部将衣袖下拉、脱掉	5	4	3	2-0		
		托住新生儿头颈，稍抬高身体，把脱下的衣袖从身下移到对侧	5	4	3	2-0		
		用相同的方法脱去对侧衣袖	5	4	3	2-0		
	穿上衣、裤子 35	取出清洁的衣裤，检查衣裤有无线头、破损	5	4	3	2-0		
		一只手从衣袖口伸入握住新生儿的腕部和手肘，另一只手轻轻地把袖子上拉至新生儿肩部，整理好衣襟	5	4	3	2-0		
		用一只手托住新生儿头颈，稍抬高身体，另一只手把对侧衣袖从身下拉出铺平；用同样方法穿好对侧衣袖	5	4	3	2-0		
		整理领口，扣好纽扣，绑好系带	5	4	3	2-0		
		把一只裤腿从上向下拢起，一只手从下往上伸入后握住新生儿的踝部拉好裤腿；另一侧裤腿操作同前	5	4	3	2-0		
		一只手轻轻托起新生儿臀部，另一只手把裤腰提好	5	4	3	2-0		
		整理裤子，绑好系带	5	4	3	2-0		
总体得分	18	动作轻柔、熟练	9	6	3	2-0		
		操作过程中关注新生儿情况，能灵活处理相关事项	9	6	3	2-0		
注意事项	15	穿衣服之前要检查衣服有无线头、破损等问题	5	4	3	2-0		
		穿脱衣裤时要观察新生儿有无异常，包括皮肤状况、呼吸、反应等	5	4	3	2-0		
		穿脱衣裤时要注意保暖，以防新生儿受凉	5	4	3	2-0		
考核日期：		考核老师：				合计得分：		

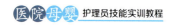

四、新生儿臀部清洗考核评分表

项目	分值	操作步骤及要求	评分等级 A	评分等级 B	评分等级 C	评分等级 D	得分	备注
操作前准备	12	母婴护理员准备：着装整洁，脱去饰品，修剪指甲，洗净并温暖双手，佩戴口罩	4	3	2	1-0		
		物品准备：专用小盆、温水、纸尿裤、纸巾、棉柔巾（湿纸巾）、护臀霜、棉签	4	3	2	1-0		
		环境准备：环境整洁安全，温度适宜	4	3	2	1-0		
操作步骤	50	打开纸尿裤，观察大、小便是否有异常	10	8	6	5-0		
		将纸尿裤折叠后放于臀部下方	10	8	6	5-0		
		试水温，棉柔巾沾水依次将臀部擦洗干净	10	8	6	5-0		
		用纸巾吸干臀部水分	10	8	6	5-0		
		撤掉污染的纸尿裤，包好清洁纸尿裤	10	8	6	5-0		
总体得分	20	动作轻柔、熟练	10	8	6	5-0		
		操作过程中关注新生儿情况，能灵活处理相关事项	10	8	6	5-0		
注意事项	18	操作过程中注意保暖	6	4	2	1-0		
		清洗时要从上往下，由前往后，避免往返擦拭	6	4	2	1-0		
		清洗时注意肛门、腹股沟、阴囊、阴唇等皮肤皱褶处的清洗和擦干	6	4	2	1-0		
考核日期：		考核老师：				合计得分：		

五、新生儿更换纸尿裤考核评分表

项目	分值	操作步骤及要求	评分等级 A	评分等级 B	评分等级 C	评分等级 D	得分	备注
操作前准备	12	母婴护理员准备：着装整洁，脱去饰品，修剪指甲，洗净并温暖双手，佩戴口罩	4	3	2	1-0		
		物品准备：婴儿床、隔尿垫、纸尿裤、纸巾、棉柔巾（湿纸巾）、污物桶等	4	3	2	1-0		
		环境准备：环境整洁安全，温度适宜	4	3	2	1-0		
操作步骤	50	垫好隔尿垫，解开污染的纸尿裤粘胶，将粘胶直接粘在纸尿裤上	10	8	6	5-0		
		左手托起双腿（拇指和中指握住新生儿的两只脚踝，食指放在双踝之间），轻轻将腿和臀部抬起，将污染的纸尿裤向内对折，垫于臀下	10	8	6	5-0		
		按新生儿臀部清洗操作流程，清洗新生儿臀部	10	8	6	5-0		

续表

项目	分值	操作步骤及要求	评分等级				得分	备注
			A	B	C	D		
操作步骤	50	取出臀下污染的纸尿裤，包裹好放入污物桶	5	4	3	2-0		
		将清洁纸尿裤包好、拉平。调整纸尿裤两侧防漏花边，检查腰部松紧度	10	8	6	5-0		
		整理新生儿衣物	5	4	3	2-0		
总体得分	20	动作轻柔、熟练	10	7	4	2-0		
		操作过程中关注新生儿情况，能灵活处理相关事项	10	7	4	2-0		
注意事项	18	操作过程中避免接触纸尿裤内部	6	4	2	1-0		
		避免纸尿裤遮盖脐部，保持脐部的清洁和干燥	6	4	2	1-0		
		更换纸尿裤时若发现新生儿会阴或臀部皮肤出现皮疹等症状，及时通知护士、家属	6	4	2	1-0		
考核日期： 考核老师：						合计得分：		

六、新生儿面部清洁考核评分表

项目	分值	操作步骤及要求	评分等级				得分	备注
			A	B	C	D		
操作前准备	15	母婴护理员准备：着装整洁，脱去饰品，修剪指甲，洗净并温暖双手，佩戴口罩	5	4	3	2-0		
		物品准备：专用小盆、小毛巾、温水、润肤露	5	4	3	2-0		
		环境整洁安全，温度适宜	5	4	3	2-0		
操作步骤	35	备水，母婴护理员用手腕试温	10	8	6	5-0		
		新生儿取仰卧位。将柔软湿热的小毛巾依次轻擦新生儿眼部（由内向外）、鼻部、口唇、面颊及耳部。小毛巾每擦洗一个部位都要更换干净的一面	15	10	5	4-0		
		涂抹润肤露	10	8	6	5-0		
总体得分	36	动作轻柔、熟练	18	12	6	5-0		
		操作过程中关注新生儿情况，能灵活处理相关事项	18	12	6	5-0		
注意事项	14	使用专用面盆和小毛巾，并定期消毒	5	4	3	2-0		
		小毛巾需挤干水分，避免水进入眼睛、嘴巴、耳朵等部位	5	4	3	2-0		
		操作时观察新生儿反应，及时识别面部异常	4	3	2	1-0		
考核日期： 考核老师：						合计得分：		

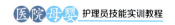

七、新生儿抚触考核评分表

项目	分值	操作步骤及要求	评分等级				得分	备注
			A	B	C	D		
操作前准备	12	母婴护理员准备：着装整洁，脱去饰品，修剪指甲，洗净并温暖双手，佩戴口罩	4	3	2	0		
		物品准备：婴儿床、大毛巾、纸尿裤、湿纸巾、清洁的衣服、抚触油	4	3	2	0		
		环境准备：环境整洁安全，温度适宜，可播放轻柔的音乐	4	3	2	0		
操作步骤	56	在温暖的掌心涂抹适量抚触油，进行抚触	8	6	4	2-0		
		头面部：①两手拇指由眉心沿眉弓上缘向外滑动，止于太阳穴，然后依次向上至发际。②两手拇指由下颌中央分别向外上方滑动，止于耳前。③四指并拢，用指腹从前额中央发际插入，向后经枕骨粗隆，避开囟门绕至耳后乳突，轻压后停止	8	6	4	2-0		
		胸部：①两手掌分别放在胸部外下方，靠近两侧肋下缘处，右手向上滑至对侧肩膀，复原；左手以同样的方法进行，在胸部划成一个大的交叉	8	6	4	2-0		
		腹部：两手交替按顺时针方式按摩新生儿腹部，避开肚脐	8	6	4	2-0		
		四肢：①用一只手握住新生儿一只手腕，从上臂到手腕轻轻挤捏；②双手夹住手臂上下搓滚；③用拇指从掌根按摩至掌心，并从手指两侧轻轻提拉每个手指；同法依次抚触新生儿的对侧上肢和双下肢	8	6	4	2-0		
		背部：新生儿呈俯卧位，头转向一侧，以脊柱为中线，双手掌分别放于脊柱两侧，由中央向两侧滑行，由背部上端开始逐渐滑行至臀部，最后由头顶沿脊柱抚触至臀部	8	6	4	2-0		
		整理新生儿衣物，处理用物	8	6	4	2-0		
总体得分	12	动作轻柔、熟练	6	4	2	1-0		
		操作过程中关注新生儿情况，能灵活处理相关事项	6	4	2	1-0		
注意事项	20	抚触时间以选择在沐浴后及哺乳间为宜，根据新生儿身体及精神状态决定抚触时间，每个部位抚触4～6次	4	3	2	1-0		
		抚触油不要使用过多，应避开新生儿眼睛	4	3	2	1-0		
		抚触时注意保暖，手法力度适宜，可播放音乐，灯光要柔和，注意语言和情感交流	4	3	2	1-0		

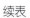

续表

项目	分值	操作步骤及要求	评分等级 A	评分等级 B	评分等级 C	评分等级 D	得分	备注
注意事项	20	抚触时应注意观察新生儿全身情况，发现异常情况及时告知家属	4	3	2	1~0		
		不要强迫新生儿保持固定姿势，若新生儿哭闹厉害应停止抚触	4	3	2	1~0		
考核日期： 考核老师：					合计得分：			

八、新生儿测量体重考核评分表

项目	分值	操作步骤及要求	评分等级 A	评分等级 B	评分等级 C	评分等级 D	得分	备注
操作前准备	12	母婴护理员准备：着装整洁，脱去饰品，修剪指甲，洗净并温暖双手，佩戴口罩	4	3	2	1~0		
		物品准备：电子秤、治疗巾（护理垫）	4	3	2	1~0		
		环境准备：环境整洁安全，温度适宜	4	3	2	1~0		
操作步骤	50	开启电子秤，显示器显示"0.00"进入稳定状态	10	8	6	5~0		
		在电子秤上铺好治疗巾，按键归零	10	8	6	5~0		
		将脱去衣物及纸尿裤的新生儿放在电子秤上	10	8	6	5~0		
		电子秤显示值跳动停止时读取体重数值	10	8	6	5~0		
		穿好新生儿衣物及纸尿裤，准确记录体重数值	10	8	6	5~0		
总体得分	20	动作轻柔、熟练	10	8	6	5~0		
		操作过程中关注新生儿情况，能灵活处理相关事项	10	8	6	5~0		
注意事项	18	喂奶前或者喂奶后40分钟左右进行体重测量	4	3	2	1~0		
		测量前按键归零	5	4	3	1~0		
		测量的体重数值如果相差过大，建议重新测量	5	4	3	1~0		
		注意安全，防着凉和意外事故	4	3	2	1~0		
考核日期： 考核老师：					合计得分：			

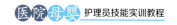

附录二　新生儿喂养操作评分标准

一、母乳喂养考核评分表

项目	分值	操作步骤及要求	A	B	C	D	得分	备注
操作前准备	12	母婴护理员准备：着装整洁，脱去饰品，修剪指甲，洗手并温暖双手，佩戴口罩	4	3	2	1-0		
		物品准备：枕头（哺乳枕）、小凳子、毛巾等	4	3	2	1-0		
		环境准备：环境整洁安全，温度适宜，注意保护隐私	4	3	2	1-0		
操作步骤	56	协助产妇取合适体位	8	6	4	2-0		
		选择适宜的哺乳姿势	8	6	4	2-0		
		帮助产妇掌握母乳喂养技巧	8	6	4	2-0		
		哺乳结束时用食指轻压新生儿下颌放出乳头	8	6	4	2-0		
		哺乳结束后在产妇乳头上涂抹乳汁或少许羊脂膏	8	6	4	2-0		
		新生儿拍嗝后使其侧卧于婴儿床上	8	6	4	2-0		
		协助产妇整理衣物，取舒适体位，整理环境	8	6	4	2-0		
总体得分	17	动作轻稳、熟练	6	4	2	1-0		
		关爱产妇，与产妇有良好的沟通	6	4	2	1-0		
		灵活处理相关情况	5	4	3	2-0		
注意事项	15	产妇要选择舒适放松的体位，注意保暖	5	4	3	2-0		
		侧卧喂奶时，新生儿头部后方不可固定	5	4	3	2-0		
		在喂奶过程中要有专人看护	5	4	3	2-0		
考核日期：		考核老师：				合计得分：		

二、产妇吸奶器操作考核评分表

项目	分值	操作步骤及要求	A	B	C	D	得分	备注
操作前准备	12	母婴护理员准备：着装整洁，脱去饰品，修剪指甲，洗手并温暖双手，佩戴口罩	4	3	2	1-0		
		物品准备：枕头（哺乳枕）、吸奶器	4	3	2	1-0		
		环境准备：环境整洁安全，温度适宜，注意保护隐私	4	3	2	1-0		

项目	分值	操作步骤及要求	评分等级				得分	备注
			A	B	C	D		
操作步骤	43	协助产妇调整舒适体位	6	4	2	1-0		
		用手掌托住乳房和吸奶器喇叭罩，将乳头置于吸奶器喇叭罩中间	8	6	4	2-0		
		选择最大舒适负压吸乳	8	6	4	2-0		
		吸乳后协助产妇整理衣物，取舒适体位，整理环境	7	5	3	1-0		
		清洗、消毒吸奶器	7	5	3	1-0		
		正确储藏乳汁	7	5	3	1-0		
总体得分	25	动作轻稳、熟练	10	8	6	4-0		
		关爱产妇，与产妇有良好的沟通	10	8	6	4-0		
		灵活处理相关情况	5	4	3	2-0		
注意事项	20	使用吸奶器前要检查吸奶器性能、喇叭罩大小，并确保清洁	5	4	3	2-0		
		喇叭罩紧贴皮肤，避免用力下压	5	4	3	2-0		
		吸力要适当，以免产妇有不适感和疼痛感	5	4	3	2-0		
		生理性奶胀或乳房肿胀明显时，不建议使用吸奶器	5	4	3	2-0		

考核日期： 考核老师： 合计得分：

三、手挤排奶的操作考核评分

项目	分值	操作步骤及要求	评分等级				得分	备注
			A	B	C	D		
操作前准备	12	母婴护理员准备：着装整洁，脱去饰品，修剪指甲，洗手并温暖双手，佩戴口罩	4	3	2	1-0		
		物品准备：清洁容器、毛巾	4	3	2	1-0		
		环境准备：环境整洁安全，温度适宜，注意保护隐私	4	3	2	1-0		
操作步骤	43	让产妇根据身体情况选择挤奶的体位姿势，以她和自己感到舒服为准	8	6	4	2-0		
		将盛奶器靠近乳房	7	5	3	1-0		
		将产妇的身体略向前倾，用手将乳房托起，将乳头对准容器的开口	8	6	4	2-0		
		拇指和食指向胸壁的方向（内侧）轻轻下压、对挤，沿乳头顺时针方向依次将乳晕周围乳腺管的汇集处乳汁挤出	20	12	4	2-0		

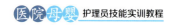

续表

项目	分值	操作步骤及要求	评分等级				得分	备注
			A	B	C	D		
总体得分	25	动作轻、稳、熟练	10	5	4	3~0		
		关爱产妇，与产妇有良好的沟通	10	5	4	3~0		
		灵活处理相关情况	5	5	4	3~0		
注意事项	20	如有疼痛，与操作方法不正确有关	5	4	2	0		
		挤奶时不要挤压、提拉乳头	5	4	2	0		
		一侧乳房至少挤压3~5分钟，反复交替，两侧挤奶时间不超过30分钟	5	4	2	0		
		挤奶后整理衣物，储存乳汁	5	4	2	0		
考核日期： 考核老师：					合计得分：			

四、奶瓶清洗消毒考核评分表

项目	分值	操作步骤及要求	评分等级				得分	备注
			A	B	C	D		
操作前准备	12	母婴护理员准备：着装整洁，脱去饰品，修剪指甲，洗净双手，佩戴口罩	4	3	2	1~0		
		物品准备：需清洗的奶瓶、消毒工具、奶瓶清洗专用盆、大刷、小刷、奶瓶清洁剂	4	3	2	1~0		
		环境准备：环境整洁安全	4	3	2	1~0		
操作步骤	48	倒掉残余奶，用流动的清水冲洗奶瓶	6	4	2	1~0		
		将奶瓶、奶嘴罩盖、奶嘴盖、奶嘴全部拆分开，置入水中浸泡	6	4	2	1~0		
		刷洗奶瓶：内底→瓶身→瓶内颈→瓶口→瓶口外螺纹处→瓶身外→瓶底	6	4	2	1~0		
		刷洗奶嘴盖内螺纹→盖口→盖外	6	4	2	1~0		
		刷洗奶嘴：洞口→奶嘴内侧→排气孔→奶嘴外侧	6	4	2	1~0		
		用流动水反复多次冲洗干净	6	4	2	1~0		
		清洗消毒锅，按说明书要求加水，摆放奶具，消毒	6	4	2	1~0		
		消毒完成，切断电源后取出所有奶具组装好备用	6	4	2	1~0		
总体得分	20	动作轻柔、熟练	10	8	6	4~0		
		能灵活处理相关事项	10	8	6	4~0		

项目	分值	操作步骤及要求	评分等级				得分	备注
			A	B	C	D		
注意事项	20	操作时需用手挤压奶嘴彻底清洗	5	4	3	2-0		
		消毒后的奶瓶避免内部潮湿	5	4	3	2-0		
		组装奶瓶时要用奶嘴夹，手不要碰已消毒的奶嘴内外、奶瓶内部及螺纹处。	5	4	3	2-0		
		消毒后的用具有效期为24小时，如超过时间未使用，须重新消毒	5	4	3	2-0		
考核日期：　　　　考核老师：					合计得分：			

五、新生儿溢奶、吐奶、呛奶处理操作考核评分表

项目	分值	操作步骤及要求	评分等级				得分	备注
			A	B	C	D		
操作前准备	12	母婴护理员准备：着装整洁，脱去饰品，修剪指甲，洗净双手，佩戴口罩	4	3	2	1-0		
		物品准备：棉柔巾、清洁衣物	4	3	2	1-0		
		环境准备：环境整洁安全	4	3	2	1-0		
操作步骤	38	溢奶处理：使新生儿侧卧，用空心掌在后背轻拍。见奶液从嘴角流出后，将嘴角奶液擦净。用侧卧的姿势安置好新生儿	10	8	6	4-0		
		吐奶处理：使新生儿翻身，头低脚高，趴卧在护理员前臂。用空心掌向下、向前微微用力拍新生儿后背。待新生儿哭出声或吐出奶液后，清除嘴角奶液。用侧卧的姿势安置好新生儿	10	8	6	4-0		
		呛奶处理：使新生儿翻身，头低脚高，趴卧在护理员前臂。母婴护理员屈膝下蹲，把托新生儿的手放在大腿部做好支撑。四指翘起掌跟向下、向前用力，叩击新生儿后背。待新生儿哭出声或吐出奶后，清除嘴角奶液。用侧卧的姿势安置好新生儿	10	8	6	4-0		
		待新生儿安静、放松后，用温水清洁皮肤，更换衣物，清理奶渍	8	6	4	2-0		
总体得分	30	动作轻柔、熟练	10	8	6	4-0		
		操作过程中关注新生儿情况，能灵活处理相关事项	10	8	6	4-0		
		能与产妇及其家属保持互动，安抚其紧张的情绪	10	8	6	4-0		

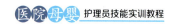

续表

项目	分值	操作步骤及要求	评分等级				得分	备注
			A	B	C	D		
注意事项	20	溢奶、吐奶处理过程中，新生儿若出现面部青紫、憋气、呼吸困难等现象，立即通知医护人员	5	4	2	1-0		
		紧急呼救后，等待医护人员到来的同时，母婴护理员要先进行救护	5	4	2	1-0		
		在叩击新生儿背部时要固定好新生儿，且不能用力过猛	5	4	2	1-0		
		处理过程中，新生儿头部不能竖起高于脚部	5	4	2	1-0		
考核日期：		考核老师：				合计得分：		

六、新生儿拍嗝操作考核评分表

项目	分值	操作步骤及要求	评分等级				得分	备注
			A	B	C	D		
操作前准备	12	母婴护理员准备：着装整洁，脱去饰品，修剪指甲，洗净双手，佩戴口罩	4	3	2	1-0		
		物品准备：小毛巾	4	3	2	1-0		
		环境准备：环境整洁安全	4	3	2	1-0		
操作步骤	55	直立式：把新生儿下巴放在母婴护理员的肩头，臂弯夹住新生儿臀部。用空心掌轻轻拍，直至嗝被拍出	15	10	5	4-0		
		端抱式：用环抱式抱好新生儿，抬高新生儿上半身，暴露出新生儿后背，用空心掌轻轻拍，直至嗝被拍出	15	10	5	4-0		
		端坐式：让新生儿坐在两腿之间，身体前倾。托好下腭并略微抬高，前胸贴紧母婴护理员的手掌，用空心掌轻轻拍，直至嗝被拍出	15	10	5	4-0		
		嗝被拍出后，取侧卧位安置新生儿，臀下垫一小软枕，预防溢奶。	10	8	6	4-0		
总体得分	18	动作轻柔、熟练	10	8	6	4-0		
		操作过程中关注新生儿情况，能灵活处理相关事项	8	6	4	2-0		
注意事项	15	以腕部的力量轻扣，避免力度过大	5	3	3	2-0		
		注意身体不要捂住新生儿的口和鼻	5	3	3	2-0		
		如果在拍打多次之后还没打嗝，应考虑先抚摸，换位置后再拍打	5	3	3	2-0		
考核日期：		考核老师：				合计得分：		

附录三 产妇照护操作评分标准

一、产妇擦身清洁操作考核评分表

项目	分值	操作步骤及要求	评分等级 A	B	C	D	得分	备注
操作前准备	9	母婴护理员准备：着装整洁，脱去饰品，修剪指甲，洗净并温暖双手（必要时戴手套），佩戴口罩	3	2	1	0		
		物品准备：脸盆、温水、水温计、浴巾、毛巾、纸巾、纸杯、腹带、产褥垫、清洁衣裤、内裤、袜子、一次性手套等	3	2	1	0		
		环境准备：环境整洁安全，温度适宜，无对流风	3	2	1	0		
操作步骤	56	与产妇沟通，说明擦身的目的及注意事项	4	3	2	1-0		
		关门，拉上窗帘或屏风，调节室温为24～26℃，调节水温为40～45℃	4	3	2	1-0		
		帮长发产妇整理头发，在头顶束成发髻	4	3	2	1-0		
		漱口：拿牙刷按照牙齿外侧→内侧→咬合面的顺序给产妇刷洗牙齿，与产妇确认清洁舒适后，擦干产妇嘴角水渍	5	4	3	2-0		
		洗脸：拿洁面巾沾水按照眼→鼻翼→嘴→额→脸颊→耳廓及耳后→下颌部的顺序擦洗	5	4	3	2-0		
		胸部、腹部：解开产妇衣扣暴露胸腹部，铺好浴巾重新合上被褥。按照乳房→肩、颈→腹部→身体侧边的顺序依次打开被子擦洗	5	4	3	2-0		
		上肢：打开近侧被褥，协助产妇脱下衣袖，铺好浴巾。抬起产妇手臂按肩→臂→腋下→手的顺序擦洗。擦洗结束后合上被褥。用相同方法擦洗按摩对侧上肢	5	4	3	2-0		
		背部：协助产妇翻身侧卧，自上而下擦洗后颈→肩部→背部→臀部，用浴巾擦干	5	4	3	2-0		
		会阴部：按会阴清洁方法擦洗	5	4	3	2-0		
		下肢：掀开被褥，协助产妇脱下裤子，铺好浴巾。按腹股沟→大腿→小腿的顺序擦洗。擦洗结束后合上被褥。用相同方法擦洗按摩对侧下肢	5	4	3	2-0		
		泡脚：更换脸盆和温水，铺好产褥垫。按照脚面→脚底→脚趾→脚趾缝→脚后跟的顺序为产妇洗脚。用毛巾擦去多余水分，撤去脸盆。为产妇按摩双脚、穿好袜子，合上被褥	5	4	3	2-0		
		协助产妇取舒适体位，整理床单位，清理用物	4	3	2	1-0		

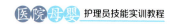

续表

项目	分值	操作步骤及要求	评分等级				得分	备注
			A	B	C	D		
总体得分	13	动作轻、稳、熟练	5	4	3	2–0		
		关爱产妇，与产妇有良好的沟通	4	3	2	1–0		
		灵活处理相关情况	4	3	2	1–0		
注意事项	22	注意观察产妇反应，如有不适立刻停止	4	3	2	1–0		
		注意保护产妇隐私，减少不必要的暴露，不要过多翻动产妇	4	3	2	1–0		
		擦洗上半身、下半身、双脚的脸盆和毛巾需分开使用	4	3	2	1–0		
		注意保暖，保持水温，及时更换或添加热水，避免产妇受凉	4	3	2	1–0		
		协助产妇翻身前把床栏拉起防坠床，翻身过程中避免拖、拉、拽，防止擦伤皮肤	6	4	2	0		
考核日期：		考核老师：				合计得分：		

二、会阴清洁操作考核评分表

项目	分值	操作步骤及要求	评分等级				得分	备注
			A	B	C	D		
操作前准备	12	母婴护理员准备：着装整洁，脱去饰品，修剪指甲，洗净并温暖双手，戴一次性手套，佩戴口罩	4	3	2	0		
		物品准备：专用脸盆、温水、产褥垫、棉柔巾	4	3	2	0		
		环境准备：环境整洁安全，温度适宜	4	3	2	0		
操作步骤	48	与产妇沟通，说明会阴清洁的目的及注意事项	8	6	4	2–0		
		关门，拉上窗帘或屏风，调节室温为24~26℃，调节水温为40~45℃	8	6	4	2–0		
		打开近侧被褥折好盖在产妇远侧腿上，脱去近侧裤腿，协助产妇屈膝打开双腿，暴露会阴	8	6	4	2–0		
		按顺序由上往下擦洗	8	6	4	2–0		
		用纸巾擦去皮肤表面多余水分，更换产褥垫，协助产妇穿好裤子	8	6	4	2–0		
		整理床铺，清理用物	8	6	4	2–0		
总体得分	22	动作轻、稳、熟练	8	6	4	2–0		
		关爱产妇，与产妇有良好的沟通	8	6	4	2–0		
		灵活处理相关情况	6	4	2	1–0		

续表

项目	分值	操作步骤及要求	评分等级				得分	备注
			A	B	C	D		
注意事项	18	会阴清洁用物一用一丢，不可重复使用	6	4	2	1-0		
		为剖宫产产妇清洁会阴时注意保护腹部切口，避免打湿感染	6	4	2	1-0		
		如有留置导尿管，擦洗过程中防止导尿管被牵拉、扭曲、受压。	6	4	2	1-0		
考核日期： 考核老师：			合计得分：					

三、扶产妇起床操作考核评分表

项目	分值	操作步骤及要求	评分等级				得分	备注
			A	B	C	D		
操作前准备	12	母婴护理员准备：着装整洁，脱去饰品，修剪指甲，洗净并温暖双手，戴一次性手套，佩戴口罩	4	3	2	1-0		
		产妇准备：为产妇穿好衣服	4	3	2	1-0		
		环境准备：环境整洁安全，地面无水渍、无障碍物	4	3	2	1-0		
操作步骤	38	向产妇及其家属解释为何需要协助其起床，取得配合	8	6	4	2-0		
		摇起床头，大约45°，使产妇靠坐在床上一分钟	10	7	4	2-0		
		一手从产妇颈部穿过扶住肩部，另一手托好产妇膝关节，协助产妇坐在床边一分钟	10	7	4	2-0		
		一手托在产妇腋下，另一手扶住手臂，协助产妇站立一分钟	10	7	4	2-0		
总体得分	30	动作轻、稳、熟练	10	7	4	2-0		
		关爱产妇，与产妇有良好的沟通	10	7	4	2-0		
		灵活处理相关情况	10	7	4	2-0		
注意事项	20	扶产妇起床前要检查周边环境，确认无障碍物、无水渍，避免碰伤或滑倒	5	4	3	2-0		
		每个过程都要确认产妇无头晕等不适后方可进行下一步操作	5	4	3	2-0		
		气温较低时，起床前要给产妇穿好外套，避免着凉	5	4	3	2-0		
		如产妇比较虚弱，需让家属在一旁协助	5	4	3	2-0		
考核日期： 考核老师：			合计得分：					

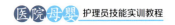

四、扶产妇如厕操作考核评分表

项目	分值	操作步骤及要求	评分等级 A	B	C	D	得分	备注
操作前准备	16	母婴护理员准备：着装整洁，脱去饰品，修剪指甲，洗净并温暖双手，戴一次性手套，佩戴口罩	4	3	2	1-0		
		产妇准备：为产妇穿好衣服	4	3	2	1-0		
		环境准备：环境整洁安全，地面无水渍、无障碍物	4	3	2	1-0		
		物品准备：一次性手套、马桶垫、干纸巾、湿纸巾、卫生巾	4	3	2	1-0		
操作步骤	34	检查、整理卫生间环境，备好用物	5	4	3	2-0		
		将产妇搀扶到卫生间，打开排气扇	8	6	4	2-0		
		帮助产妇脱去裤子，协助其坐于坐便器上	8	6	4	2-0		
		便后协助产妇擦净肛门，穿好裤子	8	6	4	2-0		
		冲净马桶，洗手，扶产妇回房间上床安置好	5	4	3	2-0		
总体得分	30	动作轻、稳、熟练	10	7	4	2-0		
		关爱产妇，与产妇有良好的沟通	10	7	4	2-0		
		灵活处理相关情况	10	7	4	2-0		
注意事项	20	产妇排便过程中，母婴护理员不可中途离开	5	4	3	2-0		
		如产妇比较虚弱，需让家属在一旁协助	5	4	3	2-0		
		要确保卫生间地面干燥无水渍	5	4	3	2-0		
		要叮嘱产妇勿用力排便，便后起身要慢，避免晕厥	5	4	3	2-0		
考核日期： 考核老师：						合计得分：		

五、协助产妇进餐操作考核评分表

项目	分值	操作步骤及要求	评分等级 A	B	C	D	得分	备注
操作前准备	16	母婴护理员准备：着装整洁，脱去饰品，修剪指甲，洗净并温暖双手，佩戴口罩	4	3	2	1-0		
		产妇准备：为产妇穿好衣服，洗净双手	4	3	2	1-0		
		环境准备：环境整洁、无异味，温度适宜，光线充足，拉好床帘	4	3	2	1-0		
		物品准备：餐桌、餐具、纸巾、毛巾、水杯、温开水、吸管、一次性纸杯、水盆	4	3	2	1-0		

续表

项目	分值	操作步骤及要求	评分等级				得分	备注
			A	B	C	D		
操做步骤	34	询问产妇有无进餐意愿	6	4	2	1-0		
		协助产妇摆好进餐体位，洗净双手	6	4	2	1-0		
		准备好进餐环境，摆放好饭食、餐具	6	4	2	1-0		
		协助产妇进餐	6	4	2	1-0		
		进餐结束后给产妇以温开水漱口	6	4	2	1-0		
		收拾餐具，整理环境	6	4	2	1-0		
总体得分	30	动作轻、稳、熟练	10	7	4	2-0		
		关爱产妇，与产妇有良好的沟通	10	7	4	2-0		
		灵活处理相关情况	10	7	4	2-0		
注意事项	20	要确认食物、水温适宜方可端给产妇食用	6	4	2	1-0		
		进餐时不要与产妇说笑，以免发生呛咳	6	4	2	1-0		
		进餐后让产妇靠坐 20 分钟左右，以免胃部不适	6	4	2	1-0		
考核日期： 考核老师：						合计得分：		